医療環境を変える

「制度を使った精神療法」の実践と思想

多賀 茂・三脇康生 編
Shigeru Taga　Yasuo Miwaki

京都大学学術出版会

はじめに

医療制度が崩壊しつつある。このことは、いま日本という社会の中に生きている誰もが感じていることであろう。いくつもの病院が救急の受け入れを放棄し、地方の病院では産婦人科を閉鎖せざるをえなくなっている。医療から介護へとまわされた老人たちが、利得優先の介護企業に利用されている。多くの雑誌が医療崩壊を特集し、多くの論者が医療制度の改革を訴えている。改革にはもちろん私たちも賛成である。しかし私たちが本書で訴えようとしていることは、いわゆる医療制度の改革とは少し違う。崩壊しかけているのは医療制度だけではない、**私たちの精神もまた崩壊しつつある**と私たちは考えるからである。もはやシステムの改良をしただけでは、事態は良くはならない。もっと私たちの行動を決定している「こころ」の深いレベルでの「制度」を変えていく必要があるのではないかと、私たちは訴えたいのである。

本書で紹介する「制度を使った精神療法」とは、フランスで五〇年以上前に始められ、現在も存続している精神科における一治療法のことである。精神医療の現場では芸術療法や作業療法という名前の療法が存在しているが、それには「芸術を使って」療法を行うとか「作業を使って」療法を行うという意味がある。それと同じように、「制度を使った精神療法」とはまさに「制度を使って」精神の病を治していこうという方法であるが、「制度を使う」ということは、「芸術を使う」とか「作業を使う」ということとはかなり異なった意味をもつ。この療法の基本的な考え方は、**「病んだ環境では病気を治すことはできない」**、だから**「まず治療環境を治していこう」**ということである。したがって治療環境がどのような病気に冒されているのかということを、医師や看護師や患者自身が明らかにしていくことこそがこの療法の出発点になる。自分たちが属する環境に対し、それを構成している制度の不具合を議論し、改革を試み、また議論する。こうした循環的実践の中で、私たちの中でとどこおっていたもの、ふさがれていたものが流れ出し、周囲とぶつかり、周囲を変え、また自己を変えていく。これが「制度を使った精神療法」による治療である。そしてこのようにして、私たちを取り囲んでいる制度に働きかけることが、この療法で言われる「制度分析」という言葉が意味していることなのである。

臨床例を一つあげてみよう。編者（三脇）が担当していた患者の通うデイケア施設に、レベルの高いサッカー経験をもつ若いケースワーカーが働き始め、自然とサッカーチームが作られた。主に統合失調症の患者（二二歳から三六歳）が参加し、常時参加していたのは八人であったが、半年ほどたつと、調子がよくなった患者が少しずつ、就労支援を受けたり、作業所に抜けて行ったりした。担当した患者も、熱心にサッカーをしていた間に調子のよさを訴えたので薬を減らしていた。しかし、サッカーに参加していたメンバーが社会復帰に向け動き出したことから、人数が足りずサッカーをじゅうぶんにできなくなり、この患者も仕事を探し始めるようになった。すると彼は幻聴に支配されるようになり、二年ぶりに再び入院することになった。入院後、なぜ幻聴にふりまわされたのか考えてもらった。「サッカーこそ生きがいという気もちがした。いままでにしたことのない球運びをケースワーカーに教えてもらい、ゴールが決まったときはかなりすっきりした。生きていることすべてであると思えた」と彼はいう。そこで「そのような喜びを働くことや余暇にみつけようとしたのですか」とたずねると、彼は「そうだと思う」と振り返った。そこで「社会へ復帰した人はサッカーの面白みにある程度距離をとれた患者で、復帰を焦って病状を悪化させた人はむしろサッカーの面白みに酔ったのではないか」という類別をこの患者に示してみた。すると彼は「まったくその通りだと思う」というのだった。それから薬を増やすと、彼は二カ月で退院となった。

この症例における失敗の原因はどこにあるのだろう。この患者は生命感を求め過ぎて生命感にのみ込まれてしまい、逆に社会復帰に失敗した。はじめ彼が居心地のよさを感じたのはいいとして、その後どのように着地してもらうのかを考えておかねばならなかった。入り口を作れば出口を作らなければならないのは当然だろうが、そこにこの症例は失敗しているのである。第1章と第5章で詳しく紹介する、「制度を使った精神療法」の本拠地ラ・ボルド病院を参考にしてみると、次のようなことがわかってくる。つまり、ラ・ボルド病院ではつねに複数の活動が緩やかに維持されているのだが、それと同じように**サッカー以外の活動という制度**をこの患者に使ってもらい、複数の活動の間でバランスをとるべきだったということである。それにより、患者は生命感に飲み込まれるのではなく、生命感を適度に味わうことができただろう。しかしそういうことを考えるための時間をスタッフ間でじゅうぶんにもつことができなかった。あるいは主治医である編者（三脇）も含めて病院全体が、活動の単独性が生み出す不都合について分析を行う体制になかったのだともいえる。この症例からも明らかなように、制度への働きかけの有無は治療の首尾に直結する。誰かが「サッカー以外にもやることをつくるべきだ」と疑問を挟み制度を増す余地さえあれば、事態はずいぶんと違っていたはずである。しかしそんな余地が編者（三脇）にはなかったのだ。

「制度分析」という言葉で、私たちは新しい流行語や新しいイデオロギーを作り出そうとしているのではない。ただ、今この時点で、一歩立ち止まって自分の立っている「場所」を見直すきっかけを作ろうと主張しているのである。医療崩壊の危機が声高に叫ばれていても、医療現場で働く人たちには、何が本当に問題なのかをゆっくり考えているひまさえない。一度この流れを止めないかぎり、いくら制度の改革をうたっても無駄である。一度立ち止まって、自分が属している組織や場に病んでいるところはないかと見直してみる必要があるのではないだろうか。もちろんこのことは、医療環境だけではなく、社会環境一般に関しても同様であろう。現代社会が私たちにとって「病んでいない」環境であるなどと言えるひとはおそらく一人もいないはずである。「制度を使った精神療法」は病院だけの問題ではない。「制度分析」とは今、日本の社会のいたる所で閉塞しているものをあらためて流れ始めさせるために私たちがもつべき日常の勇気そのもののことなのである。

＊

では実際にどんなことをするというのか。そんな問いが出そうである。しかしはじめにぜひいっておきたいことは、「制度を使った精神療法」が方法論であると同時に思考法であるということである。第一章で紹介するように、役割の交換やアトリエ活動などいろんな方法がこの療法では使われる。しかし本文中で紹介するとおり、ラ・ボルド病院院長ジャン・ウリは「制度分析がないなら「制度を使った精神療法」は存在しない」とつねに主張する。アトリエ活動や芸術活動を病院内の制度として取り入れても、それで院内の環境が「分析」され、環境の病が治されるわけではない。その際メンバーの誰かが「疎外」されていないか、「トランスヴェルサリテ（斜め性）」が保たれているか、私たちは「他者」が「他者」であるゆえんを尊んでいるかなどを、つねに議論しておかなければならないと彼はいっているのである。衒学的にこうした言葉を使えというのではない。環境が病におちいることを防ぐ予防手段として「制度分析」を働かすためには、こうした言葉の意味を知り議論することが重要なのである。

本書が大きく実践編・思想編という二部構成をとっているのも、その二つの側面が「制度を使った精神療法」にとって必要不可欠な両輪だからである。実践編では、先にあげたラ・ボルド病院の例と、それと深くかかわりながら成立したセクター制度というフランス独特の地域精神医療制度とをまず詳しく紹介し（第1章）、次に日本の精神医療の現場での問題点とそれに対する試みを紹介した後（第2章）、精神医療の現場で「制度分析」がどんな形をとりうるのか、身近な制度をとりあげて検討する（第3章）。思想編では、まず「制度を使った精神療法」の思想的側面を紹介しながら、それがどのような問題とつながっているのかを考察し（第5章）、その後、議論をさらに充実させるために、精神療法一般の歴史やラカン派あるいはイタリアの事情との比較を行う。実践編・思想編それぞれの最後には、二人の編者それぞれが総括的な論考を行っている（第4章、第7章）ほか、重要な用語については、キーワードとして各所に説明を配置しておいた。また中間部　対話編として、看護職やひきこもりの問題に関して積極的な活動を続ける二人の人物との対話を収録し、本書の試みを、外からの視点で見なおすことをめざした。

本書の最大の意義は、なによりも精神医療の現場にかかわっている医師や看護師と、いわゆる人文科学の領域において「ひと」という問題に取り組んでいる研究者とが、同じ場所に集まって一つの本を作ろうとしたことであろう。精神医療の現場での制度を使う試みが、やがて日本社会の病を治療する試みへとつながっていくきっかけとなることを願っている。

きらめない」ことが合理的であるが、罰則制度があれば「所得の一部をあきらめる」ことが合理的な選択となる。制度は個人や企業にとってのインセンティブ構造、コスト構造を変化させるのである（同書 52 ～ 53 ページ）。

これが公式的な制度だとすると、非公式な制度も存在している。つまり、ルールや慣習・慣例である。経済学でも新制度学派経済学は制度を「公式・非公式のルール」としているが、筒井淳也は非公式の制度の定義をもう少し柔らかく考えて、たとえば「言語」を非公式の制度と考えてもよいのではないかと指摘している。このように柔らかく考えると、たいていの制度に関しては、個人は周囲と共同して制度を作り上げるというよりも、既存の制度の持続と広がりのなかに「投げ込まれ、埋め込まれる」といった方が現実的である。（同書、56～57 ページ）その中でわれわれは何かを身につける。「身につける」こと、そのような意味で制度化と訳される概念が institutionalisation である。本書では、病棟や教室や地域に、無意識のうちにできあがる非公式なルールや人員の配置、場の雰囲気すら制度と呼ぶ。

大きな政治的制度を改変するためには、大きな政治運動が必要だろう。それは無意味ではない。しかし、それでは片付かない小さな環境改善運動を押し進めるために「制度を使う」ことを研究したい。制度を使うことで、場に小さいが生命感あふれる動きが生じ得るからである。

制度を使う際には、いつも、「制度の分析（フランス語では analyse d'institution）」を伴うという使用上の注意がある。では「制度分析」とは何か。「制度分析」とは精神分析と対比をなしている。精神分析は個人的な事情を、分析家の前で語ることで分析を受ける人が受容していくことだといえる。しかし、われわれはいつでも一人でいるわけではない。学んだり、働いたりして社会と関係をもつときには、集団で機能せざるをえないし、一人で学んだり働いたりしても、他人が作り上げた言語や方法を身につけて機能する。すなわち、われわれは一人になっている気がするだけなのである。われわれは生まれつくや、言語を含め、種々の制度に入らざるをえない。種々の制度の中で働いているとき、すでに決められたルールや環境を設定し直しながら働くことができないかと誰でも思うだろう。制度に順応するだけでなく、制度を改編する際、能動性も生まれるはずである。しかしこの能動性が「制度の分析」に必要な分析的（後ろ向きに振り返る）想像力をともなっていなけれ

key word

制度／「制度分析」

本書では、「制度を使った精神療法」について現場と思想の両面から検討を試みている。「制度を使った精神療法」の元のフランス語は psycohthérapie institutionnelle となる。訳を詳しくつけると「患者と治療者が作り出す制度に着目しながら行われる精神療法（psychothérapie institutionnelle）」である。しかし、本書では簡略化とこの言葉のインパクトを提示するためにも「制度を使った精神療法」と訳す。実は以前、私が編訳者となったフランスの精神医療の歴史と現状を紹介する本で、共同編訳者と相談し「制度論的精神療法」という訳を考案した（『精神の管理社会をどう超えるか？』松籟社、2000 年）。この精神療法の内容が明確ではない訳語になってしまったと思う。日本ではこれに「病院精神療法」という誤訳が存在していたのだが、その誤訳の方が明快である、つまり制度論的精神療法という訳のわからない訳語を使うくらいなら「病院で行う精神療法」という訳語でかまわないのだという意見も聞いた。今回はそうした指摘を受け止めて、さらに改訳したい。

まず「制度」という言葉の意味について明確にしておきたい。「制度」という言葉は、英語やフランス語では institution という言葉にあたるが、institution という言葉のニュアンスを伝えることは大変困難である。哲学者のメルロ＝ポンティは「個人の歴史と公共の歴史における「制度」」（『メルロ＝ポンティ・コレクション』中山元訳、ちくま学芸文庫、1999 年、233 ページ）という論文のなかで「〈制度〉という概念に、意識哲学の難点の治療法を探してみよう。（……）制度化する主体は、他者と共存することができる。制度化されたものは、その主体に固有の直接的な反映ではないし、すべてを作り直すことはできないとしても、その主体や他者によって、制度化をやり直すことができるからである。制度化はまさに〈蝶番〉のように、わたしと他者のあいだにあり、わたしとわたしの自身の間にあり。わたしたちが同じ世界に属することの帰結でもあり、保証でもあるからである」と（中山元の名訳により）明確に制度の本質を示してくれている。しかし、この定義をさらに社会科学全般に敷衍してみる。筒井淳也著『制度と再帰性の社会学』（ハーベスト社、2006 年）を参考にしながら、制度について記してみたい。

制度という概念は経済学で次のように用いられている。制度は利益を最大化しようとする行動に何らかの形で軌道修正を加えるものである。社会保障制度などを考えれば容易に分かるだろう。制度がなければ「所得の一部をあ

ば、それは勝手な思い込み同士の衝突する暴力的な状況におちいる危険性がつねにある。このような危機を避け、制度を改編構築するためには、既存の制度を分析しながら、そこで制度の構成員が会話を交わしていくしかない。コミュニケーションにコストを割ける環境を設定するしかない。制度を使う際の使用上の注意は、このような環境を豊かに確保し、制度の使い心地について議論し、自分も含めて何が動きを止めているのか、分析することが必要なのだ。「制度を使った精神療法」には必ず「制度分析」が必要となる。そうでなければ、制度改変をおこなおうとする者の私利私欲が表に出るだけである。

「制度分析」といっても、それは単純に制度を分析するということを意味するのではない。制度のなかにある問題点を、引き出し、言葉を与え、お互いの間に流通させ、その問題点を治していくことを「制度分析」と呼んでいるのである。したがって、病院のなかでおこなわれるさまざまな活動そのものが「制度分析」である。もちろん病院でのクラブ活動だけではなく、今ならインフォームド・コンセントと呼ばれうる治療関係の構築など、実にさまざまなものが「制度分析」の対象であることがわかる。重要なのは、それらについて話し合えるかどうかである。話し合うしくみを作れるかどうかである。もちろんこのような分析の対象は病院の外にも必ず存在する。だからこそ「病院精神療法」という訳語は、まったくの誤訳であると宣言しておく。「制度分析」の対象は、病院の内にも外にも存在するからである。だからこそ病院の内と外はつながるのである。患者を病院の外へ退院させれば、それで終わりとするわけにはいかないのは、これで理解いただけるだろう。

「制度分析」は、場に生じるものであるが、場を構成する個人にも生じるべきものである。この本を読まれる精神科医や看護師などの方へは次のような例を示したい。たとえば、カナダのマッギル大学では、精神医学と文化人類学の講座が同一講座であるということである。日本では、これは想像もできまい。しかし、文化人類学は精神医学の臨床方法にまで鋭く批判的実践性をもたらすものとされている。異民族の患者が少ない日本なら、これは不必要に思えることかもしれない。しかし実は、患者の多様性を、スタッフの多様性を認識するためには、日本でも医療者はさまざまな領域を往復して「制度分析」の力をつける必要がある。学ぶことそのものが「制度分析」となるようなしくみをつくる必要がある。

(三脇康生)

目次

中間部　対話編　制度という論点をめぐって

第二部　思想編

第5章 「制度を使った精神療法」の思想　247

第6章　「制度を使った精神療法」とその周辺

327

key word

医療環境を変える——「制度を使った精神療法」の実践と思想

第一部●実践編

まず第一部では医療環境を構成しているさまざまな制度を使って、どうすれば医療環境を変えていくことができるのかを、実際すでに行われている例を中心に紹介する。看護やケアの仕事についている方は、自分たちの職場の環境と比較しながら読んでいただきたい。またこれからそうした仕事につこうとされている方、あるいは思想的な関心から本書を手にとっておられる方には、自分なりの取り組みを今後展開するための出発点として読んでいただきたい。

第1章では、「制度分析」という本書の中心的なテーマをその根本原則とする「制度を使った精神療法」の本拠地フランスのラ・ボルド病院と、またいっぽうでその精神療法と連動しながらフランス全土で構築されたセクター制度を紹介し、この二つのシステムの関係性について考察する。病院の内部を変えることと、病院を取り囲む外部つまり医療制度や地域医療のシステムを変えることとが深くつながりあっていることについて考えるための出発点としたい。

第2章では、日本で行われている四つの試みを紹介する。精神科地域医療への市民の参加、救急医療を通しての地域医療の再組織化、病院内活動への「制度を使った精神療法」の導入、そして病院内の治療に対する外からの関与といった事例は、すべて制度を分析し、制度を変えるための試みでもある。しかしここであげた例は、単なる例示ではない。むしろ日本の精神医療の現場であがっている四つの声として読んでいただきたい。

第3章では、さらに今後そうした「制度分析」の考え方を、実際に医療環境において実践していく際に役立つ具体的なヒントになるような事例を考察・紹介する。個々の現場において、一人一人がふと疑問をもったことに対して発言し、自動的な反応をやめるという、ただそんなことから制度の改変が進み出すということがあるからである。カルテやインフォームド・コンセントという患者と医師を結ぶ制度を分析することによって医療環境に取り組む可能性、そして看護の仕事という制度をいかに分析し使っていくかという問題、環境デザインという視点から医療環境に取り組む可能性、そしてアートや建築設計を使って病院の施設・設備をいかにして医療環境の問題としてとらえなおすかという試みの実例、などを検討する。

最後に第4章では、以上の例や論考を受けて、日本の精神医療の現状にどのような提言が可能かを、編者（三脇）が総括する。

第1章

「制度を使った精神療法」の実践

ラ・ボルド病院とセクター制度

「制度を使った精神療法（psycohthérapie institutionnelle）」は、フランスで制度概念と精神療法が出会うことで始まった（**→第5章第3節表1、また精神療法の歴史については第6章第1節参照**）。歴史をひもとくなら、第二次世界大戦中、共産主義者でレジスタンス運動家、詩人で精神科医であったルシアン・ボナフェが医局長を務める南仏のサン・タルバン病院へ、スペイン人の精神科医でレジスタンス運動家であったフランソワ・トスケイェスが亡命し、その際に二冊の重要な本をもたらしたときが、その出発点ともいえよう。一冊は、ドイツの精神科医ヘルマン・ジモンの『精神病院におけるアクティブな治療のために』という本であり、もう一冊はフランスの精神科医で精神分析家であるジャック・ラカンの博士論文『人格との関係におけるパラノイア精神病について』である。ジモンの本からは病院環境が治療によい影響を与えるということ、ラカンの本からは精神病者の言葉にもれっきとした意味があり、病院の中の面接や集会で話すことが重要であるということが、サン・タルバンでの治療活動に取り入れられた。一九五二年にフランスの精神科医ドメゾンとケクランが、ポルトガルの精神医学年鑑で psycohthérapie institutionnelle と始めて明言したときには、institutionnel という言葉は「治療環境のよさが治療によい影響を与える」という意味合いで使われたのだった。ドメゾンは一九三六年からフリュリィ・レ・オーブレの精神病院でさまざまな活動を病院に取り入れており、またドメゾンは占領下で精神科医のトスケイェスとともにゲボードン協会を作り、精神病院の中で患者の脱疎外化運動（**→キーワード「疎外(1)」参照**）を行っていた[1]。そしてそこへジャン・ウリがやって来る。トスケイェスに共鳴したウリは、二年間の研修の後、サン・タルバンを離れ、まず地方の一私立病院に移り、そして後に紹介するような理由でそこを飛び出した後、ラ・ボルド病院を設立する。以後、サン・タルバンで誕生した「制度を使った精神療法」はこのラ・ボルド病院でさらに発展することになる。

いっぽうレジスタンス運動に根をもつこの運動は、当然病院内でのシステムの議論にとどまるところはなく、その後、同じことが病院外でも考えられるべきだという趣旨で、パリ一三区を嚆矢として展開されることになるいわゆるセクター制度が作られる（↓本章第3節参照）。セクター制度とは、フランス独特の地区割り精神医療・福祉体制であり、フランスが第二次世界大戦中から、精神医学の再構築の柱とした制度である。現在一セクターの平均人口は六万七〇〇〇人である。一九四六年の通達からフランスでは生活地域密着型のサービスが目指されていたが、一九六〇年の通達でついに「病院外で生活をする人を介護するために入院期間中に対応した医療チームと同じチームがかかわる必要がある」とされ、地域生活を送る障害者を支える医療心理社会チームを作ることがめざされた。サービス受給者にとって利用しやすさ、利用の継続性に主眼をおき、地域の特性に合ったさまざまな対応の介在施設を作ろうとした。そして一九八五年の通達で明確にセクター制度が法文化され、八六年の通達で、院外と院内治療の予算を一本化し、両者を疾病保険でまかなうことが定められた[2]。

ここで、フランスでセクター制度が確立してきた時期のある言説に注目しておきたい。ジャン・ウリの強力な協力者で、五〇年代・六〇年代にラ・ボルド病院のシステムを構築したともいえるフェリックス・ガタリの「一九八五年、精神医学の四つの真実」という文章である。これはフランスにセクター制度が確立してくる一九八五年の文章であるが、ガタリはセクター制度が整備される中で問いたいこととして、次のような項目をあげている。

①現存する動きの重い治療チームの改編
②いままでと別の経験の支持
③できるだけさまざまなパートナーに以上のテーマへ関心をもたせ、動員すること
④人においても集団においても、無意識的な主観性を分析する方法をつねに更新しながら発展させること[3]

さらにガタリは、いわゆる正常とされる社会へ患者を復帰させるだけでよいのか問いたいとしている。「個人と集団の生命の別の様相が発明されるべきであり。ここには探求と実験の大きな現場がある」[4]のだ。窮屈な政治的解決では、なにも新たなものは始まらない。「大きな規模で「制度分析」を促進すること。制度分析は、社会援助や教育で生

まれる関係性すべてを通じて生産される主観性に関する恒常的な仕事であるべきである」[5]。つまり「制度分析」が行われていない社会に患者を離したところで、大いなる閉じ込め、社会全体における閉じ込めが発生するだけであるというのである。ガタリの志において明白なように、**「制度分析」を通じて病院の内と外はつながっていることを強調しておきたい。**

注

（1）Joseph Mornet, Psychothérapie institutionnelle histoire &actualité, champ social éditions, 2007 参照。

（2）菅原道哉「世界の精神医療と日本 —— フランス」『こころの科学』第一〇九号、日本評論社、二〇〇三年、三六〜四一ページ。

（3）Félix Guattari, *Les Aannées d'hiver*, Paris, Brrault, 1985, pp. 223 — 231.

（4）*Ibid.*

（5）*Ibid.*

第1節

ラ・ボルド病院という場所

多賀 茂
三脇康生

城があった。(……)そしてその城は、どこか投げやりなところがあった。城であることなどどうでもいいことだとでも思っているかのようだ。その城は少し汚かった。

(マリー・ドゥピュセ『神は細部に住まう』[1])

まずラ・ボルド病院という場所について考えることから始めよう。ここは、私たちが本書で提案している「制度分析」を病院そのものの運営原理としている場所である。パリの南西にあるブロワ駅近郊に位置し、『すべての些細な事柄』(一九九六年)という映画の舞台になった精神病院である。院長のジャン・ウリは、この映画について次のように語っていた。

日本語で『すべての些細な事柄』と翻訳されている映画、それを撮った映画監督はニコラ・フィリベールという人ですが、彼はラ・ボルド病院にやってきて、まず私にインタビューをしました。そのとき私はこのようにいいました。「あなた、ここに来ても、映画に撮るものは何も存在しませんよ」と。彼は驚きましたが、三カ月のあいだラ・ボルドに滞在し、映画を撮り終わった後、私にこのようにいったのです。「なるほど、ウリ院長のいうとおり、何もみるものはなかった。しかしながら、私は何もみることがないということを映画に撮ることに成功しました」(2)と。

何もみるものがないこと、これはいかなることを意味し、いかにして治療とつながるのだろうか。

1　歴史と現状

▼歴　史

院長ウリは、一九二四年に生まれ、四六年にパリでフランス精神分析の巨匠ジャック・ラカンと会い、またフランソワ・トスケイェス（フランス語風に読むとトスケルとなる）とも同時に出会っている。トスケイェスはスペイン・カタロニア生まれで、政治活動と精神医療を同時に活動領域とした精神科医である。フランコ軍に追われ、当時は南仏サン・タルバン病院へ亡命していた。つまり、ウリは精神分析大家のラカンと「制度を使った精神療法」の発展の貢献者トスケイェスに同時に出会っていることになる。これはウリの仕事を決定付ける大きな事実である。ウリは結局トスケイェスの教えを受けるため。サン・タルバン病院で一九四七年から研修を行い、「制度を使った精神療法」のエッセンスを吸収して患者との多くのクラブ活動を経験した。この病院には当時、ドイツを始めヨーロッパ中から主にユダヤ系の知識人や芸術家が集まっており、ある種の共同管理・共同運営が行われていた。「制度を使った精神療法」は、こうした第二次世界大戦中からその直後の時期におけるレジスタンス的雰囲気の中で、文化や言語や職業の異なる人々が、病院の活動に協力することから始まったともいえる。**「もし病院そのものや病院をめぐる環境が病ん**

でいたら、そこではたして病を治療することができるだろうか。まず病院の病を治すことから始めなければならないのではなかろうか」。これがトスケイェスの主張であり、この考え方に共鳴したのがウリだった。ウリは、四九年からロワール地方の私立病院（ただし公立的な役割を果たしていると思われる）に赴任する。ウリがサン・タルバン病院を離れたのは、ラカンに受けていた精神分析を継続しやすくするためでもあった。しばらくすると赴任先の病院のあまりの環境の悪さに、担当する患者とともに離院を敢行し、五三年にラ・ボルド病院を創ることになった。患者とともに放浪の旅を続けた後、ほとんど偶然に出会ったのが廃墟のようになっていたラ・ボルドの城館であった。一九五三年のことである。彼はそこを買い取り、サン・タルバンで経験した新たな考え方にもとづく精神療法を実践していく。

Profile

多賀　茂
（たが・しげる、編者）

1957年生まれ。京都大学大学院人間・環境学研究科教授。京都大学文学部フランス文学科博士課程修了。パリ第4大学・ソルボンヌPhD。専門分野はフランス思想、18世紀フランス文学。
主な論文・著書に、「麻薬の法的規制と文学：セガレンとアルトーの発言をめぐって」『フランスにおける心と体の病理：中世から現代まで』（平成8～11年度科学研究費補助金研究成果報告書、2000年）、「奪われた狂人たち：フランス革命から1838年までの刑法と精神医学」（『思想』2002年6月号）、『イデアと制度：ヨーロッパの知について』（名古屋大学出版会、2008年）など。

フランス文学やフランス思想を学んできた私が、なぜ精神医学や医療環境の問題について考えようとするのか。考えざるをえないからである。たとえば、救急医療の崩壊や地方での医師不足が新聞の紙面で盛んに取り上げられているが、厚生労働省は医療報酬の点数配分を変えるという相も変わらない手法で対応しようとしている。そろそろ根本から発想を変えないとだめだろう。いまのままでは、日本における医療（そして国家の制度全体の）問題はいつまでも解決しない。とはいえ一挙に革命を目指してもよい結果は出ないだろう。むしろ「じっくりと良い医師や看護師を育てる」ということから考え始めてみてはどうか。唐突な議論かもしれないが、フーコーやドゥルーズの授業に直接接し、18世紀の啓蒙哲学を学んだ私は、哲学者の仕事はどんな抽象的な言葉を使っていても、社会について（そして人間について）考えることだと確信している。そしていま私は、もう黙っていられない心の高まりを自分の中に感じ、またさまざまな場所で出会う人たちの中に感じている。

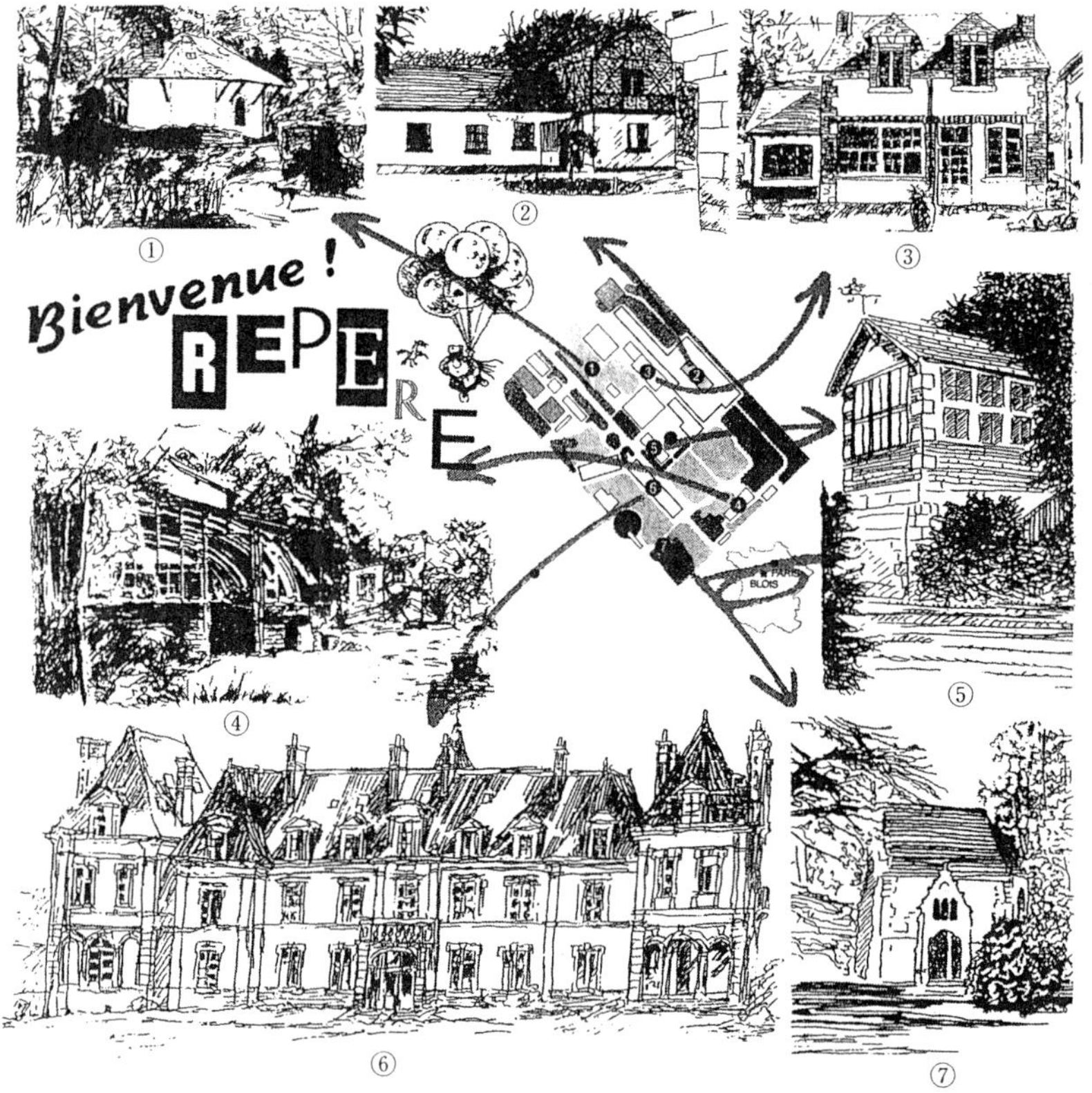

図1　ラ・ボルド病院見取り図　①丸屋根の小屋、②建て増し部分と呼ばれる「森の病棟」、③調剤室とクラブ事務局、④温室、⑤管理事務所、⑥本館（食堂もあり病室もある）、⑦元教会の図書館（ラ・ボルド病院パンフレットより）

いつしかラ・ボルド病院は先進的な精神科クリニックの代名詞になり、フランス国内のみならず、国外からもいろんな人材が集まってくるようになる。しかしもう一人の人物がここに来ることがなければ、ラ・ボルド病院の活動が他に類をみないほど実験的で活気あふれたものになることはなかっただろう。それが一九五五年からラ・ボルド病院に参画するフェリックス・ガタリである[3]。

誰かがつねに同じ役割を任せられているというようなことは、この病院では最も嫌われることである。固定しないことと単なる反復ではないことが、ここではすべてを貫く基本原理である。さまざまなことを試みたガタリが発明したもののうちに、スタッフと患者が役割をローテーションする「役割分担表（grille）」というものがある。[4] それは決して独立したシステムなのではなく、この病院の基本原理つまり「制度分析」を役割においても行うということの現れである。しかしこのシステムも、ラ・ボルド病院の隣にできたフレサージュ病院を応援するために人員が派遣されたときに、急場の措置として考案されたものだったのである。[5]

▼現　状

二〇〇七年一〇月現在で、ラ・ボルド病院から提供された資料によれば、患者（ラ・ボルド病院では「滞在者」とよばれる）は一〇五人、常駐する医師が七人、定期的に参加する医師が二、三人、医師以外のスタッフは全員「モニター（moniteur、通常日本語としてはインストラクターという訳語があてられるフランス語である）」と呼ばれ、総勢一〇七人（すべてが常勤ではない）、そのうち看護師が二五人である。このモニターと呼ばれるスタッフの中には、心理カウンセラー、看護助士、作業療法士のほか、秘書、庭師、施設管理人（上下水道や暖房など）、会計係、幼児係（スタッフの子供の面倒をみる）などが含まれる。

しかしながら、以下に述べることからも明らかなように、この病院では数値に現れない要素があまりにも多い。日本で行われている病院機能評価を受けるとすると、おそらく1という評点が何百項目もつくことだろう。逆にこの病院の現状は、明らかにさまざまな試みや議論、思慮の後に始めてできあがった制度でもある。たとえば患者数は一〇五人と書いたが、実は収容能力は一〇七人である。この二人分は、一年に換算すると、病院としては八万ユーロ（一三二〇万円）の損失であるが、つねに緊急の入院に対応できるようにすることと、どの病室にも入れない患者が現れたりすることに対応するための方針としてそう決定されている。また同じ名称で呼ばれているすべてのスタッフ、もちろんそれぞれの基本給は異なっているものの、年度ごとの昇給率は全員一ポイントすなわち六・八ユーロ（ほぼ一〇〇〇円）と決められている。

またラ・ボルド病院は長期入院患者だけを受け入れているのではない。デイケア・センターとしてもここは機能しており、一日の受け入れ可能人数は一五人と限られてはいるが、総計すると一二三人のデイケアのみの患者がいる（定期的にデイケアを受けている患者の数は四五人である）。一年間を通じて計算すれば、四〇〇人の人がここを患者として訪れていることになる。二〇〇八年にラ・ボルド病院のウェブサイトがやっと完成した。http://www.cliniquedelaborde.com である。

2　「制度分析」の実践

「制度分析」を運営原理としているといっても、それは単に「制度」を「分析」しているということを意味するのではない。「制度」の中にある問題点を、引き出し、言葉を与えてお互いの間に流通させ（これが「転移」という言葉でいわれていることでもある。**↓キーワード「転移」参照**）、その問題点を治していくことが「制度分析」なのである。そして**病院の中で行われるさまざまな活動そのものに「制度分析」が含まれるのであり、いいかえればそうした活動そのものが「制度分析」なのである。**

実際にラ・ボルド病院という現場に存在する制度としてのクラブやそれを構築する要素であるアトリエやミーティング（レユニオンとよばれる）の特質がどのように構築されたのかをたどっていくと、ある企てが失敗したり、途中で頓挫し変化したりすることが、なんら否定的にとらえられていないということがわかってくる。場合によっては、はじめとはまったく異なった機能を果たすようになったシステムもある。重要なのはむしろつねに変化があるということのようだ。ラ・ボルド病院は、六〇年代に一時メディア的にも有名になったことがあり、たとえば人気歌手のジョニー・アリディーがコンサートを開いたりしたこともあった。しかしそうした意味での発展が、ラ・ボルド病院の本来の姿を破壊するものであることがわかると、以後はそのようなイヴェントは一切停止してしまっている。

ではそうしたクラブやアトリエやレユニオンの特質とはいったいどのようなものなのか。以下に示していきたい。ただし具体的な細部にのみ目を奪われてはいけない。いったいどんな方針でそれらが運営されているのかということこそ私たちが紹介したいことである（↓**第5章第1節参照**）。

Profile

三脇康生

（みわき・やすお、編者）

京都大学医学部卒業後、滋賀県にある湖南病院で精神科医として研修した。その後、パリ第一大学大学院科学哲学科DEA課程と京都大学大学院医学研究科博士課程社会医学専攻を卒業（医学博士）。種々の病院で精神科医として診療しながら、現在、仁愛大学大学院（臨床心理コース）教授。共編著に『精神の管理社会をどう超えるか？』（松籟社、2000年）、『学校教育を変える制度論』（万葉舎、2001年）、『アート×セラピー潮流』（フィルムアート社、2002年）、共著に『ドゥルーズ／ガタリの現在』（平凡社、2008年）、共訳書にドゥルーズ『無人島』（河出書房新社、2003年）など。

私が学生だった頃、もはや学生運動は表向き消えていたが、ギクシャクした関係が精神科の医者たちの間には残存していた。そのギクシャクした関係から、彼らが政治の季節に何を議論したのかが、具体的にみえてきた。一言でいえば、「患者の自由」に対して真摯であるには何をするべきかが問題だったのだ。誰がいちばんこの問題を真剣に考えたかに応じ、権威が付与されるようなユートピアが夢みられたかもしれない。しかしその権威は、本当は不在のものであるはずだ。「患者の自由」を真正面から考えようとすると、精神医学の制度も、反精神医学の反制度も批判せねばならず、私は悩んでいた。そのとき、流行ものとしか思えなかったフランスの現代思想が、制度と反制度の間で議論をしていることが理解できた。制度の枠をめぐる、本書で行った議論は、制度を柔軟に使う時には必須のものである。しかしながら制度と反制度の対立のあとに何をどのように構築していくか、日本ではさほどしっかり議論されてこなかったのだ。芸術と反芸術の対立のあと始末も同様にできていない。
私は、本書で構築しようと試みた制度を使うための議論のネットワークが日本で発生することを祈念して仕事をしてきた。それに成功することは大変難しいけれども、このようなネットワークが、精神医学の枠を超えて、あらゆる文化領域で作られるように、今後とも誘いかけ動いていきたいと思っている。

▼クラブ

クラブは、「治療的クラブ（club thérapeutique）」と多くの場合呼ばれ、ウリ自身が書いているように「あらゆる制度を使った精神療法の要」[6]であると位置づけられている。滞在者の自主的な経営によるバー、壁新聞や新聞、あるいはいくつかのアトリエ活動などがそれにあたるのだが、日本の病院内でもしばしば行われているような、たとえば美術や音楽などの活動と、この「治療的クラブ」とはどこが違っているのだろうか。一九五九年という彼の活動のかなり初期の時代であるが、ウリ自身が一度クラブについてまとめて報告したテキストが一つある。以下それにもとづきながら、「制度を使った精神療法」においてクラブがもっている重要かつ独特な特徴を述べる[7]。

［病院組織の中でのクラブの位置について］

・クラブは、精神科の患者にとって他者を再発見する制度化された出会いの場である。
・さまざまな交換を容易にすることを目的とすることによって、病院の重層的経営組織に対し、クラブは水平的な再編成システムとして働く。したがってクラブの構成は、運営・内部組織においてある程度の自律性を必要とする。
・またクラブは、物品の売買や外部施設の使用などを通じて、病院の外部と内部をつなぐきわめて重要な役割を果たす。

［治療の一環としてのクラブの役割について］

・クラブは、患者の状態や症状などに関する情報源を多様化し、複次元的診断を可能にする。
・クラブは、病院が提供する諸サービスの連携を改善し、医師や看護師からの指示・活動と病院のコンテクストとの一貫性・調和を可能にする。
・作業療法などの活動は、すべてクラブによって運営される方が望ましい。そうすることでそれらの活動が新たな疎外化の要因になることを避けることができる。

［治療スタッフの問題として］
・クラブは治療する側とされる側との関係を問う場を提供する。
・治療スタッフにとって、クラブは一種の研修の場でもある。

別のテキストからウリ自身の言葉を引用しておこう。

クラブのようなシステムが機能できるためには、ある程度、施設全体のあらゆる構造が深いところまで再編成されなければならないことは明白である。そうでなければ、クラブは人工的で、とってつけたような、効力のない、危険でさえある組織にしかならず、「集合性（コレクティフ）」（→**キーワード「コレクティフ」参照**）の全体と連結されていない新たな構造がすべてそうであるように、やがて退化していく傾向をもつだろう（インシュリン療法、作業療法などの場合を参照のこと）。こうした退化を回避するためにこそ、運営委員会と病院側との間の「契約」はきわめて明確でなければならないのであり、また日々ミーティングにおいて議論することができるような具体的な要素からなるシステムを伴っていなければならないのである。このような条件においてクラブは、病院内外における隔離装置になってしまうことなく、疎外的圧力との闘いにおける最も重要な歯車の一つとなるのであり、また生活が営まれる表面を引き出すことや、開かれた構造をその中心にもつことができるのである。(8)

クラブは患者の社会的・精神的疎外に対する強力な対抗手段である。クラブは、団体活動に関して一九〇一年にフランンスで出されたアソシエーション法という法律にもとづいて運営されている。いいかえれば、クラブが患者も含めたメンバーによるミーティングによって運営され、病院との契約にもとづいて病院組織からある程度自立した組織であることこそが、「制度を使った精神療法」におけるクラブの意義の本質になっており、施設にしばりつけないという意味での治療的効果をもたらす。第3章第一節や第4章でとりあげる**脱施設化はここでも生じているのである**（**→キーワード「脱施設化」参照**）。そしてこれらすべての特徴によって、クラブは次にのべるさまざまなアトリエ活動を財政的に支え、また組織としての活力を与えている。

▼アトリエ

ラ・ボルド病院で行われているアトリエ活動は、実際には作業療法や病院行事として日本の精神科施設で行われている活動と比べてさほど突飛なものはない。ちなみにアトリエという命名は一八四〇年にフランスで作られたアトリエ派機関誌「アトリエ」に由来するものであろう。労働者の主体性に基礎を置く作業場のことがイメージされている。陶芸、デッサン・絵画、音楽、家畜の飼育（現在は中止されているが）、スポーツ、太極拳、ハイキングなどたやすく想像できる。しかし数が四〇から五〇種と非常にたくさんある。重要なのは、この**複数性**である。

参加は義務ではない。重要なのは、滞在者とスタッフが「循環（circulation）」すること、やりたいことを探してうろつくことができること、その**循環するなかで**、**他者と会うこと**である。ラ・ボルド病院では、決まった曜日の決まった時間にそれらの活動をしているわけではない。もちろんモニターとよばれるスタッフたちが、技術的な支援をする時間は決められているようだが、病院に滞在している人たちは、自分の気が向いた時にアトリエへ行って陶芸やデッサン・絵画などをしている。ただこれを「患者の自由や主体性を大切にする」という言葉で表現してしまうと、どうも違う。何よりも、アトリエは「転移が穏やかに起こる場所」であって、強制的参加やあらかじめ決められたプログラムなどは「穏やかな転移」の発生を妨げるものとして、意識的に避けられている。ラ・ボルド病院全体が一つの療法として機能していることは先にも述べたとおり明らかであるが、個々のアトリエ活動では療法としての証明が求められることはない。**療法が可能になるための場を作り出すことがアトリエ活動の本質的機能なのである。**

夏の演劇フェスティバルは、確かに一つのイヴェントである。しかしいっぽうで、それはフェスティバル開催へ向けて、さまざまなアトリエ活動が活気づき、協力しあい、人々の心のエネルギーが普段より多くアトリエ活動に充当されるきっかけでもある。ウリは日本に来たときに次のように述べていた。

演劇祭については、このことを皆さんにお伝えしておきたいと思います。演劇祭は映画にも撮られて有名ですが、演劇祭も一つのアトリエなわけで、演劇祭のために二、三カ月準備をいたします。重要なのは次のことです。その演劇祭のアトリエのために、すでに活動している別のアトリエ活動がそこに参画していくということであります。たとえば服を作るアトリエやボタンを作るアトリエのような、すでに存在するさまざまなアトリエが、その演劇祭の活動のために参画していくということが非常に重要なわけであります。

この演劇祭のアトリエというのは年に一回ラ・ボルド病院で開かれるわけですので、恒常的にあるというわけではありませんが、その演劇祭には、たいへん重い病気の人も、小さな役をになうこともあります。

ここで私が先ほど申しあげた重要な概念を、もう一度思い出していただきたいと思います。**それは「複数の中心が存在する（pluricentrique）」ということ。演劇祭という中心が一つあるのではなくて、演劇祭をめぐって、複数の中心が存在するということであります。**(9)

舞台衣装を作るための裁縫のアトリエのように、フェスティバルのために創設されるアトリエも存在している。重要なのはフェスティバルそのものよりも、むしろそこに至るまでのプロセスであり、さまざまなアトリエで日々起こるさまざまな事件なのであると。**演劇フェスティバルという大きなイヴェントにむけて、無数に起こってくる小さなイヴェント（事件）こそ重要だということなのである。**

▼（壁）新聞

これもまた古くから続いている活動である。ラ・ボルド病院創立当初から続いているといっていいだろう。そしてこの活動は、ジャン・ウリの兄であり教育学者であったフェルナン・ウリを通して、「制度を使った精神療法」が**フレネ教育学**から引き継いだ大きな財産でもある(10)（ガタリはジャン・ウリより先にフェルナン・ウリと知り合いだった）。クラスの中の対人関係が壁新聞を作ることによって変化していくこと、セレスタン・フレネが学級に対して行ったことを、ジャン・ウリはラ・ボルド病院という精神科施設で行った。新聞はまさに、さまざまな意見、情報、そして欲望が交差し影響を与え合う場であった。「穏やかな転移」という精神療法上の重要な契機が生じやすい場になると期待された。

ところが、当初病院や社会情勢一般などに関する自分たちの意見を発表する場とみなされた壁新聞は、その後少しずつ「穏やか」なものになっていった。こうした事情は、人形に託して意見を述べるマリオネット劇場という試みでも生じた。過剰な転移の発生が避けられたのである。マリオネット劇場は中止されたが、現在も新聞は発行されている。そこにはウリの哲学的な文章に並んで、スタッフや滞在者による詩やコメントやデッサンが載っており、これから予定されているイヴェントなどの情報が載っている。ごく普通の紙に、黒いインクだけで印刷された新聞。そっと自分の中にある欲望を少しだけ出してみる。簡素だが、繊細で、慎重で、よく考えられている新聞である。

▼ミーティング（レユニオン）

変転を続けるラ・ボルド病院にも、長く続いている活動がいくつかある。その中でも最も重要なのが昼食のあとに、滞在者も含めた全員が集まって行われるミーティング、略称ＳＣＡＪ（**→第1章第2節参照**）であろう――といっても可能な人、来たい人全員がという意味であることに注意すべきであるが。「その日の活動に関する小委員会（Sous-commission pour l'animation de la journée）」というこのミーティングもまた、はじめからそういうものとして制度化されたものではなかった（現在では、名前が略称ＲＡＩＬ「インター・ラ・ボルド・ミーティング・アトリエ（Réunion Atelier Inter-Labordien）」に変更され、一三時三〇分から行われている）。しかもこの集まりは日本の病院で行われているようなミーティングとはまったく違う。おそらく日本的な意味ではミーティングとさえ呼べないようなものである。もちろんその日の活動、今後の活動予定などが話されるのであるが、何らかの提示された議題に関して何らかの結論を求めるというようなことはまったくない。

なによりもまずＳＣＡＪは人と会うための場であり、街角のビストロのようなものである。半時間から一時間の間、どれほど突飛なことでもいうことができるし、どれほど実現不可能そうな願望でも、どれほど脈絡のない幻想や妄想でも述べることができる。発言が次から次へとつながっていくが、なんの機能上の必然性もそこにはない。しかしそれがまさしくＳＣＡＪの論理なのである。(11)

しかもどうやら一四時から一五時までがこのミーティングの時間であるというのは表面上のことだけのようだ。実際にはその前の食事のときに、さまざまな話がすでに始まっている。

全員が一緒に食事をする。そこで食事のときに少し活動の話をすることになる。「今日の午後はこれをやりたいんだが……」と誰かがいう。すると「そうか、じゃあ二時にＳＣＡＪがあるから、手はずを整えよう」ということになる。[12]

ラ・ボルド病院もまた病院である以上、医療チームのミーティングや運営上のミーティングがあることはいうまでもないが、こうした全体ミーティングのあり方がラ・ボルド病院におけるすべてのミーティングの基本形になっている。クラブやアトリエ活動のためのミーティングなどもそうである。全体のミーティングが重要であるからといって、個別の専門的ミーティングを一切否定してしまうようなことは意識的に避けられる。

3　ラ・ボルド病院の思想へ

こうしてラ・ボルド病院で日々行われている実践を見直してみると、じつはそんなに奇異なものではないことがわかる。日本の精神科施設でも、まったく実行できそうもないものではないし、先鋭的な多くの病院ではもっと能率的な作業療法や芸術療法が用意されている。しかしアトリエ活動に関してすでに述べたように、ラ・ボルド病院におけるさまざまな実践は、すべてが穏やかな転移が生じうる場を生み出すという目的のために、みかけからは想像もつかないほどきわめて強靱な意識のもとで行われている。あらゆる種類の「疎外」（**↓キーワード「疎外」、第5章第1節参照**）をなるべく引き起こさないようにという一貫した原則がそれらを貫いている。そしてそうしたきわめて繊細に作り上げられた、**緩みのある環境のもとで、はじめて「穏やかな転移」は「複数的な転移」（患者と医師という二項的な関係性を越えた転移）へとつながる。**

ここまで私たちは、ラ・ボルド病院の歴史と、そこで日々行われている実践を紹介してきた。ではこれで、私たちはこのクリニックのことをじゅうぶん紹介し終えたのだろうか。いやまったくそうではない。ウリは二〇〇五年の来日講演の際、「制度分析」を語るときに、個々の実践にのみ目をやっていてはだめだと何度もいっていた（**↓本章第2節参照**）。ラ・ボルド病院において行われていることには、「思想」がある。ただしそれは哲学の専門家による思想などとはまったく異なった種類の思想である。何を優先すべきか、何を避けなければならないか、そしてそれらの方針はいったいどんな理由からなのか。こうした問いが、日々の実践の中で熟考されているところが、ラ・ボルド病院の特徴である。いっぽうで日本の病院機能評価に合格した病院にはある種共通の雰囲気が感じられる（**↓第7章参照**）。そこで感じられる、ミスを許さない、書類上は人権が守られた、治療が効率よく行われる場という一様な感覚は、ラ・ボルド病院で私たちが感じる感覚と正反対のものである。なぜならラ・ボルド病院では、ミスはありうるし、患者がとまどうこともあり、また治療行為が顕在しているわけでもないからである。ラ・ボルド病院では時間がゆっくりと流れている。ただゆっくりというのではない。数え切れないもめ事やハプニングをゆったりと押し流していく大河のような感じである。

しかしラ・ボルド病院はその雰囲気を「自然に」醸し出しているわけではない。あの場所で感じとられる雰囲気は、まさに「制度分析」という方法によって作りだされた雰囲気なのである。三脇はガタリの臨床思想を取材した『精神の管理社会をどう超えるか？』という本で、ラ・ボルド病院は「中心がない場所(13)」であると形容したことがある。そしてまたラ・ボルド病院は「多くの余白をともなった場所」でもある。周りは広大な平原と森で囲まれ、どこまでが病院の土地なのかははっきりしないし、敷地には用途の決まった建物と決まっていない建物とが混在する。そしてまたラ・ボルド病院は少しだけ汚い場所でもある。建物の壁も、庭の芝生も、森も、豪華ホテルのように華美でもないし、近代病院のように無菌的でもない。「病院の建物や病院の運営形態などの人間が作った制度の外に、まだ何かが残っている」という感覚が、ここにはある。「制度分析」という一つの原理にもとづいていながら、同時にあらゆる場所が一つの原理にもとづいて管轄されている感覚はない。むしろここにあるのは、「原理の外に、まだ何かが残っている」という余白の感覚である。ガタリの言葉を使うならば「トランスヴェルサリテ（斜め性）」が発生しうる空間にいるという感覚である（**↓キーワード「トランスヴェルサリテ」参照**）。冒頭の引用でウリ院長と会話をした映画監督は、その余白を撮ろうとしていたのではないだろうか。

注

（1） Marie Depussé, *Dieu gît dans les détails, La Borde, un asile*, Paris, P. O. L. 1993, p. 10. 小説家であるマリー・デュピュセは、実際にラ・ボルド病院に滞在した経験をもっており、この書物はそのときの体験を語ったものである。

（2） J・ウリ講演（三脇訳）「表現活動とラ・ボルド病院」『日本芸術療法学会誌』三六巻一・二号、二〇〇五年、三九〜四五ページ。

（3） ウリとガタリは一九四五年からの旧知の間柄であり、そもそもガタリを精神医学の世界へと導いたのはウリ自身であったが、一九六八年以降あるいは一九七二年のジル・ドゥーズとの共著『アンチ・オイディプス』出版以降、ウリとガタリの仲は悪化していく。しかし一九五五年以降一〇年あまりの時期は、ラ・ボルド病院にとって、さまざまな試みが行われ、さまざまな失敗とさまざまな成果がもたらされた、真の意味で稔り豊かな時期であった。今となってはこの時期の雰囲気を直接に知ることは不可能であるが、幸いガタリが創刊した雑誌『ルシェルシュ』の一九七六年三・四月号が、当時の雰囲気をそのまま残した編集と文章によって、その貴重な記録となっている。また実際に精神科医として参加したジネット・ミショーによる証言やその他いくつかのテキストも残っている。

（4） 役割交換表は、諸々のトラブルが発生し「制度分析」が機能しなくなったため、今は用いられていない。その経緯については『精神の管理社会をどう超えるか？』（杉村昌昭・三脇康生・村澤真保呂編、松籟社、二〇〇〇年）所収の三脇康生「精神医療の再政治化のために」を参照のこと。

（5） *Histoires de La Borde*, pp. 125−130.

（6） « Complément théorique » in *Psychiatrie et psychothérapie institutionnelle*, Paris, Les Editions de Champ social, 2001 (paru en 1976 aux éditions Payot), p. 206.

（7）« Les Clubs thérapeutiques » in *ibid.*, pp. 91–95. このテキストは、クロワ・マリーヌ精神衛生協会連盟の一九五九年総会でウリが行った報告である。クロワ・マリーヌの運動は、前述のサン・タルバン精神病院での「制度を使った精神療法」の実践を出発点として、病院の内と外での諸問題の解決も目指して、トスケイェスの強い働きかけのもと一九四七年に結成された運動である。
（8）Jean Oury, « Thérapeutique institutionnelle » in *ibid.*, p. 239.
（9）J・ウリ講演（三脇訳）「表現活動とラ・ボルド病院」『日本芸術療法学会誌』三六巻一・二号、二〇〇五年、三九〜四五ページ。
（10）三脇康生「精神医学と教育学の対話」三脇康生・岡田敬司・佐藤学『学校教育を変える制度論』万葉舎、二〇〇二年を参照。
（11）*Ibid.*, p. 92.
（12）*Ibid.*, p. 91.
（13）三脇康生「精神医療の再政治化のために」杉村・三脇・村澤編『精神の管理社会をどう超えるか？：制度論的精神療法の現場から』松籟社、二〇〇〇年、一四九ページ。

体が探究する対象である。われわれの仮定は以下である。「ひとつの場＝institution」の種々の次元において無意識の斜め性の種々の比率を訂正することができる。たとえば、医者と院長で構築された病院の中心では「白日のもと」に存在する研修医のコミュニケーションはかなり形式的な次元にとどまるだろうから、そのときの、斜め性の比率は大変低いものであろうと考えられる。それにくらべて隔離棟のレベルでは、斜め性が隠され抑圧されているが、その比率はそれよりもずっと高く顕在化しうる。つまりそこで働く看護師たちのあいだではよい関係性をもっていて、それが患者に対して働きかけて、治療的効果をもつような一定の転移を患者はもつようになるだろう」（原著 80 ページ）。研修医と院長なら垂直性が強すぎる。看護師同士なら垂直性をくずすことはできる、しかし水平性に満足してしまい注意をおこたることもある。ガタリは「この斜め性の比率はスタッフひとりひとりが簡単に分別をつけない度合いによって決まる」（原著 80 ページ）としている。簡単に分別をつけてしまうならば、順応的な自分に閉じこもることになってしまうとガタリは心配している。「（……）修正は、それぞれの人の役割を構造上再定義することや、全体の方向性の練り直しのレベルで行われるべきである。病院関係者が自分自身に閉じている限り、自分自身のことしかみようとしないのだ」（原著 80 ページ）。

垂直か水平に流れていくのが言葉や情報である。それを分流させる第 3 の方向性を発明する必要がある。「病院の中で行われることは国家の法律によって許可された代表者の権力を超えて、仕事で働いている人に関しても自ら志願して働いている人に関しても、当然、病院内のクラブや（引用者注：病院の中と外をつなぐ）アソシエーションであるとか、種々の小グループの中で修正されているのだ」（原著 80 ページ）とガタリは書いている。種々のグループを用意し、垂直性と水平性に収束しない関係性を発明すること。これがラ・ボルド病院のシステムである。そして「（……）斜め性の次元が強まると、集団において新しいジャンルの会話が始まる。妄想やほかの無意識の表現の中に患者は今まで閉じ込められ孤立していたのが、集団的な表現へとたどりつくことができるようになる」（原著 82 ページ）。別の治療のために斜め性の次元を作り出し続ける「制度分析」の持続の場がラ・ボルド病院である。垂直性でも水平性でもない斜め性をスタッフまでふくめて場が発明できるかがつねに問われているのである。

（三脇康生）

key word

トランスヴェルサリテ（斜め性）

トランスヴェルサリテには「横断性」という訳語があるが、ニュアンスが威圧的である。横断するべき領土、所属が確定されている前提が、この訳語にはある。むしろ威圧に風通しをもたらす概念がトランスヴェルサリテである。フェリックス・ガタリは、トランスヴェルサリテという概念に次のような定義をしている（ガタリの著作 *La Psychanalyse et transversalité* の中に収録されている 1964 年の文章 La transversalité から引用。訳語は変えている）。

「トランスヴェルサリテとは、次のものとは反対のものである。

垂直性。たとえば長、副長といった、ピラミッド構造の組織体が行う描写においてみいだされる。

水平性。これは病院の巣窟のような場所、興奮の収まらない患者が入れられた「隔離棟（le quartier des agités）」、さらには（引用者注：薬や電気ショックで）ぼけてしまった患者が入れられた隔離棟で実現されてしまうかもしれないもので、ものと人がそこにある状況とできるだけ折り合いをつけているような事態として実現される。」（原著、79 ページ）

transversale という形容詞を辞書で引いてみる。「rue transversale ＝幹線に対する交差道路」や、「ligne transversale ＝鉄道の主要幹線に対する横断支線」、という意味が目につく。トランスヴェルサリテとは、単に横断するのではなく、主要なメインの流れ、線、方向性から「抜け道」を使ってマイナーの場所へ抜け出しうる可能性を意味するのだ。トランスヴェルサリテの訳語としては、この場合、「横切り性」、既存の流れを変える意味で「分流性」、さらには「抜け道性」などが考えられるだろう。さらにトランスヴェルサリテはこのような「抜け道」を通って「垂直性と水平性とは別のマイナーな流れに至り着いた状態（横断し終わった状態）」も意味するだろうし、さらには「至りつくべき別のマイナーな流れをあらかじめ作っておくこと（横断の準備）」すら意味する。このような意味の総てをこめて、三脇の文章では「斜め性」とあえて訳してみる。これで、当事者性への居直りを認める既存の「横断性」という訳語との違いを感じてほしい。

ガタリは次のように書く。「斜め性とは、行き止まりになってしまう二つの次元、すなわち純粋な垂直性と単純な水平性を溢れ出ようとする次元である。コミュニケーションが種々の次元、とくに種々の方向で起きようとするときに斜め性が現実化することになる。これこそがひとつの集団―主

第2節

document

ラ・ボルド病院の経験

ジャン・ウリ
ラ・ボルド病院スタッフ

以下は二〇〇五年八月二日、京都日仏学館において行ったワークショップのほぼ全容である。なお司会・通訳は多賀茂が担当し、質問は立木康介、三脇康生、松本雅彦、松嶋健が行った[1]。質問者各人については著者紹介（Profile）を参照のこと。松本については、第4章注（2）を参照のこと。

ラ・ボルド病院の運営

多賀●本日は、ウリ先生とともにラ・ボルド病院のスタッフの方にもおいでいただいていますので、実際の運営についてまずお聞きしたいと思います。

カトリーヌ（ラ・ボルド病院のモニター研修生）●ラ・ボルド病院という場所は誰とでも話ができる、誰からでもさまざまなことを教えてもらえる、そういう交換の自由がある場所です。お医者さんと、モニターといわれる人たちと、もちろん患者さんたちと、さまざまな話をする自由があります。私は二年前から来ております。古くからいる患者さんから私が教えてもらうということが非常によくあります。どんなことが昔、起こったのか、たとえばインシュリン治療が昔どのように行われたかなどです。

こういうふうにしながら私は、ある程度の距離を置くということを少しずつ覚えていきます。距離のとり方を自分で管理するということを覚えていくわけです。しかしその方法はケースバイケースです。ある人物は、非常に近づいてあげたほうがいいし、あるいは遠くに少し離れていたほうがいい。身体的な触れ合いのレベルにおいては非常に注意しなければなりません。触ってあげたほうがいい人がいるかと思うと、身体的な接触をしてはいけない人がいます。まさに一人一人の人物に対して特別な方法があるのです。どういうふうにしたらいいのかということがわからない場合、私はモニターの人たちに尋ねます。しかし規則なんていうものはないわけです。

たとえばバー。患者さんたちがお酒を飲んだりする場所です。それに患者さんが参加したいといった場合の対応を、少しずつ私は覚えていきました。たとえばある患者さんがお金を数えられるとすると、その人にお金の会計を任せてみようとかという具合です。初めのうち私自身は、狂気におちいっている人たちがお金の責任をもてるなどとは考えていませんでした。しかし彼らは、普通の、通常の人たちで、ただしどこか調子がよくない人ということだけなのです。

ラ・ボルド病院にはさまざまな活動があります。さまざまなクラブが存在しています。さまざまなミーティング、集会が日々開かれます。週に一回開かれるものもあります。そこで問題なのは、その日に起こったことに対して、どのような印象をもったのか、どのようなことを考えたのであるか、それをそこで話すということです。毎日起こっていること、そのことについて語る、ミーティングで語るということが重要なのです。

ウリ● いまカトリーヌがいったことは、まさにラ・ボルド病院で起こっていることそのものです。私はもう少し一般的な観点から話してみたいと思います。すなわち、最大限の交換というものが可能な条件というものはいったいどういうことなのか、その条件をどうやって作ることができるのかということです。

この交換という概念は、人類学、民族学の方ですでに展開されている概念です。マルセル・モースにしろ、レヴィ＝ストロースにしろ、さまざまな人類学者たちが、交換という概念を扱っています。交換には、三つのレベルがあると私は思います。

まず感情の交換のレベル。それからものの交換のレベル。そして三つめは、言語ないしはパロールの交換のレベルであります。この三つの次元が病院の空間というものにも関係しています。ある種の病院では、このうちのどれかの交換といったものが、ほかより欠けている場合があるわけなのです。たとえば物質的なものの交換がうまくいっていないとかということです。たとえば先ほど、バーということがいわれましたが図書室でも同じことがいえます。そうした場所はさまざまな物質的な交換が行われる場所であります。物質的というのは、たばこ、飲みものとか、そういった製品やお金の交換の場であります。しかしながらそこはまた言語における関係の場というふうにもいうことができます。こうしたことが、まさにラ・ボルド病院で起こっていることの基盤です。そのような交換によって、初めて感情の交換といったものが行われているわけです。

病院へ寄宿している人たちは、ある意味ではさまよっている人たちであります。居場所のない人たちであります。とりわけ統合失調症の人たちは、よくいわれるように、どこにもいない人たちなのであります。私たちがしなければいけないのは、もう一度彼らがいるべき空間を作り直すということなのであります。

ここに問題となってくるのは「雰囲気」（→**キーワード「コレクティフ」参照**）なのです。自由な交換が行われている雰囲気のことであります。そこに存在しているのは、ある種の軽やかさといったものです。この軽さというものがあってこそ、初めてさまざまな差異が存在しているという

Profile

ジャン・ウリ
(Jean Oury)

1924年生。1947年ラカンの講演を聴いて精神医学をこころざし、南仏サン・タルバン病院でスペイン人精神科医トスケイェスの教えを受ける。1949年から精神科医として地方病院勤務（ソムリー病院）、1953年、担当していた患者を引き連れ病院を脱出、放浪の後、現在ラ・ボルド病院となっている城館に行き着く。以後そこを本拠地として、「制度を使った精神療法」の実践に努めるとともに、1971年から始めたパリ、サン・タンヌ病院でのセミナーを中心に、思想面でも大きな影響力をおよぼし続けている。兄を通して知り合ったフェリックス・ガタリとは、とくに1950年代から1960年代にかけてラ・ボルド病院の運営に関して充実した協力関係をもった。
彼の思想や実践については、本書の第1章、第5章やキーワード「疎外」、「コレクティフ」などを参照のこと。
主な著書に、主な論文を収録した『精神医学と制度を使った精神療法』（1976、2001年）のほか、上述のセミナーを記録した一連の書物『コレクティフ』（1986年）、『創造と統合失調症』（1989年）、『疎外』（1992年）などがある。

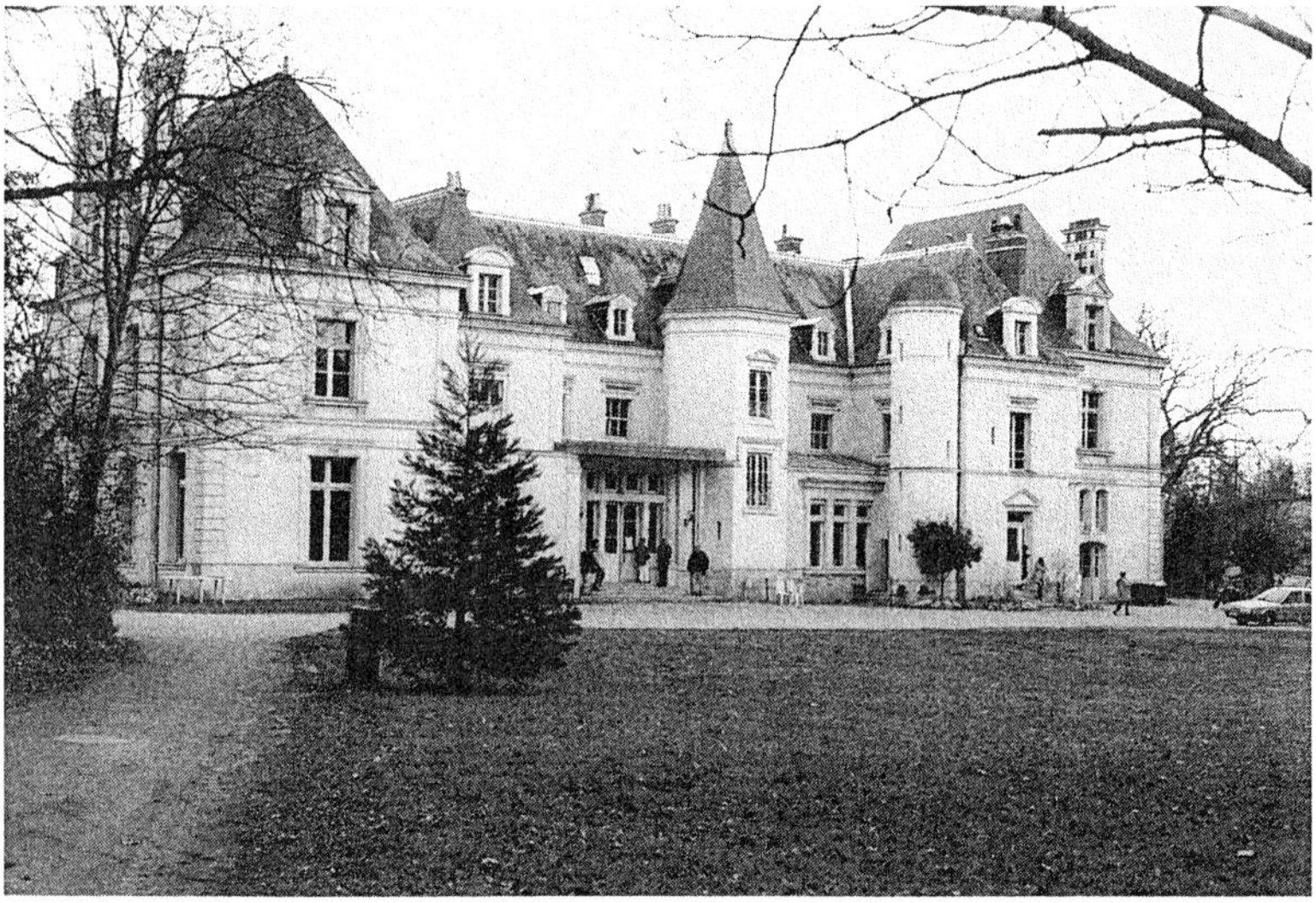

図1　ラ・ボルド病院本館（田村尚子撮影）

ふうにいえるかもしれません。このことに関して、トスケイェスという私の最も初期からの盟友であり、師匠であった精神科医は、「異質性」という言葉をよく使っていました。また彼が好んでよく使っていた言葉に、ポリフォニーという言葉もあります。そういった複数性が空間の中にあること。これがある種の軽さを生みだし、そしてさまざまな出会いが可能になるような場を紡いでいくことを可能にするわけであります（**→キーワード「コレクティフ」参照**）。

出迎え

多賀●次に、ラ・ボルド病院に初めて着いた人はどういうふうに迎えられるのか、カトリーヌに聞いてみたいと思います。

カトリーヌ●ラ・ボルド病院へ入ろうという人が来たときには、もちろんまず医学的な「出迎え（accueil）」というものがあります。これに対しては、私自身はよく知らないので、ウリ先生に語ってもらいたいと思います。

その医学的な出迎えの後、いわゆる「訪問（visite）」というものがあります。病院の周りや病院の中を一緒に訪ねていきます。そしてどのようなことが起こっているのか、どういうことがこの病院で可能なのかをみせていきます。

そしてもう一つ、これは毎日行われているといってもいいかもしれませんけれども、いかにその人がこの病院を受け入れていくかということです。病院にどのように入って行けるか、そういう意味での出迎えです。私たちの方は、いつでも微笑むことができます。そしてその人物を迎える準備はできています。しかしむりやりという仕方で出迎えることはしません。もちろん誰かが入りたいといってきたときに、**一斉ににっこり口を広げて微笑むということも可能なわけですが、そんなことは絶対やりません**。それは一つの命令というか、そんなことをすれば余計な反応を起こす可能性があるからなのです。

ウリ●医学的な出迎えとして最初に行われるのは入院許可するということなのです。普通の病院で行われているのは、そのときにやってきた人の服を脱がせ、そして別の入院服といいますか、パジャマのようなものですか、それを着せるわけです。つまりこれは、人の個別性というか、一人一人の特異性を失わせる、個別の存在を個別でなくしてしまうという作業をそこでしているわけです。ラ・ボルド病院で行われていることは、これとはまったく違ってあります。誰かラ・ボルド病院に入ってきたい人があると、まず「出迎え委員会（comité d'accueil）」というものが作られます。

注意すべきことは、入ってきたい人というのは、必ずしも患者さんだけとは限らないということです。研修医として入ってきたい人物とか、看護師の見習いできたり、誰かがラ・ボルド病院にきたいといった人が現れたときに、出迎え委員会が作られるのです。しかもこの委員会には、すでにいる患者たちも参加する。入りたいといっている人物に対して、誰がその受け入れを担当するか、誰がやってみたいかということが議論されます。そして自然に、これこれの人、これこれの人が申し出る。そんなことになっているのです。

どこにいていいのか、どうしていいのかわからなくなった人たち、道に迷ったような人たちを、そのまま捨てておかないということが必要です。いつもその人のことを気にしてみているという機能が重要なのです。ラ・ボルド病院に入りたい人は、スタッフよりも、まず他の患者さんによって出迎えられる。患者さんが患者さんによって出迎えられるというようなことがあるわけなのです。毎週大きな集会が開かれます。これはフランス革命期の国民議会にあたる「アサンブレ・ジェネラル（assemblée générale）」といったいい方もしたりするのですが、その出迎え委員会においては、実にさまざまなことが語られます。この出迎え機能には、じつはそのほかにもさまざまな機能やさまざまな要素がかかわっているのですが、そのような出迎えの機能によって、このラ・ボルドの生活の背景となるようなものが作られていくというふうにいえます。

大事なのは、知らないうちにものごとが決まっているという状況なのです。これのことを私は「内発的な決定の機能（fonction décisoire）」と呼んでいます。ある一人の人物が偉そうに、自分が決定権をもっている人間だといった形で決定されるのではなく、知らないうちにものごとが決まっていく。そういう決定の機能が非常に必要なことなのです。たとえば、最初の出迎えの仕方がうまくいかず、川の水面が下がっていくように、みんなの士気が落ちていく、どうもうまくいかないということもあります。そういったことがもしあった場合には、すべてをもう一度作り直せばいいわけです。最初からもう一度出迎えをやり直すわけです。

三脇●ウリ先生とカトリーヌの話を聞いていて、その出迎えという話に関して、自分の精神分析をしたくなりました。私はラ・ボルド病院に取材をして、二〇〇〇年に『精神の管理社会をどう超えるか？』という本の中で「精神医療の再政治化のために」という論文を書きました。そのときに自分の抱えていた精神科医としての問題と、ラ・ボルド病院のシステムを比較するという仕事はできたと思うのです。それなりによい反応もいただきました。しかしまずいことに、ラ・ボルド病院の訪問に行きたかったら三脇に頼めというような雰囲気が一時的に日本に生まれた。これはラ・ボルド病院にとっても、よくないし、自分にとっても、よくないと思っていました。ラ・ボルド病院の訪問を希望する人を紹介できるとすれば、**もちろん他者の存在に敏感であるという条件つきですが、**ラ・ボルド病院で何かをいってみたいとか、何かをしたいと思っている人だけなのです。

ラ・ボルド病院のことを日本にどうしても紹介したいという私自身の気もちが強すぎたせいで、一度、日本の精神科の看護師集団の訪問を、ラ・ボルド病院の関係者に引き受けてもらったことがあります。しかも私が通訳に行ったわけではないのです。そのときのラ・ボルド病院の反応は、やはりよくなかったわけです。私はたいへん失敗したという気もちになりました。もしかしたら私は、ラ・ボルド病院に近いということを一つの自分の存在理由にしていたのではないか、それこそいちばんしてはいけないことだったのではないかという気がしました。

ウリ●いま三脇先生がいった、その看護師のグループのことを、私はよくおぼえています。そのグループの人たちは、大きなバスに乗って来て、ラ・ボルド病院を訪問していったのですが、このグループは、パリ郊外にあるヴィル・ジュイフ病院という緊急医療センター病院の様子をみるためにフランスにやってきたのでした。そしてそのついでにといった形で、ラ・ボルド病院を訪問しようということになっていたわけです。バスでお昼にやってきてざっと病院をみて、というふうなプログラムだったわけです。

このグループの人たちはラ・ボルド病院に来て、呆然としてしまったわけです。他の病院で行われていることとラ・ボルドでは、まったく違っているわけです。たとえばほかの病院では、医療のためのプロトコルというか、一つの順序みたいなものが決まっています。そしてある種のプログラムに従って、あるいはある種の時間割に従ってこれこれのこと、これこれのことが行われているようになっているわけです。しかしラ・ボルドでは、まったくそういったようなことではありません。毎日日常の中で少しずつものごとが進み作られていく。その中で、患者さんのそばにいる、患者さんのことに気をつけるという姿勢が作られていくわけです。しかしそんなことは、急いで訪問する人には、まったくみえなかったのです。しかしラ・ボルド病院で何も行われていないわけではありません。厳密な意味で、患者さんの手当てが行われているわけです。一見何も特別なことはないようにみえるかもしれません。**しかし他とは違う仕方で患者さんへの厳密な治療、世話が行われているのです**。このことを理解するためには、一日では簡単に理解することができません。何日かラ・ボルド病院にいる必要があります。そしてそのうちに、初めはまったくわからないものが、少しずつわかってくるのです。

あのグループの場合は、一つの失敗でありましたけれども、たとえばうまくいった場合もあります。東京から来たある看護師さんは、たまたまラ・ボルド病院に訪れ、非常に感動して、私のところへ相談に来て、早速研修を始めることになりました。彼女は六カ月の研修をし、もうすでにフランスで看護師の仕事を始めて二年になっています。こういった場合も存在しているわけです。

ラ・ボルド病院は一つのモデルではありません。ラ・ボルド病院で起こっていることを理解しようと思うならば、二四時間ラ・ボルド病院にいながら二年過ごす必要があるかもしれません。ラ・ボルド病院で実際に起きていることは、そう簡単な仕方で解読できるようなものではないのです。ラ・ボルド病院で起きていることは、キルケゴールの言葉を借りますと、まじめなこと、真摯なるものなのです。それは人間の実存にかかわることが起こっているわけです。

ラ・ボルド病院をどこかへ移す、あるいはどこかへ導入するといったことは不可能なことなのかもしれません。しかしながら、またいっぽうで日本にもってくる、そこへ置いてみるということも可能かもしれません。**問題なのは論理なのです。**ひょっとしたら日本はパリよりラ・ボルド病院の論理を受け入れることができるかもしれません。日本には空《くう》に関する論理が存在しているのですから（笑）。ともかく、ラ・ボルド病院に関しての理解というものは、単なる一回きりの訪問によってなされるものではまったくないのであります。

食　事

立木●私も一年前に取材でラ・ボルド病院を訪れたことがあって、そのときに、お昼を一緒に食べさせていただいたのですが、非常にびっくりしたのが食事の光景なんです。みんなで一緒のテーブルにつく。そこで患者さんもスタッフも全部一緒に同じものを食べるのですが、不思議なのは、いったい誰がスタッフで誰が患者さんなのかわからない、そういう雰囲気のなかで食事が進んでいくのです。それはとても印象的な経験で、私はラ・ボルド病院を思い出すときに、その食事の仕方を忘れることはできない。

シェドリ（ラ・ボルド病院モニター、心理療法家としてパリなどでも働く）●食事ということに関しては、ウリ先生から詳しい話があると思うですが、私自身もラ・ボルド病院においていちばん好きなときというのが、食事のときなのです。誰かが、今日のお昼は僕と一緒に食べようといってくれます。そしてまた夜には別の人が僕と一緒に食べようかということになる。一緒に食事をする人が日々変わっていく。同じ人とずっと食べるということはほとんどありません。しかも私自身、自分がいま一緒に食べている人物が、はたしてモニターなのか、患者さんなのか、そのことの区別がつかないことすらもあるわけです。毎日の日常の中でこんなことが起こっています。

ウリ●多くの病院には、料理というものが実は存在しないといったほうがいいのかもしれません。病院を管理・運営している官僚たちは、病院からまさに本物の料理というものを廃止してしまった、追い出してしまったというふうにいえるかもしれません。私が戦っているのはまさにそうした状況に対してです。私が求めるのは、料理がすべての人に開かれているという状態であってほしいということです。料理をつかさどる病院側や官僚は、台所をきちっと閉じておいてくれというふうなことをいいます。しかし私はこういうわけです。もし台所を閉じる、誰にも入らせない——部外者に入らせないようにということですが——のであれば、ラ・ボルド病院を閉めてしまえばいいんだと。私の行っている戦いは、一つの差別といいますか、隔離といいますか、分離に対する戦いなのです。一緒に何かを食べる、仲間であるという状況、そのことを可能にすること、これが重要です。

一般の病院では、患者さんは患者さんの食堂で食べるというふうになっているわけです。これは非常に恐ろしいことではないでしょうか。分離ということが、そこでまさに作られて、設置されているということではないでしょうか。**多くの人は自分たちのステータスにとらわれすぎているわけです**。ラ・ボルド病院ではそんなことはほとんどありません。一緒に食べている間、あいつは医者なんだろうか、どうなんだろう、いや患者だよ、ああそうなのか、というような会話が起きているわけです、ラ・ボルド病院にはユニフォームというのが存在しないわけですから。

多くの人が研修にやってきます。イタリア人、ベルギー人、あるいはブラジル人。あるときには一九の国から研修に来ていました。毎月一回、自分の出身国の料理を作る日があり、ブラジル料理、メキシコ料理、イタリア料理、アルジェリア料理といったものが、毎月一回食べられます。つまり、ここには異質性があるわけで、それこそが差別、区別に対する戦いなのです。

カトリーヌ●毎日の料理を作るときに、朝、食べものに

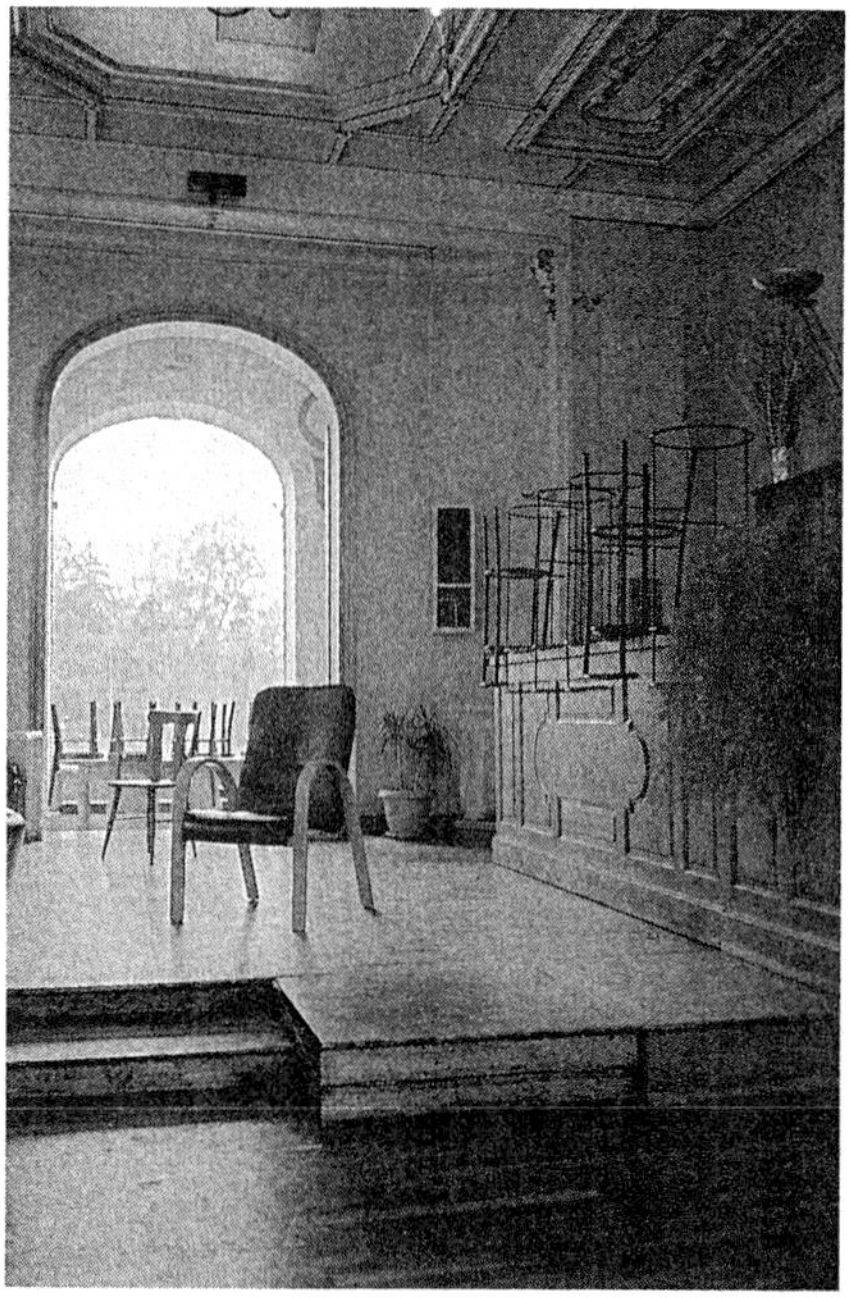

図２　病院内のホールとバー（田村尚子撮影）

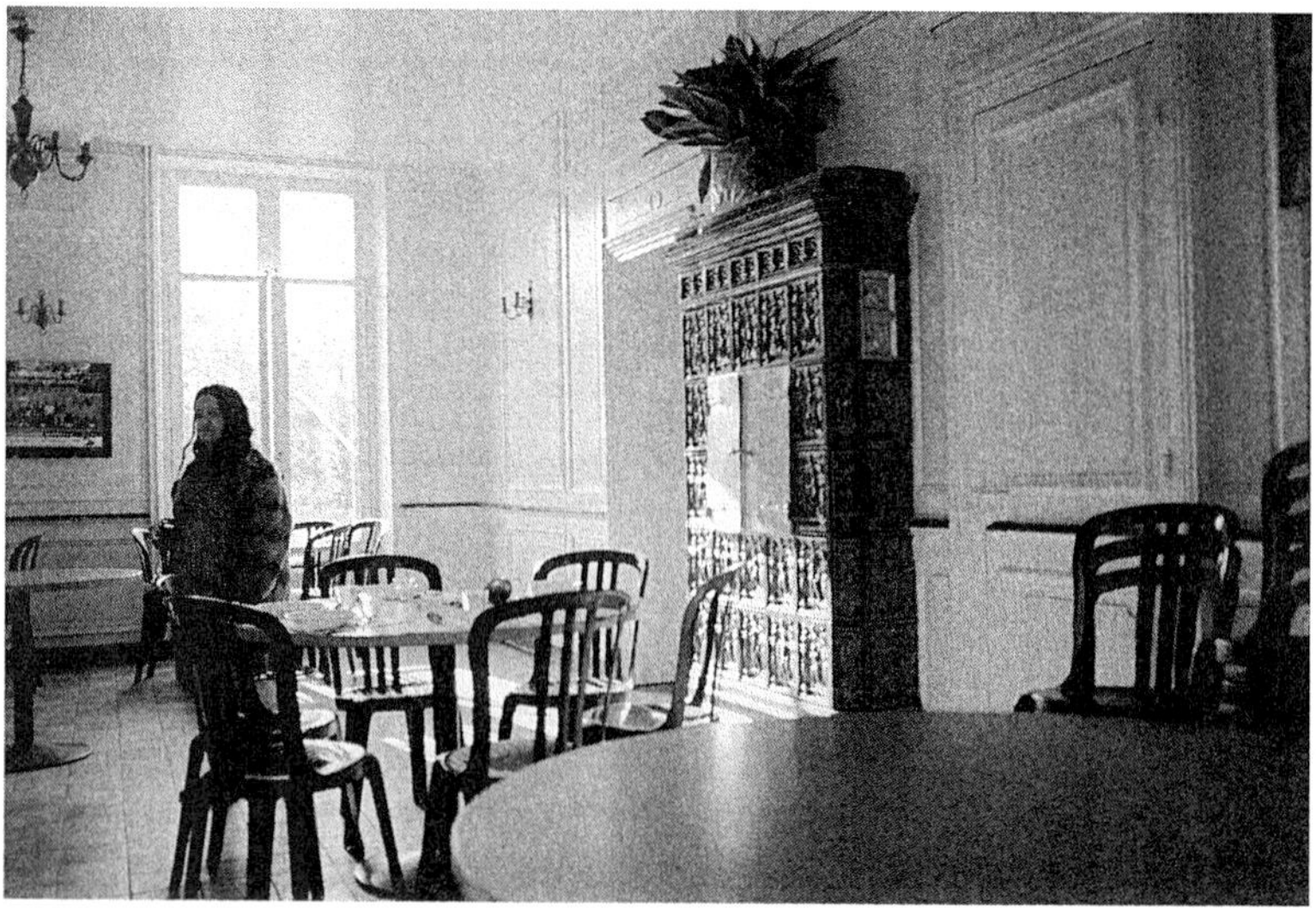

図３　病院内の食堂（田村尚子撮影）

使う野菜などの皮をむくアトリエというものが存在しています。ですから患者さんがナイフを使って皮をむくわけです。しかもそれは、小さなナイフも大きなナイフもあり、ごくごく普通に使われているナイフです。そのことによって、病院の中にある種の風土といいますか、雰囲気が作られていきます。何か静かな、お互いの間に信頼感があるような雰囲気というものです。

モデルとしてのラ・ボルド病院

松本●じつは一九七六年か一九七七年にラ・ボルド病院で三週間ほどお世話になったことがあります。当時、ラ・ボルド病院の発想がテレビで放映されまして、それをみて、多くの人が勉強したいと思ったわけです。最初、おまえは精神科医としてここに滞在したいのか、それとも一種のモニターとして滞在したいのかと、いろいろ聞かれまして、私はモニターとして滞在したいといいました。すぐさま当時ラ・ボルド病院で使われていた役割分担表に入れられ、一週間で一回、何かの役割にはめ込まれました。

さきほど料理の話が出ましたけれども、私はラ・ボルド病院でフランス料理を少し覚えさせていただきまして一緒に作りました。私はフランス語が苦手ですので話せないから、一緒に料理を作ったり、一緒にごはんを食べたりしている間に、おまえはモニターなのか、患者なのか。全然フランス語を話さないので、おまえはきっと患者だろうということまでいわれました。たいへん懐かしく思いました。

ただ私は、今日もここへ来るまで考えてきたのですけれども、先ほどウリ先生が、ラ・ボルド病院は決してモデルではないとおっしゃったのですけれども、なぜフランスでラ・ボルド病院がこの四〇年、五〇年、単に特権的な位置を占めているだけなのかというのは、やっぱり疑問です。

ラ・ボルド病院でやっていることは、本当にいいモデルと思われる、ものすごくいいものとして普遍化できるのではないかと思います。ところがそういうものがなぜフランス全土に広がらないのだろうかと思います。日本にも最近では北海道のべてるの家という、とても自然発生的な雰囲気の所がございます。ただなぜもっと広く普及しないのだろうということが問題です。たしかにウリ先生のおっしゃるように、一つのモデルになってそれが普遍化したとなれば、それは硬いシステムになってしまう。それは権力的場になっていくだろうから問題なのでしょうけれども、やはりもっと広がっていいのではないか。

ウリ●ラ・ボルド病院がなぜ世界に広がっていかないのか、あるいはフランス、そしてフランスのなかのラ・ボルド病院以外の地域にも広がっていかないのかということなのですけれども、たとえばパリの大病院で、最近ラ・ボルド病院なんかもうないんだぞというような話を聞いたことがあります。ラ・ボルド病院の存在は無視されているわけなのです。でもラ・ボルド病院は存在しています。

ラ・ボルド病院が存続しているというのは、運営的に、そして経営的に一つの理由があります。つまりは安くつくということなのです。ラ・ボルド病院の一日の入院費は、たとえばパリのサン・タンヌ病院の六倍から七倍安いわけです。ラ・ボルド病院にいる患者さんの多くは重度の統合失調症の患者さんです。それはなぜかといえば入院費が安いからなのです。ところがラ・ボルド病院という場所には、常時六、七人の医師が勤務しています。週四日だけ来ているというわけではありません。常時六、七人の医師がラ・ボルド病院には働いているわけです。ただ、ラ・ボルド病院を祭りあげるようなことに、私は少し疑問を感じています。

ラ・ボルド病院というのはたしかに一つの経験なのです。経験というのは、実験とか、そういうことではなくて、多くの医師を始め、三〇人あまりの医師たちがラ・ボルドとかかわってきましたが、そのような歴史がずっとあるということです。

この歴史の中で、私は一九六〇年にＧＴＰＳＩというグループを作りました。制度論的社会活動のグループというようなものです。六年間これで活動したわけです。具体的に何をやるかといいますと、このグループのメンバーが働いている、それぞれの病院で実際どんなことが起こっているのか、精神医学、精神分析としてどんなことが行われているのか、あるいは看護師、患者さん、医師の関係がどうなっているのか、あるいは看護師の研修がどのように行われているのか、それに関してはドメゾンというフランスの精神科医が非常に優れた仕事をしましたけれども、それがどんなふうになっているのかというようなことを、このグループで、みんなで話し合ってきたわけです。そのグループは終わりましたが、もう一つの別のグループをまた私が直接作って、いまも活動しています。それは看護師さん、患者さん、そして心理学者とか、そうした人たちを全部巻き込んだ形での団体といいますか、毎年一回、三〇〇人から四〇〇人の人間が集まってさまざまなことを討論しています。

ラ・ボルド病院というものは、**大きなこういうようなネットワークの一つの点**に過ぎないのです。あくまでそういう点なわけです。そしてラ・ボルド病院は、先ほどもいいましたように、過渡的といいますか、いまにもつぶれそうな存在でもあるわけです。経営的にも、運営的にも、いまにもつぶれそうな存在なわけです。しかしそれが理想なわけです。きちんと安定したものを作りあげることでは一つの開かれが存在することにはなりません。私はラ・ボルド病院の状況に対して、いつでもつねに一つの悲観をもって接しています。つい一週間ぐらい前にも、私はラ・ボルド病院の状況に大きく怒ったことがあります。あるクラブの状況に対して、これがきちっとできないのなら、一カ月後にラ・ボルド病院なんか閉めてしまうぞと、私は怒ったわけです。

ここからもわかるとおり、ラ・ボルド病院というところには、さまざまな欠点が存在しています。その欠点はまさに幸運にも存在しているのです。

治療、性的交換

松嶋●私は文化人類学を勉強しています。ラ・ボルド病院では日常的に一緒にいるとか、人の話を聞くとか、一緒にご飯を食べるとか、そういうことが重要だというお話でした。しかしラ・ボルド病院は結局のところ、一つの治療施設として存在しているわけです。その場合に、結局、治療というものについてどのように考えておられるのか、逆にいいますと、病気がどういうものとしてとらえられているのか、お聞きしたい。

もう一つ、先ほどラ・ボルド病院での最大級の交換を可能にする条件を作るというお話が出て、そこでマルセル・モースとかレヴィ＝ストロースの名前が出ました。やはり交換の問題を考えるときに、一つとても重要になるのは、性的な交換だと思うのです。端的にいってセックスの問題ですけれども、ラ・ボルド病院ではセックスの問題についてどういうかたちでマネージされているというか、共同性を考えるときに、やはりネックになってくるのがこの問題だと思うのですけれども。

ウリ●一番目の問題からお答えしたいと思います。病気をどう考えているかというご質問だったのですが、病気、治療とは何かということの話をしようとすれば、短時間では難しいです。そうした問題は、精神医学とは何になるのかという問題にかかわっているからなのです。少なくとも治療の施設で問題にしなければならないのは、複次元的な人間の関係であるということです。ラ・ボルド病院が治療のための施設であるというのは当然、自明のことでありますす。しかしながら一番重要なことは何かみえないものなのであります。ラ・ボルド病院においては、何かみえないようになっている問題、**平凡に存在している問題**、それにどうやって手をつけるかということ、それに対する観察をずっと行ってきているわけなのです。

多くの病院では、病院の運営は医学のことを何も知らない運営者によって行われています。それをかつて私は非常に大層ないい方だったのですけれども、「精神病理を作りあげる傾向（pathoplastie）」といういい方をしたことがあります。ひとことでいいますと、病気というものは、環境や雰囲気、つまり周囲にあるものによって作り出されているのだということです。この**単純な問題へ触れることは**、**通常の病院においては不可能**なわけです。ラ・ボルド病院でやっているのは、この環境や周囲にある状況によって、いかにして人が破壊されないでいられるか、**入院するということによっていかにして人が破壊されないようにするのか**ということなのであります。その問題を考えておかなければ、あらゆる病院が**有害な存在**になります。この病院がもっている重大な性格に対するレジスタンス、抵抗こそが私たちの仕事なのです。といいましても、病院を廃止してしまえということを私はいっているのではありません。私がいっているのは、病院を変容させよう、変化させようということなのであります。

さて、二番目の問題。交換ということですけれども、あらゆる病院においては、この交換において、一つの傾向といいますか、それを構造といってしまってもいいかもしれないのですけれども、が存在しています。ある意味で近親相姦的な構造が存在しているという意味があります。しかしそれはあくまで二項的な、二つの項目ですべてを考えるという考え方の支配であります。しかし私たちがやろうとしているのは、二項的ではなくて、三項的に、三つの次元においで考えようということなのであります。

問題の性的な交換に関してどうなのかということなのですが、これについては精神医学が最近やっと進歩したかということができるかもしれません。何が進歩したかといいますと、それは男女共存ということです。学校だったら共学という言葉ですけれども、同じ場所にいるということです。これは四〇年前には不可能なことでありました。女性の患者がいる場所と男性の患者がいる場所ということです。これが同じ場所にいることが可能になってきたわけです。

しかしながら問題は当然生じます。そこで規則が必要になるわけです。はっきりと私はいいます。性的な交換は禁止されています。性的な交換は禁止であると私は断言します。しかし、それはただ単にそういっているわけではありません。つまり性的な交換は禁止だということは、つまりそれに対する違反があるということです。したがって、その性的な交換の禁止に対する侵犯こそが、私たちが介入するよい機会となっていくわけなのです。それが患者さんの関係のあいだに入る糸口となっていくわけです。しかしあくまで性的な交換の禁止は存続しなければなりません。そうでないと、それはめちゃくちゃになっていくわけです。

一九五三年、私たちはラ・ボルドにたどりついたわけですが、そのときラ・ボルドの城はぼろぼろの状態で、アメリカ人がそこを占拠していました。アメリカ人たちは、このラ・ボルドのお城を、実は売春宿にしようと考えていたのです。それが中止され、私たちには幸運なことに(笑)、そのあとにラ・ボルド病院を作るということになったのでした。

注

(1) 二〇〇五年にジャン・ウリが日本で行った講演は、フランスで *Rencontre avec le Japon*, Paris, Matrice, 2007 としてまとめられている。ただし講演会の録音をもとにさらにウリによる修正が加えられているので、本書では、部分的にそれを参考にしつつ、多賀による通訳の録音を基本として採用している。

「コレクティフ」という装置が機能するときに、同時に作動するいくつかの概念装置をあげてみよう。

「布置 (constellation)」: 精神科において実際に患者とその周囲にいる者との間に作られるべき「コレクティフ」の状態を、ウリはこの言葉で表現している。この言葉は、メルロ＝ポンティがゲシュタルト心理学にもとづきながら、知覚的形象それ自体を意味形成過程としてとらえるときに使った言葉でもあるが、ウリの使い方はもっと現実の人間関係にかかわっている。彼はこう指摘している。「精神科の患者を扱うために有効であるのは、直接的なかかわりではない。問題となるのは、ひとの布置のレベルにおいて生じることである。重要なのは、これこれの患者と直接的な関係を作ることではなく、集合としての構造やさまざまな「媒介」システムを考慮に入れながら、間接的な関係を作ることである」。たとえばあるひとりの患者をめぐって、複数のスタッフが、固定した組織ではなく、ある程度の流動性を保ちながらひとかたまりの布陣を敷いている状態が、この言葉によって意味されていることであろう。

「識別機能 (fonction diacritique)」:「コレクティフ」は、個別性・特異性を尊重しつつ機能する全体であるが、それは単に個々人が自分の意見を主張するというような意味ではない。個々人が別の個々人にとってどれほど個別的で特異的な意味をもっているか、あるいはもっていないかということが問題なのであり、識別機能というとは、そうしたある人にとって別のある人がどれだけどういう意味で重要かを明らかにする機能ということである。ウリは、自分が自動車に乗っていったということが、ひとりの患者にとってなんらかの意味があり、その患者に一連の行動と状態を引き起こし、最終的に町でタバコを買うところまでたどりついた例を紹介して、その場合には「自動車が病気の兆候 (記号) を識別することを可能にする識別機能をもっていた」のだと述べている。

「表面下 (sous-jacence)」: 上記の例でも明らかなように、物事の意味は必ずしもはじめから明白なわけではない。「思ってもみないところで、物事は生じている」ということが、この言葉の意味するところである。だからといって、単純な判断やひとりよがりはやめなさいということを、ウリはいおうとしているのではない。問題は「解釈の妄想におちいらないように注意しつつ、

key word

コレクティフ

ウリは1984年から85年にかけてサン・タンヌ病院で、「コレクティフ」について集中的に語っており、その第1回の講義で彼はこの言葉に与えている意味をこう定義する。

「全体組織が個々の特異性のベクトルを尊重できるようにすることが私たちの目標である。つまりその組織の使用者ひとりひとりが、個別のしかたで、個々の人間性において考慮されなければならないということである。ここから、さまざまな集合的システムを形成しつつ、同時に個々人がもつ特異性の次元を保持しなければならないという一種のパラドックスが生じる。「コレクティフ」という概念はこうした種類の「分岐（bifurcation）」の中に位置づけられる。」(Jean Oury, *Le Collectif*, Paris, Editions du Scarabée, 1986, p. 9)

いい換えれば、「コレクティフ」とは「個々人に関して、ほとんど無限に存在するファクターを尊重する論理」のこと、個々人の個別性が、そのものとして十全に考慮される集合体のことである。したがってそこで重要となることは、個々人が自由に動き、出会い、語ることであり、また個々人の相違がそのまま保持されて、なんら全体の統一や均質性を確立するために犠牲にされないということであり、その2つの特質を①「通行・交流の自由（liberté de circulation）」、②「異質性（hétérogénéité）」という言葉でウリは表現する。そして、「コレクティフ」同士の関係においても、自由な交流と異質性がなければならない。「全部のアトリエが同じようであったら、いくらアトリエを作ってもむだである」とウリはいう。

もちろんそうした条件が簡単に実現されることはないということを、ウリは身をもって体験している。「コレクティフ」という概念の周辺には、それを可能にするためのさまざまな道具的概念がはりめぐらされ、まさに一種の機械のように組み立てられ、機能するようになっている。そしてウリはそれを、さまざまに形を変えながら現実に対応し機能する能力をもっているという、『アンチ・オイディプス』でドゥルーズとガタリが使ったのと同じような意味において、「抽象機械」と呼ぶ。そしてこの機械はまさに、病院がひとの疎外状態を治す場所であるために必須の機械である。なぜならウリ自身が述べているとおり、この「コレクティフ」という装置こそが、「生産によって生み出される物象化的・社会的疎外であれ精神病的疎外であれ、あらゆる形態の疎外を扱う機械」だからである。

分析的な意味での解釈的立場に身を置く」ということなのである。

「「いう」のある空間（espace du dire）」：もちろん、ここで使われている「いう」という言葉は、単なる発言や主張を行うことを意味しているのではない。しばしばそれは、言語化されないままそこに現れているものである。「いう」のある空間とは、表面下にあるものが出現することを可能にする空間のことだとウリは述べているが、そこで忘れてはならないことは、すべては言語とかかわって生じているというラカンと共通する考え方がそこにあるということである。これは分析が可能になる空間であり、対象aの場所を占めるものが出現する空間であるということもできるだろう。そしてこうした空間を作り出すことが「コレクティフ」の機能でもある。しかし、こうした空間を一朝一夕に、まるごと一挙に設置しようとすることは愚かであり、危険でさえあるとウリはいう。重要なのは、「ひとがそこで行き来し、出入りし、何かが現れ、そして何年かの後に、ひとが変わっていく」ことなのである。

「雰囲気（ambiance）」：ここでも単によい雰囲気や周囲のなごやかさなどが大事であるという意味でこれらの言葉が使われているのではない。また現象学的精神医学でよくいわれた、言語化以前のいまだ意味の定まらぬ状態のことをいっているのでもない。これらの言葉を使うとき、ウリは「疾病形成（pathoplastie）」という言葉と関係づけて使う。病室だけではない、道、廊下、店、中庭、等々、すべての場所が、そしてすべてのグループが疾病形成的な力をもっている。治療にかかわる者は、そこにある空間の雰囲気がとどこおっていないか、他の空間との異質性を保っているか、いいかえれば疎外を発生してはいないか、ということにつねに注意していなければならないのである。

またこの雰囲気という言葉に対応している言葉として「感受的なもの（le pathique）」という言葉がある。「重要なのは雰囲気、すなわちグループやミーティングやアトリエの雰囲気だ。それは「感じること」のある種の原初的様態すなわち「感受的なもの」がもつきわめて重要な役割を正しく評価することである」（ウリはさらにラカンの「にせかけ（le semblant）」が現れるのがこの次元だとしている）。

（多賀　茂）

第3節

「制度分析」とセクター制度は両立可能か

セクター制度の歴史と現状から

ティロ・ヘルト
和田　央

本節では、まずセクター制度の歴史（ヘルト）を示し、その後、最近のセクター制度の状況報告と日本の精神医療への提言（和田）を行う。

従来フランスの精神医学は精神分析の要素を多分に取り入れており、英米のそれとは異なった方向性をもっていた。しかし最近、フランスでも精神分析モデルの影響が減り、精神医学における実践面での国際的な議論や評価にフランスが参加する割合も増えてきた。だがそれで本当に喜んでいてよいのだろうか。フランス自体にもこのような忘却を助長する要因はあった。制度を使うという所作すなわち「制度分析」が忘れ去られてしまってよいのだろうか。フランスの「制度を使った精神療法」が入院施設の中で行われるものとすれば、セクター制度は脱施設化をはかるものであるともいえるだろう。そうするとこの二つは両立しえないものとなる。脱施設化した患者の数を誇る国際競争への参入してしまったことによって、制度を使うことは重要性を失いつつあるという面もある。しかしながら、それでもこれから国家予算を用いてクラブを創設しようとする動きもフランスにはある。セクター制度は脱施設化で終わってはならないのであって、脱制度化のための「制度分析」の場にならねばならないのである（**↓キーワード「脱施設化」参照**）。まさに現在、フランスの精神医療は分岐点に立っている[1]。

1 セクター制度の歴史（ヘルト）

▼第二次世界大戦と一九四四年以降の方向修正

一九三九年九月フランスはドイツと開戦、一九四〇年六月ドイツ軍による占領が始まり、占領地域と自由地域とを設置、一九四二年には全土がドイツ占領下に置かれた。ヒットラーによって抹殺を命じられた、ユダヤ人と精神病者という二つのカテゴリーが結びついていたためであろうが、フランス精神分析学会は自主的解散という手段によって、ドイツとの妥協を回避するが、その七年前、ドイツ精神医学・精神分析は、同じ道を選ばず道徳的・科学的に誤った道を選び、いまもなお高い代償を払い続けている。

フランスにはドイツのような公的絶滅計画はなかったものの、精神病者は「役立たない者」とみなされた。とはいえ、四年間の占領期間の間に四万人の患者が飢餓とその影響のために死亡した。当時精神病院には農作地が設けられ、自給できるようになっていたが、そこで作られる農作物は県が管理しており、病院は自由に使うことはできなかったのである。

パリ周辺の大病院がほとんど強制収容所と同じような様相を示していたのに対し、ロゼール県のサン・タルバン病院では、入院者の生き残り対策から始まって、ついには病院治療の内的改革へと至った。これが「制度を使った精神療法」運動の始まりである。レジスタンス運動に支援ないし加入していた医師たちは、この病院を、フランス・スペインの進歩的精神科医やナチスに追われた芸術家たち（ポール・エリュアールやトリスタン・ツァラなど）のための避難所にした。リュシアン・ボナフェ、フランソワ・トスケイェス、ジョルジュ・ドメゾン、ロジェ・ジョンティスなど

Profile

ティロ・ヘルト
(Tilo Held)

元ボン大学医学部精神科教授、現在ベルリン・フリートナークリニック所長。

1939年9月フランスはドイツと開戦、1940年6月ドイツ軍による占領が始まり、占領地域と自由地域とを設置、1942年には全土がドイツ占領下におかれた。1838年以来県行政の一部になっていた公共精神医学は、ヴィシー政権の政策に直接的に支配されることになり、ドイツのT4計画（精神病者の抹殺計画）のような公的絶滅計画はないものの、精神病者は「役立たない者」と見なされる。4年間の占領期間の間に約4万人の患者が飢餓とその影響のために死亡した。当時精神病院には農作地が設けられ、自給できるようになっていたが、そこで作られる農作物は県が管理しており、病院は自由に使うことはできなかったのだ。私はこのような暗い戦争が終わった後、ドイツからフランスへ私は留学した。特異な例といえば特異な例といえるだろう。フランスでの私の師はフィリップ・ポメルである。
1958年、精神科医ポメルがパリ13区において、初めての、そして世界的に最も有名になるフランス・セクター組織をパイロット研究として創立する。ポメルがまず行ったことは、パリ付近に小規模な精神病院を作る前に、病院外治療のさまざまな装置を作ることであった。こうして彼は病院中心主義の問題に対する、エレガントな解決策を見いだした。彼の計画は明らかな成功を収め、セクター制度を全国的政策として採用する方向へ国家を決定的に動かすことになった。13区では、各医師がセクターの（病院やデイケア・センターなどの）諸機関のどれかを管理・運営を担当するということが原則になっていた。そういうわけで、私は「治療のための里親制度」という部門を指揮することになった。
留学後、1981年ドイツのボンで、私はある大病院と住民100万人のケアについて責任を負う立場になった。パリ13区の2万人の住民しかいない小さなセクターと比較すれば、仕事をする条件には大きな違いがあった。しかし1984年、パリでのモデルに従いながら、私は治療のための里親制度をドイツに導入し、成功を収めた。それ以来ドイツにはおよそ100のこうした形態での治療を行うグループが存在している。こうした貢献を認められて、1990年私は社会精神医学におけるヘルマン・ジモン賞を受賞した。

の名前は、サン・タルバン病院の歴史とともにセクター制度のその後の発展に強く結びついた名前である。

ドイツと同様、精神病者絶滅政策と平行して、「治癒可能な」患者に対して公的補助を与える進歩的治療プログラムが存在した。しかし当時のフランスにおいて精神科医たちが共通してもっていた経験は、精神病院という治療の場は患者にあらゆる権利と権限を与える場所であるというものであった。こうした共通の経験こそが、後にセクター制度が発展する際、意見の違いにもかかわらずフランスの精神科医たちに共通の目標を目指させる原動力になったのである。解放後の気運に乗って、精神科医の組合が著名な精神科医の率先の元で設立された。フランス精神医学の全国大会が開催され、病院運営の問題だけではなく、住民の精神医学的問題に関する責任を精神科医がになうという点が力説された。そしてこの大会において、「セクター」という言葉が初めて発せられた。

一九四四年の解放後、イデオロギー的統一の気運が高まる。ドゴール政府は、疾病保険と老後保険を柱とする社会保険制度を設立し、住民全体から保険料を徴収し医療費全体の財源とすることを目指す。こうした疾病保険の統合は非常な成功を収め、現在では全人口の九〇パーセントが社会保険に加入している。長い間、統一した医療費支払制度の例外として、セクター制度の巡回治療は県から支払われていたが、一九八五年になってやっと、巡回・院外治療行為を含むセクター制度への支払いすべての統一化が実現した。一九四五年のイデオロギー統一がやっとのこと遅ればせながら精神医学において実を結んだといえよう。

▼セクター制度の前史とフィリップ・ポメルの登場

占領下において精神病院が果たした役割が、精神病院に対して深刻な不信感を産み、そこから根本的改革を求める意志が生じた。さらに別の問題が生じた。それはパリ固有の状況から来るものであったが、フランスの中央集権的特質によって、すぐさま全国に広がった。すなわち、パリとその周囲三〇キロメートルの地域は、セーヌ県という一つの県を形成していたが、パリ市内にはサン・タンヌ病院という一つの精神病院しかなかったので、この病院は一種の選別機能（つまり、患者をふるいにかける）を果たし、実際の治療はパリ周辺の大病院が請け負うようになっていたのである。

一九五〇年代中頃、精神科医ポール・スィヴァドンは解決が求められている三つの問題を次のように提議した。

・入院治療の必要性と退院に関して、院外・院内の治療家相互の連携が困難である。
・患者の分配が恣意的であるため、活発なサービスができず沈滞化している。また大病院のベッド数を減らすことも、空きベッドがすぐさま埋まるため、不可能である。
・**院内・院外治療は分離不可能であるから、この両面をになうことができるチームを創設することが急務である。**

ちょうどこのころ、ジャン・ドレ博士によって発明された抗精神病薬のクロルプロマジンによる統合失調症治療法で必要ベッド数は減少する傾向にあったが、同時に入院数は増加していた。患者は再入院の際に同じ治療スタッフと出会えるという原則があり都合のよいことであっただろう。

さてついに一九五八年、精神科医フィリップ・ポメルがパリ一三区において、セクター組織を創立する。彼がもとづいた原則は、彼の計画を成功に導いたが、またいっぽうで、他の場所で同じ経験をもつ可能性を限定するものでもあった。

ポメルがまず行ったことは、パリ付近に小規模な精神病院を作る前に、病院外治療のさまざまな形態に対応する完全な装置を作ることであった。こうして彼は病院中心主義の問題に対する、エレガントな解決策をみいだした。他方、彼の計画は明らかな成功を収め、セクター制度を全国的政策として採用する方向へ国家を決定的に動かすことになった。

フィリップ・ポメルは一九二三年一〇月一四日にルーアンで生まれた。医学の勉強のためにパリへ上京、父の戦友であるミンコフスキーに迎えられる。一九五〇年インターンとなり、一九五八年一三区のセクターを創設、その一五年後五一歳の若さで死去した。非常に興味深い彼の博士論文、『非鎮静化患者セクションの集団的治療試論』は一九九九年に再刊されたが、この書物はまさしく「制度を使った精神療法」の一つのプログラムになっている。すなわち人間の治療ではなく彼らを監禁している場所そのものの治療である。この論文が書かれたのは一九五二年、クロルプロマジンの使用開始直前であり、監獄的な精神病院の世界についての最後の証言になっている。精神病院の全体的あるいは部分的人間化は神経鎮静薬の時代以前にすでに完遂されていたという証言はいくつもあり、**また神経鎮静薬が登場し施設内での「制度を使った精神療法」の気運が削がれたと残念がる人も多くいる。**ただし、精神病院の人間化は神経鎮静薬の登場によるとする考えの方が一般的である。非鎮静化患者セクションの集団的治療、保護院そのものの治癒、こうした表現は精神病患者についての深い真実を物語っている。すなわち、人間を尊重しつつ刺激的であるような環境なしに個人の治療はありえないということである。

『非鎮静化患者セクションの一日』の第五章から一部を引用しておきたい。これが「制度を使った精神療法」とセクター制度導入直前の状況の例である。

患者の数を数え、窓を点検する。まるで逃亡を防ぐことがスタッフの最も重要な任務であるかのようだ。逃亡の責任を負わせられることに対する不安が多くにスタッフの心にとりついている。鍵なしで窓を開けることができる患者の話が話題にのぼる。そのあと、本当の仕事が始まる。三つの仕事にチームはわけられる。患者を洗うこと、服を着替えさせること、掃除をすることが仕事になる。

「水」：風呂場や寝室の洗面所での大変な仕事。ベッドに固定されていた患者一人一人の拘束衣を脱がしていく。

楽になった彼女らは伸びをし、声をあげる。彼女らのうち六人が監督係によって選別され、入浴時間延長の対象になる。

「着せ替え」：着せ替えが必要になるのはたいていの場合、拘束衣を着せられている患者である。しかし清潔さが看護師にとっては自分の名誉にかかわる問題となる。汚れたままの患者を、絶対次のチームに引き継がないことが原則である。そのため着せ替えのために、乳幼児のためのもののような、固定した時間割が採用され、一日八回もシーツが点検されることになった。中には三時間おきに拘束衣を脱がせ、トイレに連れて行く看護師も現れたが、それは例外で、原則的には、あまりトイレには気をつかわず、ベッドの上でさせておくことが当たり前になった。妄想の強い患者もふくめて何人もの患者は、数年前から拘束衣を着せられているにもかかわらず、そうした扱いに抵抗し続けている。朝六時、治療チーム交代のとき、他の交代時と同様、二つの儀式が繰り返し行われる。驚くべきエネルギーを発揮して、ひもをゆるめ、服の中で身をよじらせ、なんとかベッドの外で用をたそうとする。

「食事」：午前と午後の二チームが、それぞれ食事の世話をする。ただ、細かく調べてみると、これは非常に大きな問題であることがわかった。全員を起こしてテーブルにつかせるなどということはできないし、また拘束衣を着用しているすべての患者にベッドで食事させることも、物理的に不可能である。明らかにスタッフの数が不足しているのだ。この問題は決してきちんと問われたことはなく、本能の命ずるまま、さまざまな方法が習慣化した。しかしそこにあるのは明確かつ無意識的に、加虐嗜好的な行為である。早く食事を済まさせるために、拘束衣をつけた患者の首のまわりにパンを置いてゆく。すると患者は、まさに鎖につながれた犬のように舌と歯でそのパンくわえ、丸ごと食べてしまう。しかもこんな芸当ができたことを各人が喜んでいる。

しかし、こうした連関の中でいえば、患者の食事と看護師の食事との比較ほど深い意味をはらんでいるものはない。患者の方に与えられるのは、くず肉の煮込みや劣悪なごった煮であり、それらがオードブルもデザートも皆同じ金属製の皿で出される。強制的な給餌がベッドで鍛鉄のスプーンを使って行われる。半時間後、各寝室のすみで看護師たちの食事が始まる。患者たちからも丸見えの場所である。看護師たちには、本当のビーフ・ステーキが、陶磁器の皿に盛られ、スプーンのほかにもフォークやナイフやグラスがそろっている。しかも、その周りには五、六人の患者が、少し離れたところから、食事のあまりやたばこやアメをもらおうとうやうやしく様子をうかがっており、両者の対比が暴力的なまでに歴然とする。(2)

では制度を使うためのポメルによる試みとはどんなものだったのか。このことをよく理解するためには、インターンとして、彼が階級的には弱い立場にいたということを知っておかなければならない。**最初に行われた変更は、毎日一時間のミーティング（レユニオン）を開いて、昼間を受けもつ二つのチームを出会わせるということであった。これによって、それまで二つの看護師のグループが繰り広げていた陰険な戦いに終止符が打たれ、また何人かの患者もこの会合に立ち会うことになった。**

編者注 これこそが「制度分析」と制度設計の一例である。制度の改革は、どこからでも（すなわち病院内に存在するヒエラルキーのどの場所からも）始めることができるのである。

次にスタッフの一人が、天候の許す限り野外での食事を行えるようにした。ひとたびこうした環境の変化が獲得されると、（当時はショック療法が中心であったが）能動的医療が制度化されていった。そこでえられたメッセージは、患者の非鎮静化興奮は環境に結びついた問題であるということであった。こうしたことをきちんと考慮してはじめて医療行為を開始することができるのであり、またそうしなければならないのである。

▼セクター制度の始まり

病院での「制度を使った精神療法」の経験を始めて六年たった後、ポメルはパリ一三区においてセクターの仕事を開始する。博士論文で取り上げた否定的な教訓を彼はじゅうぶんに心得ていた。治療する側の制度を医療的にコントロールする必要があった。ただしこうした仕組みは、全国的に適用するわけにはいかなかった。

ポメルが最初に設置したのは、パリ一三区の真ん中のコロニー通りにある診療所で診察する制度であり、この新機軸を普及させるためにソーシャルワーカーに強く依存した。救急の必要に対応するため、チームの複数のメンバーによる往診を制度化したが、ときには短期の自宅入院という形をとることさえあった。制度を使った精神医療を知っている医者ならば誰でもが考えるように「保護院を治療すること」がポメルにとって問題なのではなく、むしろ患者との出会いの場を診療所や自宅その他の、保護院的な力関係にまだ侵されていないあらゆる場所へと移動させることが重要なのであった。後には、この当時彼が「制度を使った精神療法」から逸脱したとして、彼を責める者も現れた。確かに彼はこのとき以来、患者を本来の環境の中に置くことに関心を示し、精神病を生む病院環境、また精神病を治す病院環境にも、関心を示さなくなった。

彼の精神医学的作業の道具は、フルタイムで働く四人（精神科医、ソーシャルワーカー、看護師、秘書）とパート勤務で働く医師一人によって構成される「可動チーム」であった。こうした可動チームは、二万人程度の住民を擁する一三区の内の下位セクターを担当した。仕事を数年続けると、どの建物では近所づきあいがややこしくなっているとか、どこの管理人が畑に種をまいているかとか、私たちはそれぞれの地区の事情を詳しく知るようになった。パリのような大都会の匿名的性格に代わって、地区ごとの事情が次第に詳しくわかってくるさまは私にとって大きな驚きであった。私たちの作業チームの仕事は次のように組織されていた。午前中、私たちは一三区内にある（病院、デイケア・センター、治療アトリエ、治癒後滞在所などの）諸機関を訪れ、私たちのセクターに所属する患者を訪問した。したがって、このときに、患者を診ている病院内のチームとのつながりができたのである。患者にとってあとどれくらい入院の必要があるかとか、退院を手伝うために私たち可動チームの方でどんなことができるかなどといったことを私たちは話し合った。このように二チームを連携させるという非常に巧緻な原則は、大きな利点をもっていた。すなわち、患者がある一つのチームの「所有物」になることを防ぎ、そのチームだけが患者にとって何がよいかを決めてしまうということがないようにした。他チームの見解や患者自身の見解と照らし合わすことによって、治療上の決断に、よく考えられ簡単に最終的決定に至らないという大事な性格が備わるようになった。精神科における入院期間は治療プロセス外の要因によって決まることが多いので、患者がいる施設に設けられているチームが退院の準備を手伝える場合には、患者の退院はより早くよりよい条件の元で行えるようになる。後にドイツで仕事をしたとき、こうした軽装備の実戦力のある道具立てが手元にないことを、私は大いに残念に思った。

一三区では、セクター・チームの指揮をとる以外に、各医師が一三区にある（病院やデイケア・センターなどの）諸機関のうちのいずれかの管理・運営を担当するということが原則になっていた。そういうわけで、私は「治療のための里親制度」という部門を指揮することになった。「制度を使った精神療法」についての特殊な経験として、このことは職業上での私の大きな冒険の一つになっていった。つまり里親という制度を治療に使うことを試行したのである。

編者注　セクター制度の中にもこのような制度使用が行われていたわけであり、もともと「制度を使った精神療法」とセクター制度は切りわけられるものではなかったのである。

▼セクター制度の最盛期

一九六〇年、西ヨーロッパ諸国において精神病院の人間化とその規模の縮小という形をとった。この年、フランスは次のような原則にもとづくセクター制度理論を明確化し、大きな一歩を踏み出した。

・根本的な原則は、病気のさまざまな時期・治療のさまざまな場所を越えて患者に対する治療に連続性があること。
・公共精神医学のサービスを求めるすべての患者に対し仕事を引き受けることを宣言すること（選別の放棄）。
・治療はさまざまな業種から成るチームにまかされること。
・活動の中心は患者のいちばん近くにいる人たちである。さまざまな予防措置もチームが責任を負う事項である。

セクター制精神医学理論は「連鎖的墜落の精神医学」に反対するものである。病気は慢性化し、患者の社会的地位は次第に低下して「社会から必要とされる程度」が次第に減少していく。患者は次第に低級の機関へ、設備もスタッフもじゅうぶんでない機関へと落ちながら、さまざまな治療施設をたどっていく。こうした状況にセクター制度は反対する。

市場原理がわが物顔に支配する中、こうした「連鎖的墜落の精神医学」がほとんど避けようもない形で成立してきており、この状況を乗り越えるためには、大きな政治的―イデオロギー的力が率先しつつ持続的に働かなければならなかった。

▼満たされた期待と裏切られた期待

セクター制度は最も貧しい人々にも治療を受ける機会を与えるという約束は果たしたが、熱心な応援者でさえ、今日セクター制度の運動がかつてのエネルギーや影響力を失っていることを認めている。

編者注 「制度を使った精神療法」と切り離されることで、セクター制度そのものが固定した制度になってしまったのかもしれない。

セクターが小規模であること（六万七〇〇〇人）は住民が必要としているものを把握するには適しているが、複数のセクターの設備を共用しなければならないような特殊な構造（薬物中毒患者の治療、里親、等）を設置する場合にはしばしば障害となる。

しかし大がかりなセクター制精神医学はフランス精神医学の状況に革命的変化をもたらした。成果はおおむね良好である。財政的な面も含め、治療の組織化の現状はＷＨＯが推奨する基準にかなっている。確実なことは、六〇年代・七〇年代、フランスの精神科医たちは栄光に満ちた時代を経験したということである。(3)

（訳：多賀茂）

2 セクター制度の現状と日本の精神医療との比較（和田）

▼セクター制度の構成

セクター制度とは、人口六万七〇〇〇人を一つの地域として、それぞれの地域ごとに、入院病床をはじめ精神医療に必要な施設を配置している制度である。セクターを統括する精神科医長が一人配置されている。この医長には大きな権限がゆだねられている。各セクターは、その地域に特異な事情、たとえばアルコールや薬物への依存患者の多い地域、単身生活者の多い地域、高齢者が多く住む地域など、さまざまな個別の状況に対応しなければならない。医長は自身のセクターが担当する地域の要請に応じて、どの医療福祉施設をどの程度の規模（各施設で受け入れる患者の数、各施設に配属される医師、看護師、ケースワーカー、カウンセラーの数、など）で配備するかに関して、大きな裁量権を与えられている。入院外医療施設の主なものには次のようなものがある。

・「精神医療センター（Centre Médico-Psychologique 略称ＣＭＰ）」：各セクターの中心となる部門。外来診療を担当する。

・「パーシャル・タイム受け入れセンター（Centre d'accueil thérapeutique à temps partiel 略称ＣＡＴＴＰ））」：外来患者に関して、演劇、音楽、写真などさまざまな手法を用いて、日中の二〜三時間作業療法を行う。

・「デイケア・ホスピタル（Hôpital de Jour 略称ＨＤＪ）」：いわゆるデイケア。朝から夕方まで患者はここで過ごし、夜は自宅に帰る。

・「ポストキュア施設（Foyer de postcure）」：社会への復帰を目的として、期間限定で保護的に患者を受け入れる部門。急性期の入院治療を受けた後で、まだ自宅に帰るのは難しい患者、あるいは家族の受け入れが難しい患者が治療と生活をかねて数カ月とどまることのできる施設。担当の医師・看護師は若干名いるものの、治療の場では

Profile

和田　央
（わだ・ひさし）

京都府立洛南病院・医長。精神保健指定医・精神保健審判医。

1963年大阪市生まれ。1990年京都大学医学部を卒業後、大阪赤十字病院精神神経科、北野病院神経精神科を経て、2001年10月よりフランス政府給費留学生として、パリ・サンタンヌ病院に留学。その後、2004年4月より現職。

洛南病院では、救急病棟を担当しています。病棟での一つ一つの治療経験を、病棟全体の治療技法の向上につなげていくためには、病棟内にどのような仕組みが必要かそのままにしておけば、個々の治療者の記憶の中に沈殿してしまう一つ一つの治療経験を、どのようにして病棟という組織の構造に包含させていくべきかが、目下救急病棟の大きな課題だろうと考えています。他方、救急病棟の医療は、行政や、地域医療とのネットワークのなかで機能するものであり、より良質な精神科治療を実現するために望ましいネットワークのあり方についての議論も今後いっそう必要なのではないかと感じています。

なく生活空間である。

上記のような医療的施設から福祉的施設のバリエーションのすべてがすべてのセクターで備わっているわけではなく、各セクターが必要に応じて施設を整える。地域医療に関わる施設は多くの場合、普通のアパートの一階などに間借りしている。患者はセクター内に点在するこれらの施設を利用しながら生活を続けることになる。

各セクターの精神科医は病棟、パーシャル・タイム受け入れセンター、デイケア・ホスピタルなどそれぞれ担当する施設が決められていて、セクター内の各施設で、横断的に患者の診療にあたるわけではない。ときおり、病棟で入院治療を担当した医師が、退院後の外来での治療を、セクターの外来治療施設である医療・心理センターで行うこともあるが、現在では、患者は利用する治療施設が変わると、自動的に治療を担当する医師も変わることになっている。患者の側に医師を選択する自由はほとんど与えられていない。看護師やケースワーカーなどコメディカルな職種についても、事情は同様で、セクター内のどの施設に属しているのか、その帰属は明確である。各施設の医師、看護師、ケースワーカー、カウンセラーらが、チームとして、セクター内の個々の患者の治療に包括的にかかわっている。いわゆるチーム医療が、機能分化とならんで、セクター制を支える構造となった。

▼フランス精神医療の発展（日本の精神医療と比較して）

まずフランスの精神医療の現状について、日本のそれと比較する。

表1は、精神医療における職員数を日本とフランスで比較したものである。日本の人口はフランスの約二倍なので、単位人口あたりでみると、日本の精神科医師数はフランスの約半数ということになる。フランスでは医師は「一般医（généraliste）」と「専門医（spécialiste）」に大別される。医師免許を取得しただけでは、医師は一般医の資格しか得ること

表1　精神医療における職員数の日仏比較

	精神科医	看護師	心理療法士
フランス（1997年）	11,511	58,000	3,600
日本（2000年）	12,363	101,311	1,402

はできない。さらに数年の研修と論文の提出を経てはじめて、各科の専門医の資格を得る。精神科医とはこうした修練を経た専門医である。一般医は街に自身のオフィスをもち、日本のイメージでいえば、町医者として、さまざまな患者の診療にあたり、より専門的な医療が必要とされる患者を各科の専門医に紹介する役目を担っている。精神科関連の患者、とくに神経症圏、気分障害圏の軽症患者の相当数もまた一般医の診療を受けている。さらにフランスには一般精神科から児童思春期精神科が独立していることも考慮しておかなければならない。**表1**における精神科医数には児童思春期精神科医は除外されている。一方、日本には一般医の制度はなく、ごく軽症患者といえども、一般開業医が診療している精神科の患者の割合はおそらくきわめて小さく、**表1**の精神科医数のなかに児童思春期精神科を専門とする医師数も含まれている。両国のこうした事情を勘案すると、医師一人が担当する患者数は、**表1**から推測される以上に、日本の方が多いと思われる。

また看護師数は日本はフランスの二倍であるが、日本の精神科病床数はフランスの約五倍であることを考慮する必要がある。心理療法士もフランスは日本よりはるかに充実しているといえよう。

表2は、近年の精神科病床数を日仏で比較したものである。フランスでは精神科病床の八割強を公立医療機関の病床が占めているのに対して、日本では私立医療機関の病床が九割を占めている。また単位人口当たりの精神科病床数の比較では、日本はフランスの三倍近くの精神科病床を有している。しかし第二次大戦後、つねにこのような状況であり続けたわけではない。一九七〇年代にはフランスの精神科病床数は現在の日本とほぼ同等の水準にあった。その後精神科病床は単位人口あたり約三分の一まで減少している。

注目すべきはフランスでも過去三〇年の間に減少した病床は公立病床で、民間病院の病床はほと

表2　公立精神病床と私立精神病床の割合、その日仏比較

		病床数	割合	人口 10,000 あたりの病床数
フランス	精神科病床数	71,280		11.8
(1997 年)	うち公立医療機関の病床	57,389	81%	9.6
	うち私立医療機関の病床	13,891	19%	2.2
日本	精神科病床数	348,966		29.0
(2000 年)	うち公立医療機関の病床	22,886	8%	1.9
	うち私立医療機関の病床	321,583	92%	27.1

(C. Aleyrah, H. Bokobza, *Moyens : ressources humaines et structures, Livre blanc de la psychiatrie*, John Libbey, 2003, pp. 28–29)

んど減少していないという点である。一九九〇年から一九九七年にかけて、フランスでは、公立精神病床は八万四一〇〇床から五万七三八九床まで約三〇パーセント減少したが、私立精神病床は一万四一一一床から一万三八九一床へ一・六パーセントの減少にとどまっている。(4)一九八〇年ごろから試行され、八五年に法制度化された一括交付金制度が、公立精神科医療機関における入院中心の医療から地域中心の医療への移行をいっそう推し進めた。フランスの公立医療機関は、日本の医療機関のように、医療行為による収益ではなく、原則的に行政からの予算で運営されている。一括交付金制度とは、セクター内の個々の施設(病床、病院外施設など)に対して予算を設定するのではなく、各セクター単位で予算を交付するものである。各セクターは交付された予算を、運営費、人件費として、セクター内の医療福祉各施設に分散する。精神科治療については、患者一人当たりの医療費は、入院治療は外来治療の約四倍という試算もあり、限られた予算の中でセクターを運営していくためには、外来治療を推し進めることが必要となる。また後に述べるように、セクター間の各施設はたがいに密接な連絡をとりながら機能していく必要があるため、入院施設だけを充実させても、外来部門があまりに貧弱では、セクター全体としての十分な機能は期待できない。したがって、各セクターにはバランスのとれた予算配分が求められ、その結果病床の減少が医療と矛盾なく推し進められるようになった。

近年セクター内の医療施設について語られる際、「amont de l'hospitalisation（入院の上流）」「aval de l'hospitalisation（入院の下流）」、という表現がときおり用いられる。各セクターに精神科病床が何床必要か、入院期間はどれぐらいが必要かといった問題について、入院治療だけに注目しても解決は難しい。必要な入院期間は、退院後の外来施設がどれほど充実しているか、また入院治療の入り口となる精神科救急、外来部門がどの程度機能しているかによって決まる。こうした包括的な視点から精神医療を水の流れにたとえて理解しようとする「水流的モデル（hydraulic model）」がイギリスで提唱され、[5]この考え方は現在のセクター制度にも大きな影響をおよぼしているようである。

日本では、精神科病床の九割を占める民間病院の運営は、医療行為に対する収益によっている。厚生労働省は診療報酬点数の改定等を通して、精神科病床数の減少を図っているが、入院治療が民間精神病院の収益の大きな割合を占めている現状では、病床数の減少は困難な状況が続いている。

セクター制度にもとづく精神医療はチーム医療の側面をもつ。地域に散在するいくつかの医療施設とその職員で、一貫した医療を提供するためには、個々の患者についての情報を職員同士が共有することが大変重要となる。セクター制度ではその共有の手法として、「レユニオン（réunion ミーティングあるいはカンファレンスのことであるが、フランス語の語感を尊重して以下「レユニオン」と記す）」と呼ばれる会議が頻回に行われている。こうした会議の時間を確保する程度の余裕が必要となる。

また入院治療は急性期に限定して、原則的に地域で精神病者を支えていこうというセクター制度であるが、すべての精神病者がこの制度のなかで支えきれているわけではない。私立精神病院には、依然として、年単位の平均在院日数の病棟も存在し、中には一〇年単位で精神病院に入院している患者もいる。こうした入院形態をもつ精神病院のなかには、すでに入院の順番待ちの患者を多く抱えるところもあると聞く。地域医療を推し進めても、現実には、地域医療では支えきれない、長期入院を必要とする重症精神病者は存在し、この現実にどう応じていくのかもまたセクター制度の今後の課題といえる。ただこのような長期入院患者に必要な病床数は、各セクターに数床程度と考えられている。右にみてきた機能分化の考え方にもとづけば、各セクターが有している既存の病床は、すでに急性期治療に特化しており、こうした慢性患者を受け入れることは難しく、あらたに長期入院患者用の病床を用意する必要が生じる。しかし数床だけの施設の運営は、きわめて非効率である。こうした問題への対応策として近年「インターセクター(intersecteur)」が提唱されている。各セクターが精神医療に必要な施設をすべて有し、精神病者に必要なすべての医療を地域ごとに提供することがセクター制度の主旨であったが、インターセクターとは、一つのセクターあたりのニーズがわずかで、各セクターが運営するのは、非効率であるような施設について、いくつかのセクターが合同で一つの施設を運営しようという考え方である。インターセクターの対象となるような施設としてはほかに、精神科救急受け入れ施設などがあげられる。

では、フランスにおけるセクター制度の歴史と現状にもとづいて、再度日本の精神医療の状況をみてみるといったいどのようなことが問題となっているのだろうか。次にいくつかの点について提言を試みたい。

3　日本の精神医療への提言 ―― セクター制度の中の制度使用(和田)

▼レユニオンについて

セクター制度は機能分化にもとづいたチーム医療を生み出す。個々の患者の医療にチームで取り組む際、情報をいかに共有するかがもっとも大きな問題である。セクターにおける職員同士の情報の共有を図るための主な手段は、レユニオンと呼ばれる会議である。筆者の所属したセクターでは、まずセクター全体のレユニオンがある。そこではセクターに所属する医師、数名の看護師、心理療法士、ソーシャルワーカーらが参加し、新患の紹介や、病棟を退院し医療心理センターでの外来治療を再開する患者の報告が行われる。また施設ごとに医師、看護士らによるレユニオンがある。さらに病棟を退院し、デイケア通所へ導入がはかられる患者についての情報伝達を目的とした、デイケアの医師と病棟の医師のレユニオン、一時受け入れセンターの医師と作業療法士とのレユニオン、ポストキュア施設の医師と病棟の医師のレユニオンなど枚挙に暇がない。セクター制度にふれた日本の医療従事者ならだれでも、このレユニオンの多さに驚かされるであろう。チーム医療を組織するには日本の精神科医は忙しすぎるという指摘は、これまで繰り返しなされてきた。上にみてきたように、日仏の精神医療にかかわる職員の数の違い、および専門医と一般医からなるフランスの医療システムがこうしたゆとりを生み出していることは明らかである。

これらのレユニオンの大半は、午前中にしかも二時間前後の時間をとって行われることが多い。日本でも医局会と呼ばれるレユニオンが行われている。しかし医局会は夕方、勤務時間の終了前後、あるいは終了後に行われるのが一般的ではないだろうか。筆者の実感では、日本では、勤務時間とは診療のための時間であり、医局会は一日の勤務があらかた終了した後の残りの時間あるいは、勤務終了後に行うものという意識が医療従事者の間にあるように思われる。勤務時間中、しかももっとも充実して活動のできる時間帯にレユニオンを設定しているフランスの医療従事者たちは、同僚との意見交換を日本の医療従事者たちよりはるかに重要視している。

レユニオンではまず実際診療に当たったスタッフが病歴や診断さらには診療の際の様子などについて述べる。その後スタッフ間での意見が交換される。もちろん日本でもフランスでもその点に変わりはない。フランスでは、診療に当たったスタッフからの報告がなされると、その報告にもとづいて、たちまち議論が始まる。一人の経験は言葉を介してスタッフに共有され、その言語化された経験は、議論の出発点としていささかも揺らぐことがなく、実際に経験したスタッフとそのスタッフから言葉を介して経験を共有したスタッフが、まったく対等に議論を繰り広げている印象を受けた。日本では実際に診療したスタッフがいくら言葉を尽して説明をしたとしても、言語化された他者の経験を出発点に議論をすすめていくことに、フランス人と比較すると、何がしかのとまどいがあるように感じられる。それは、実際のところは結局自分で診療してみなければわからない、どこかでそう考えているところがあるからかもしれない。その結果、議論がある程度すすむと、あとは実際にみたものでなければわからないとでもいった風に、当事者に事態がゆだねられることも珍しくない。内科や外科なら、血液所見や画像所見をもとに、患者の主治医も実際にその患者の診療にあたったことのない医師もカンファレンスの場で対等に議論ができるであろう。日本と比較したとき、フランスのレユニオンにはどこかこうした身体科のカンファレンスに似たところがあった。この違いは、情報としての言葉に寄せられる信頼の大きさの違いに起因するのかもしれない。

日本の病院で、医師、看護師、ケースワーカーらが参加して病棟カンファレンスを行っても、なかなか議論が活発にはならない。あまりの発言の少なさに、看護師長が出席する看護師全員に順番に発言を求めることもある。つねに活発に意見が交換されるフランスのレユニオンからすると、およそ考えられないような事態である。あるいは、カンファレンスとは違うところで、きわめて私的な形で批判が繰り広げられ、それがチームの雰囲気に大きく影響することもある。一人の患者の治療について、立場の異なる職員が意見を交換することが難しいという局面もある。そのような場合、カンファレンスの場で激しく議論されたとしても、立場を越えた発言が感情的なやりとりに発展して、有益な意見交換ではなくなることもある。

編者注　フランス語でいう「トランスヴェルサリテ」がチーム内に発生しにくいといえるだろう（→キーワード「トランスヴェルサリテ」参照）。

フランスでもそういうことはあると思われるが、日本に比べて、各職員が自分の職種の視点や立場を堅持しつつ自分の意見を表明しチーム内での議論を深めることに長けているという印象は否めない。さまざまの立場の職員が、一人の患者の治療について議論し、自分の意見を主張して、チームとしての活動に結びつけていくには、そこに技法があるはずである。

編者注 そういう技術の差が、文化的な背景として、二つの国の間に存在するのではないだろうか。日本では病棟カンファレンスを「制度分析」の対象として使用するには至っていないということでもあろう。さらにいえば、気軽に言葉を発することができる雰囲気というごく当たり前な表現が示している状況を作り出すことが、日本ではまず必要なのだろう。同じく機能分化におそわれている日仏が、それに抵抗する力をどのように確保するかが問われている。

▼医療制度そのものについて

いまひとつは、精神医療における治療システムの位置づけである。一九世紀フランスでは、パルシャップがU字型に配した病棟に、患者の状態に応じた病室の配置を考案した。やがて彼の作り上げた構造をモデルに、各地に精神病院が建てられていくことになる。[6] 現在フランスでセクター制度の発展に主導的な立場にある精神科医の一人である、G・マッセは、水治療や瀉血が主要な治療手段であった一九世紀フランス精神医療において、もっとも治療的であったものは、患者に対する個々の治療よりも、パルシャップが確立したこの精神病院の構造であったと主張する。彼によればセクター制度とは、パルシャップにはじまる治療的な精神医療システムの構築というフランス精神医療の伝統に位置するものなのである。

編者注 セクター制度の中の種々の治療的な制度を構築することが、薬物療法や精神療法とならんで、精神医療において重要なのである。制度とはさまざまな施設（ハード）の整備であるとともに、その中で生じるできごとに対応する上記の会議（ソフト）などのことを意味するのだ。[7] フランスはまだ国家予算で各地にクラブをつくる志向性がある。では日本は？

また筆者は、マッセとともにMNASMに所属する精神科医S・カンナス(Kannas)に一人の「研修医(interne)」が次のような疑問を投げかけた場面に遭遇したことがある。研修医は、精神病患者が地域で生活したとしても、家族にはつねに暖かく迎え入れられるとは限らず、また地域にはストレスも多く、よいことばかりとは限らない。それならば、以前のように精神病院で生涯を送るのも悪くはないではないか、なぜそれほどまでの苦労を重ねて精神病患者を地域で支えようとする必要があるのかと疑問をなげかけた。カンナスの応答に研修医が納得したようには見えなかった。しかしそのやりとりの後、カンナスは、研修医らがその理念を十分に理解していなくても、長期入院を難しくし、地域で支えていかざるを得ないような医療システムさえ構築されていれば、彼らもその枠の中で医療を行わざるをえなくなるのだと話していた。いかにもフランス人らしい理屈だともいえるのかもしれない。しかし精神医療のシステムに対する彼らのこのような姿勢が、セクター制度を発展させていく上で、重要な役割を演じてきたのではないかという印象も受けた。日本では、精神医療とは、診察室で患者と向かい合って行われるものであり、そこでの営みと、全体的な精神医療の制度との関係への意識は、まだまだ希薄であるように思われるからである。

治療システムはそれぞれの国の文化ときわめて密接にかかわるものである。他の国から来て、セクター制度に魅力を感じたとしても、セクター制度をそのまま自国に導入することは決してできない。セクター制度は、先行する精神病院中心の医療に対する批判を出発点として発展してきた。しかしそうした理念もさることながら、セクター制度を根幹で支えているのは、確かにフランスの文化と歴史であろう。それらと切り離してセクター制度のみを語ることはできない。日本の精神医療が、フランスのセクター制度の中にどのような病院の中や地域でどのように生かされており、そこにどんな思想があるのかをみきわめた上で、日本ではどのようなことが可能なのか、あるいは必要なのかを考え、試行すること、これが私たちの課題となるだろう。

編者注 以下の章では、日本の精神医療の現場における諸問題をそうした観点から検討していきたい。

注

（1）以下の論文を参照のこと。三脇康生「分岐点に立つフランスの精神医療：「制度を使った精神療法」と「セクター制度」は通底しているはずである」多文化間精神医学会雑誌『こころと文化』二〇〇八年第七巻第一号、三四～四六ページ。

（2）Philippe Paumelle, *Essais de traitement collectif du quartier d'agités*, 第五章。

（3）さらに、福祉施設との連携が提唱されつつある。セクター制度はこれまで機能分化と病院外施設の充実によって、入院期間の短縮をはかってきた。しかし平均在院日数が三五日程度まで短縮され、これ以上の短縮は困難となりつつある。今後は、これまでセクター制度の枠内で支えてきた慢性患者の一部に対して、福祉施設の利用を促進しながら、福祉の対象へ移行させることによる医療費の抑制が模索されている。ここで改めて、セクター制度が、先行する「隔離・収容」と中心とした精神病院中心の医療に対立する理念として、精神病患者の地域での生活の支援・促進する地域医療という側面をもついっぽうで、医療費削減を目的とした医療施策として機能してきたことを認識すべきかもしれない。入院中心の医療から地域医療・外来中心医療への転換は、医療費削減をもたらす。一九七〇年代以後、人口の高齢化に伴い、国民医療費の抑制という大きな課題に直面していた行政と脱施設化を押し進めようとした精神科医の思惑の一致が、セクター制度の発展を今日まで押し進めてきたといえよう。

（4）C. Aleyrah, H. Bokobza, *Moyens : ressources humaines et structures, Livre blanc de la psychiatrie*, John Libbey, 2003, pp. 28–29.

（5）Graham Thornicroft et Michele Tansella, *The Mental Health Matrix*, Cambridge, 1999, pp. 163–165.

（6）マッセ、ジャッカル、シアルディ『絵とき精神医学の歴史』（岡本重慶、和田央訳）星和書店、二〇〇二年、一二一～一二三ページ。

（7）三脇康生「精神医療の再政治化のために」（杉村・三脇・村澤編『精神の管理社会をどう超えるか？』松籟社、二〇〇〇年所収）全体を参照。

第2章

日本の精神医療現場での試み

四つの例、四つの声

本章では、まず横浜市における市民からの精神保健福祉活動への支援の例、次に京都府南部地域における救急医療制度を改善する試みの例、沖縄における病院内の制度を使う試み、そして最後に病院の中での状況をと外へとつなぐ方法としての医療審査会の例を提示する。地域における保健福祉と救急、病院内での活動、外からの審査という四つの例は、精神医療の現場からの生の声であり、今精神医療の現場で何が問題となっているかを浮き彫りにしている例である。ここで生じている問題はどこでも生じている。このように考えながら読んでいただきたい。

第1章で紹介したように、病院の中を主とした「制度を使った精神療法」と病院の外を主としたセクター制度や地域医療には、共通の要素がある。ガタリが、「セクター制度ができてしまえばそれですべて終わりというわけではない」といったように、制度を分析しながら制度を使う工夫がつねに行われないと、いったん作られたセクター制度、地域医療という制度もじゅうぶんに機能しなくなる（→第1章第3節参照）。最も大切なことは、病院の中でも外でも、「制度分析」を継続させることであり、本章で紹介するのは、まさにそのような努力の例でもある。「制度分析」は魔法の杖でも、錬金術的秘術でもないのであって、以下に紹介するような現実の問題との取り組みを、辛抱強く続けることから新たな制度の組み立ても可能になるのである。

第１節

市民団体による地域生活支援活動の試み
横浜市中区・南区の精神保健福祉サービス活動の例

菅原道哉

１　横浜市中区・南区の現状

横浜市の中心に位置する中区、南区に在住する精神障害者に同じ地域に住む市民から何か支援活動ができないかとの声があがってきた。一九八四年頃のことである。神奈川県や横浜市で計画した精神衛生ボランティア講座の修了者から出た発案であった。そこでこの活動が準備され、一九九六年社会福祉法人として認可された。

横浜市中区は横浜市の中心部に位置し、区の中央部をＪＲ根岸線と市営地下鉄が走っている。関内駅周辺は、横浜市庁舎、中華街、開港記念会館、国際桟橋、外人墓地、山手十番館など異国情緒豊かな街並みが続く。外人墓地の坂を下りたところには日本最初の食パン屋「ウチキパン」がある。元町を通り亀の橋を渡ると、東京の「山谷」、大阪の

「釜が崎」と並び称される日本三大ドヤ街の一つである「寿町」もすぐ近くだ。

中村川沿いを大人の足で一二～三分も歩くと、まもなく両区に入る。そこには大衆演劇のメッカ三吉演芸場、この地域の中核的な医療機関である横浜市立大学病院、横浜市救命救急センターがある。南区は下町的な雰囲気のある街で、中小企業や職人が多く、古い住宅の街並みが続くが、ここ十数年はマンション建設ラッシュで、街並みの景観も大きく変わりつつある。

ところで、二〇〇八年五月現在、「横浜市世帯と人口」による横浜市の人口は、三六六万七一一五人で、そのうち中区は、一四万六三七一人、南区は一九万九七六七人であった。横浜市内には一八の区があり、区の平均人口は、二〇万三七二八人であった。中区・南区の生活保護受給率は、市内でつねに上位を占めている。また、二〇〇六年一一月の横浜市健康福祉局の精神保健統計によると、市内の精神障害者数は、五万九四七五人で中区生活保護数は、四〇三八人、南区生活保護数は四七二八人であった。また横浜市内の精神障害者手帳発行数は二〇〇六年三月現在で、一万四一三三人となっている。中区、南区の区別の手帳数は把握できなかったが、生活保護の医療扶助の内訳で見る「精神」の数は、中区の外来九一七名、入院四八六名、南区の外来四一五名、入院七七名となっている。この数字からしても両区は、市内の他区よりも比較的精神保健福祉に対する要請が高いことがわかる。

中区・南区の精神保健・福祉・医療にかかわる社会資源の設置状況は、**表1**のようになっている。特徴をいくつかあげると、中区は市の中心部に位置し、交通アクセスも非常によいことから、精神科クリニックも多い。また、この区は寿町を擁することから、アルコール依存症の人のためのアルコール・デイケア作業所が二カ所、同グループホーム一カ所が運営されている。

南区には薬物依存の人たちを対象とした作業所デイケアが一カ所、生活保護関連施設がいくつかあることが特筆される。いっぽう、両区とも精神障害者の社会復帰施設が未設置で、作業所やグループホームが大きな役割を担ってい

表１　横浜市中区・南区における精神保健・福祉・医療社会資源の設置・活動状況

	医療・施設・活動団体等	中区	南区	合計	恵友会関連	内　容
行政機関等	横浜市衛生局	1		1		施策立案、助成、監督等
	精神保健福祉センター	1		1		
	中区福祉保健センター	1		1		
	南区福祉保健センター		1	1		
	障害者就労相談センター	1		1		
	公共職業安定所	1		1		
	横浜市福祉局寿生活館	1		1		対象—寿地区居住者
	寿町勤労者福祉協会	1		1		対象—寿地区居住者
医療機関	民間精神病院	1		1		
	大学病院・精神科併設		1	1		横浜市立大学医学部
	精神科クリニック	19	4	23	1	寿地区—２ヵ所
	精神科デイケア	5	1	6	1	寿地区—１ヵ所
	精神科訪問看護	2		2	1	
	心理相談室	2		2	1	
社会福祉協議会		2	1	3		市１、区２
当事者活動		4	4	8	1	精３、ア４、薬１
家族会		1	1	2		地域家族会
精神保健ボランティア団体		3	2	5	1	
市民団体（精神保健福祉）		2	3	5		精３、ア１、薬１
社会福祉法人等（精神障害）		1	4	5	1	市１、区２
地域作業所		5	5	10	2	精１、ア１、薬１
グループホーム		4	8	9	5	精９、ア１、薬１
社会復帰施設			1	1	1	栄区生活支援センター
生活保護関連施設等		1	3	4		救護施設１、更生施設２
職親事業所		1		1		
福祉的就労事業所		1		1		軽食喫茶 SaLa
横浜市精連久保山事業所				1		西区
その他		1	1	2	1	とちの木　やすらぎ

注１）精：主に統合失調症　ア：アルコール依存症　薬：薬物中毒
注２）数字は、2006年３月現在、公表されている資料で確認したものを表示

ることがわかる。最近設置されたグループホームでは、入居者六名の募集に対し四三名が応募してきた。作業所在籍者は一作業所平均三〇名を超えている等、地域福祉に関する要請は、まだまだ高いといえるのではないか。

2　野草の会から社会福祉法人設立までの歴史

社会福祉法人恵友会は、一九九六年五月、神奈川県知事からグループホームを本体事業とする社会福祉法人の設立・認可を受けた。恵友会が事業を行っている地域は、南区・中区を流れる中村川沿い周辺である。交通アクセスの面からは、鎌倉街道筋の市営地下鉄伊勢崎長者町から阪東橋駅、蒔田駅周辺が主な活動地域となっている。

この恵友会運動は一九八四年九月に設立された精神保健を考える市民団体「野草の会」に始まる。以来、今日まで一八年の歳月を重ね、現在の事業内容としては**表1**の恵友会関連でみるように、大きくは地域福祉活動ユニット、地域医療活動ユニットに分かれ、現在、恵友会では八八種類の事業を実施している。ここに至るまでの恵友会運動は、「野草の会」、および精神保健を考える市民団体「ろばの会」、「ろばの会」と「野草の会」が合同した「ろばと野草の会」という、三つの任意団体の運動と事業を前史とする。この三団体の活動経過は**表2**のとおりである。設立当初の世話人は、家族・診療所ワーカー・民生委員・保健所職員・牧師・精神科医・施設職員等が主なメンバーであった。このメンバーは寿地区の精神障害者になんらかのかかわりをもち、それぞれの立場で対応に苦慮し具体的な解決の手立てを求めていた。

寿町の精神障害者（とくに統合失調症患者）の多くが家族・兄弟とのつながりが疎遠で、単身、生活保護で生計を支え、押し入れも台所も何もない三畳一間で生活している。日中の活動の場もなく、社会的に孤立し、人によっては内科・消化器系の病気をあわせもっている。したがって、敷居が低く気軽に相談できる医療、日中の活動の場や住まう場の確保、仲間や家族との関係のありようなど、寿町の精神障害者が抱える課題として、「医療・職業・住居・仲間」の面からトータルな対応が絶えず求められている。とりわけ住居の問題はきわめて大きな課題となっている。

当時、横浜市衛生局は精神障害者地域作業所設置の積極的推進の方針を打ち出し始めていた。横浜市内でも精神障害者作業所の運営が始まり、「野草の会」設立当初のメンバーの何人かは、その作業所運営にかかわっていた。神奈川県ボランティアセンターが主催する「精神衛生ボランティア講座」の企画委員もいた。しかしとくに、一九八四年の宇都宮精神病院事件の衝撃は大きかった。たらい回しのあげくに宇都宮病院へ入院させられていた人もいたのだ。中福祉事務所、中保健所（いずれも当時の名称）、寿生活館の三者による「寿地区疾病調査報告書」によって、寿町から宇都宮病院に送致された入院患者の存在が判明した。**この手痛い失敗で、種々の活動の連携のための、制度の分析が行われるべきではないかという方向性もみえてきたのである。**

こうした事柄が重なりあい、精神障害者の「ふれあい」と「出会い」の場づくり、精神障害者の問題を地域の人々と

Profile

菅原道哉
(すがわら・みちや)

1966年慶応大学文学部哲学科修了、1972年東邦大学医学部卒業、1978年フランス政府給費留学パリ第7大学平衡機能研究所招聘研究員、2006年東邦大学医学部精神神経科教室教授退職。社会福祉法人恵友会理事長。

大学紛争の最中、哲学科を終え医学部に再入学した。方向転換はいたって素朴な自己確認の過程であっただろう。西行法師の歌「何ごとのおわしますかは知らねどもかたじけなさに涙あふるる」がある。体育会での激しい練習、焦り、気張りで読んでいたもろもろの本、街中での喧嘩、何をやってもまとまった実感をえられなかった頃、この句が一瞬にしてわたしを包んでくれたことを思い出す。街中の自己確認のための喧嘩はこれを機に収まった。
1960年、ある重症心身障害児の施設をほんの気心で訪ね、しばらく世話係として通った。そこでの出会いからその後、心理学科、哲学科、医学部と転々としながら精神科医として定年を迎えた。
大学退職後の現在は、横浜のドヤ街在住の精神障害者への地域生活支援活動を前進とする社会福祉法人の押しかけ理事長をしている。地域精神福祉の現状に若いころ体験した怒りの興奮が湧き上がってきているが、西行の歌を毎日唱えている。

表2　社会福祉法人恵友会活動年表（関連事業を含む）

1984	野草の会を設立
85	作業所　はだしの邑
88	ろばの会を設立
	作業所　ろばの家
1990	グループホーム　すずらん荘
92	〃　虹
	〃　リバーサイドハイツ開設
95	ろばと野草の会を設立
96	社会福祉法人恵友会の設立認可
	ろばと野草の会と恵友会は近い将来合同することを確認する
	グループホーム　恵友ホーム
	地域交流事業　喫茶やすらぎ
98	石川町クリニックを開設
	精神科デイケア
99	作業所　ほっとスペース関内
2000	ろばと野草の会と恵友会は最終的に合同しないことを確認する
01	栄区生活支援センター運営受託
02	作業所　サザンワークプロジェクト
03	精神障害者居宅介護事業所やすらぎ開始
04	ほっとスペース関内、小規模通所授産施設に移行
	自立訓練賃貸住宅ステップアップハウス開設
05	パイオニアハイツB（G・H）運営開始
06	南区生活支援センター運営開始
	本部移転
07	通過型グループホーム　ガーデンハイム開設
08	新グループホーム（職員2人体制）準備中

「ともに考え」「ともに生きる」ことを活動の理念として、一九八四年九月、「野草の会」を設立し、翌年四月から作業所「はだしの邑」の運営を開始した。横浜市内で五カ所目、神奈川県下では二二カ所目の作業所であった。これまで作られた作業所は家族会立のものが多かったが、この「はだしの邑」作業所は、家族以外の関係者・市民が中心となり設立された。**まさに市民が制度を分析しつつ制度設計する場になったのである。**作業内容は、カーボン紙のはがし、皮細工等を取り入れ、保健所の全面的な支援を受け、手探りしながらのスタートであった。その後、利用メンバーの中に、高血圧や糖尿病等の生活習慣病をもち

日中の作業所活動だけでは地域生活の継続が困難な人がみえてきた。そこで「食事療法ができて、ゆったり寛げる住まう場の確保、休日夜間の生活援助」を目的に、グループホームの検討が始められた。二年ほどの準備期間をおいた一九九〇年七月、神奈川県下で最初のグループホーム「すずらん荘」を立ち上げた。

一九八八年には、地域関係者、行政関係者の協力を得ながら、キリスト教者を中心的な担い手とする市民グループ「ろばの会」が寿町内に設立された。この会は、寿町で生活する精神障害者を主たる対象として、一九八九年、精神障害者作業所「ろばの家」を開設した。当初、「憩いの家」としてスタートし作業をまったく行わなかったが、食事作りを中心に「プリン石けん」「クッキー」「花たわし」等の作業を導入した。「ろばの家」の利用者は寿町に住む者が多く、三畳一間のドヤ（簡易宿泊所）から「すずらん荘」のようなグループホームへの入居を希望する人もいて、作業所開設後まもなくグループホーム「虹」の運営を開始した。

こうして、作業所やグループホーム等の事業が広がる中で、**事業の安定性、継続性**をどのように保持するかという課題がもち上がってきた。あわせて「野草の会」「ろばの会」双方に重複してかかわる世話人がいて、会員も重複していること、二つの団体の活動基盤が寿町で、活動地域も同じ中区内であったことなどから、先行している「野草の会」の法人化の勉強会に「ろばの会」としても参加するようになった。最終的には任意団体である「野草の会」「ろばの会」を発展的に解消し、「ろばと野草の会」を平成六年に設立、「ろばと野草の会」が運営するグループホームで社会福祉法人の認可を得ることとした。

この時期、「ろばと野草の会」は作業所二カ所、グループホーム三カ所の運営を行っており、新設のグループホームを南区唐沢に新築していた。それゆえ、社会福祉法人「ろばと野草の会」の設立・認可が下りれば法人本体事業として、グループホーム四カ所、公益事業として作業所二カ所、喫茶「やすらぎ」の運営等で法人運営を行う予定であった。しかし、法人認可の最終過程で、「公益事業の事業費は、法人本体事業の二分の一以下でなければ法人認可はできない」という神奈川県からの強い指導を受け、やむなくグループホーム四カ所と喫茶「やすらぎ」を運営する社会福祉法人恵友会と、二作業所を運営する任意団体「ろばと野草の会」とに分離・運営することになった。この二団体並行運営は、法人設立の意味が半減することは明らかではあったが、「近い将来生活支援センター等の事業を受託する等、恵友会本体事業の早急な整備を進め、二作業所を編入し、『ろばと野草の会』は恵友会と合同する」ことを確認しての出発だった。

3　恵友会の原点と地域福祉・医療ユニットの形成

社会福祉法人恵友会の設立・認可を契機に、「恵友会」と「ろばと野草の会」の二本立ての組織で事業運営を行うことになったのだが、ここで大きな問題が起きた。法人設立事務を中心的に担った事務局長の組織的位置づけ、職務内容、他の職員との給与格差の問題である。ここではこれ以上の論及は避けたいが、これは後々まであとを引く大きな問題となった。まさしく福祉業界の給与問題は深刻である。こうした事業の活動が存続するためには、給与面でも分析がなされる必要がある。

さて、恵友会活動の現状は、**表2**でみるように、前述したとおりデイサービス型作業所から始まり、就労支援型の作業所、グループホーム、生活支援センター等の地域福祉ユニットと、精神科クリニック、精神科デイケア・ナイトケア、精神科訪問看護、心理相談等の地域医療ユニットの設置・運営に取り組んできた。ここでは主に地域福祉ユニットについて述べたい。

最近でこそ、家族の高齢化と介護能力の低下により増加が想定される単身の精神障害者を、地域社会でどう支えるかは大きなテーマになっているが、寿町においては最初からこの課題が問われていた。よくいわれる「医」「職」「住」

と「仲間」にかかわる問題である。とりわけ、アパートを借りる場合の保証人の問題、住まう場の確保の問題が大きな課題だった。たとえば、当事者が横浜市周辺部の市町村組織から「因果を含め」、ＪＲ関内駅までの交通費を渡される。その時語られる因果は、「福祉の人に聞かれたら、別のところでアオカンしていましたというのよ」「そしたら、寿町で生活保護がもらえ何とかなるからね」というものである。こうして中福祉保健センターに送られるケースも多かった。一般地区から中福祉保健センターを経由し簡易宿泊所へ居所を移し、簡易宿泊所から精神病院へと続く回廊を、少しは夢のあるものにしたいと願った。簡易宿泊所からアパートへ移り、精神科外来に通い、社会の中でなんらかの役割をもち、普通の街でその人なりの生活をする。こんなことさえなかなか手が届かなかった。寿町で生活する「こころの病」をもつ人々にとって、普通の暮らしへの希望は閉ざされたままだった。そこで私たちは、この人たちが直面する生活課題の解決策の一つとして、横浜市の作業所補助金制度を活用し、一般地区に作業所やグループホームを作ってきた。それは当時寿町内に適当な物件がなかったこともあるが、寿町の障害者が抱える生活課題は、一般社会の中で解決するべきと考えたからである。彼らはたまたま「こころの病」を患い、生まれ育った地域に社会資源がなかったがゆえ、たまたま寿で生活しているだけのことに過ぎない。家族が抱えきれなくなれば、精神病院か、生活保護施設か、簡易宿泊所以外に選択肢がない時代があまりに長かった。しかしそのままでよいはずはない。私たちの地域福祉ユニットの活動目標は、軽作業やレクリエーション等のグループ活動、就労支援活動のプログラム等を通して精神障害者のセルフエスティームと社会生活対応能力を高めることにある。その目標は、人によって異なるが、作業所やグループホームでの活動を通して生活の枠組みを作り、本人が希望する生き方へ向け支援することにある。こうした活動を通して「こころの病」を抱える人々の生活課題を解決するためには、地区内にとどまることなく、問題が発生している一般地区の中で地域生活支援体制の整備を進めることが肝要であることがわかってきた。交通アクセス、各種の社会資源の配置状況から、恵友会の活動圏域は自然と中区・南区の中村川沿いに落ち着くことになった。

そしてこの一次生活支援圏の中に地域福祉ユニットと地域医療ユニットを作り、この二つのユニットと福祉保健センターをはじめとする公的セクターとの連携の中で、地域生活を支える試みを行ってきた。現在の事業内容としては、作業所二カ所、グループホーム六カ所、地域生活支援センター二カ所、訪問看護ステーション（精神障害に限定した）、外郭に精神科クリニック、デイケア、精神科訪問看護などの制度を設計し運営している。

4　脱制度化と地域医療の現実

deinstitutionalisationという言葉は、「脱施設化」、「脱病院化」と訳され、今日に至っている（**→キーワード「脱施設化」参照**）。脱病院化に向けた施策が厚生労働省主導で行われ、国民意識の啓発も試みられてきた結果、多くの市民活動も生まれてきた。しかしいまだ三二万人が病院の中で生活している現実がある。またいっぽうでは、病院も種々の自己改革を目指し努力している最中である。地域社会による受容体制の整備は、今後も進展していくであろう。

しかし脱病院化はただちに「良いこと」であろうか。地域社会で精神障害をもった人が生活可能になるためには、国民の偏見の除去や生活環境の整備が必要であることは当然である。私たちが参加している市民活動も、これを目標にし、現在二～三〇〇人の精神障害の人々にヒューマンサービスをおこなっている。しかしこの活動の経緯を振返ってみて、ある危惧を覚える時がある。問題は**単なる脱施設化で済まない**。institutionとは元来、「制度、機構、組織」という意味である。したがってdeinstitutionalizationとは「脱制度化」でもあるということになる。地域社会生活の中で精神障害をもった人々が参加すればするほど、地域社会は制度、組織を整備していかなければならない。病院内では小集団の専門家による堅い精神的、行動的自由の制限があった。しかし、共同社会での生活は、地域住民および市民という大集団による柔らかい精神的、行動的自由の監視になる可能性がある。たとえ私たちの活動の発想の原点が、分配の公平性の先取りに目覚めた人々の意思であっても、ある意味で私たち自身が制度の守護者となっていく危険性がある。独善に陥らないために、つねに情報を公開し、市民から監査を受ける必要がある。また精神障害を抱えた人自身も、社会参加によって得られた新たな自由の拡大、可能性の広がりを考慮して、個の自由だけではない社会人としての自由を広げていただきたいと思う。

編者注 この節で述べられていることは、第6章第3節でイタリアにおける地域精神医療について述べられていることと比較していただきたい。同じ脱施設化という問題であっても、文化や社会構造の違いによって、まったく異なった取り組みが必要となるだろう。しかし大切なのは、ある施設の枠組みを外すことが、また別の「疎外」を引き起こさないように制度を分析し続けることだろう。編者たちは恵友会の事務所や作業場を訪問したが、そこには以上に語られている長い歴史の中で蓄積された様々なノウハウが生かされていた。また情報の公開や市民からの監査、あるいはボランティアの活動そのものが制度の分析になる。そうした活動の当事者が行う「制度分析」と医療者が行う「制度分析」が出会うことを期待したい。

第2節

救急という制度を使う試み
京都府南部地域の例

和田　央
波床将材

今から二〇年ほど前のこと、筆者の一人は大阪府南部の私立精神科病院に勤務していたが、当直時には不調を訴えて受診する人を、診察することがあった。夜間や休日という通常の診療時間外患者さんなどから電話があると、事務当直者や看護当直者がまず出て、受診希望であったり病状についての相談であったりすれば、当直医師に電話がつながれ、患者さんの状態を聞き、受診の指示をしたり、薬の服用を指示したり、翌日受診の指導をしたりする。夜間・休日には、新規の患者は受け付けていなかったが、受診歴のある人については、数が限られていることもあって比較的気軽に診ていたはずである。このような医療機関ごとの個別的対応による救急医療を**ミクロ救急**と呼ぶ。こうした自然発生的ともいえる精神科救急だけでは対応しきれなくなったことが、現在の精神科救急システムの整備をうながしたのかもしれないが、**一方でシステムができあがっても、個々の医療機関でこのような対応が行われることはきわ**

めて大切なものだと私は考えている。オフィシャルに作られる制度は、本来通常行われてきた業務や個別の努力を補完すべきものではないだろうか。このように、個別医療機関がばらばらに対処するのではなく、一定の医療圏の中で、組織的に運用される救急医療を、**ミクロ救急**に対して**マクロ救急**と呼ぶ。

なお精神科救急医療の対象となるものには、夜間・休日などの時間外の病状の急変への対応（通常の意味での時間外救急）のほかに、触法行為等で警察に逮捕、あるいは保護されたもので、精神障害を疑われ、緊急の医療を要する患者への対応（警察官の通報＝精神保健福祉法第二四条の規定による通報もとづく措置診察とそれに続く措置入院等を想定したいわゆる「緊急医療」）がある。後者は、身体医療の範囲では想定されないものであり、精神科に特徴的なものである。この節では、時間外の通常の救急と緊急医療とをあわせて精神科救急と呼ぶこととする。[1]

1　精神科救急医療システムの構築にいたる歴史

わが国では精神科における救急というものを想定しないまま、医療システムを構築してきた。たとえば、大和川病院事件（一九九七年）の背景に、夜間警察に保護され入院先のみつからない精神障害者を、この病院が安易に受け入れていたという実態があるのではないかといわれる。近年になり、ようやく、受診歴のない患者や触法行為を行った患者など、さまざまな事例に対応できる精神科救急システムの構築の必要性が検討されるようになってきた。

国は、一九九五年七月に「精神科救急医療システム整備事業実施要綱」を定めた。この中では、関係機関が連携をはかるための「精神科救急医療システム連絡調整会議」、実際に救急時の相談・連絡・調整をになう「精神科救急情報センター」、緊急・救急の受診者への対応が可能な「精神科救急医療施設」、搬送体制の整備、支援病院の確保などが、都道府県を実施主体として規定された（平成七年一〇月二七日厚生省保健医療局長通知）。このような動きの中で、京都市では、一九九六年度から「京都市休日医療確保対策事業」として、休日昼間の警察官通報に対応するために、精神科病院の輪番制による休日昼間の病床確保と診察に必要な指定医二名の当番制を整備した。これは、上記の精神科救急のうち、行政が関与する緊急医療にかかわる体制であるが、全国的にも、警察からの要請や人権上の問題もあり、通常の救急医療に先行するような形で、緊急医療への対応から整備されてきた経過がある。しかし、通常の救急医療に関しては整備が遅れがちであった。

二〇〇〇年四月に「精神科救急医療システム整備事業実施要綱」が改定され、政令市もその実施主体となったことを受け、京都市では、精神科救急医療システムの整備について京都市精神保健福祉審議会に諮問し、京都府とも協議を開始した。こうして、二〇〇一年五月には、①京都府南部圏域では府市一体の実施、②二四時間対応のシステム、③洛南病院を基幹病院とする、④精神科救急情報センターを京都市こころの健康増進センター（京都市精神保健福祉センター）内に設置する、とした案をまとめた。これにより、京都精神病院協会、医師会、京都府警、消防局等と協議の上で、ようやく二〇〇二年七月二二日に「京都府南部精神科救急医療システム」がスタートした。

Profile

波床将材
（はとこ・まさき）

京都市こころの健康増進センター相談援助課担当課長。
精神保健指定医。

1960年和歌山市生まれ。
1986年京都大学医学部卒業。京都大学医学部付属病院精神科神経科にて研修の後、1987年白水会紀泉病院、1995年公立豊岡病院精神科、2004年京都市こころの健康増進センター（精神保健福祉センター）。

大学卒業後、私立単科精神科病院、公立総合病院精神科を経て行政にきました。このように機能の異なる場で働いてきたことに意味があったと感じます。医療は人に対して実際的に何らかの侵襲をともなう行為を行うものですから、その現場を知らなければ医療を論じても空転しがちです。いっぽう、現実論に終始すれば、大切な原則を見失うのではないかと危惧しています。現在の仕事は現場から少し距離のある立場ですが、現場感覚を失わないようにしつつ、精神医療がどうあることが社会にとって有用なのか考えたいと思っています。

これと同時期に、国も二〇〇二年四月に「精神科救急情報センターにおける二四時間精神医療相談事業実施要領」を定め、時間外救急も含めた精神科救急相談体制の強化をするように、都道府県・政令市に通知した（平成一四年三月二七日厚生労働省精神保健福祉課長通知）。ここでは、休日・夜間も必要に応じて医療機関の紹介や受診指導を行う「二四時間精神医療相談窓口」、精神科診療経験を有する医師や精神保健福祉士等の配置、あるいは医師のオンコール体制など精神医療相談に迅速、適切に対応できる体制の整備、精神障害者や家族への相談窓口の周知が記載されている。

2　京都府南部における精神科救急医療システムの特徴

実際の精神科救急医療システムは個々の都道府県等の地域事情によりかなり差がある。例えば京都府でも、京丹波町・綾部市以北を北部圏域、南丹市以南を南部圏域という二つの圏域に分割しているが、南部は人口が二三〇万五〇〇〇人あり医療機関も多いが、北部は人口三三万四〇〇〇人（いずれも二〇〇七年度現在）であり、人口密度が低く医療機関も少ないなど、その状況に大きな差がある。南部は、京都府・京都市の協調事業であり、先にも述べたように洛南病院を基幹病院とし、京都市こころの健康増進センター内に精神科救急情報センターを開設した。この精神科救急情報センターの運営は、京都精神保健福祉協会に委託されている。いっぽう、北部では京都府単独事業であり、国立舞鶴病院（現舞鶴医療センター）を基幹病院とし、精神科救急情報センターも国立舞鶴病院内においている。これからみてもわかるように、京都府南部の精神科救急医療は、複数の機関がシステムとして関与するものであるのに対し、北部の精神科救急医療は、実質的に国立舞鶴病院の救急医療として運用されているといえるであろう。近畿地方では兵庫県は五圏域（阪神、播磨、丹波、但馬、淡路）に分割され、夜間は阪神・播磨が輪番病院制をとり、救急情報センターを通じてひとつの圏域として運用されている。丹波、但馬、淡路は「協力病院」として各圏域の総合病院精神科が指定されており、個々の病院が救急相談から受け入れまでを担当している。大阪府では、政令市二市（大阪市・堺市）を含めた府全域をひとつの圏域として救急システムを運営している。現在、精神科救急医療システムは多くの都道府県で立ち上がっているが、上記のように都道府県、医療圏域ごとにその事情は大きく異なり、同じ「精神科救急医療システム」を名乗っていても、その実態はさまざまである。

京都府南部では、精神科救急情報センターは基幹病院外に設置し、救急医療の提供以外の相談は可能な限り断って、トリアージ（精神科救急医療の必要度の判断）を行っている。夜間は基幹病院である洛南病院が緊急医療・通常の時間外救急ともに引き受けている。休日昼間は、京都市内で発生した緊急医療の事案についてのみ輪番制の当番病院が担当し、それ以外は基幹病院が引き受けている（京都市以外の京都府下の事例については、休日昼間もすべて洛南病院が対応する）。後方転送は、一定程度症状が落ち着いてから行われることが多く、特別な対応を行うことはない（たとえば東京都では、ほとんどのケースが翌日に後方転送される）。また、警察や救急隊からの通報・相談も、一般からの相談も同じ電話番号で対応している。

ちなみに京都府北部のように、総合病院の中に精神科の基幹病院が設置され、全般的な責任を持って身体合併症も含む精神科救急医療に対応する体制は、ひとつのモデルとなるものであるが、これは精神科救急の発生件数から考えて、せいぜい人口五〇万人程度の範囲でなければ困難であろう。したがって、一部の地方では可能であるが、現在のように精神科病床を有する総合病院が少ないばかりか、つぎつぎと閉鎖されていくわが国の状況では、かなり実現困難なモデルである。とくに、都市では――というより一定以上の人口規模を背景としたときには、京都府南部のような、複数の機関が連携したシステム整備が必要となるであろう。

表1　年間の相談件数と相談結果（実件数）

年度	02	03	04	05	06
相談件数	1,067	1,602	1,506	1,981	2,528
相談員で終了	754	1,163	1,074	1,579	2,033
医師へ相談・照会	111	124	135	89	144
医療機関紹介	199	301	271	308	331
上記のうち警察官通報	48	47	45	58	82
その他	3	14	26	5	20

（2002年度は7月22日からの数）

3　精神科救急の入口としての精神科救急情報センター

京都府南部救急情報センターの運営は、先に述べたとおり京都精神保健福祉協会に委託されているが、設置場所が京都市こころの健康増進センター内にあるため、相談員の研修や日々の救急対応に関する相談などについては、こころの健康増進センターの職員が応じている。二〇〇七年一〇月現在の救急情報センターの相談員は一九名（職種別では看護師一〇名、精神保健福祉士七名、保健師一名、臨床心理士一名）である。開始以来（二〇〇二年七月〜二〇〇七年三月）の京都府南部精神科救急情報センターの相談電話の状況は、**表1**のとおりである。一日に数回にわたり同じ人物から同様の内容の電話がかかることがあるが、実相談件数としてこれを一件として数えてある（これをのべ件数として数えると、例えば二〇〇六年度は三、一四二件である）。実相談件数の三分の二程度が京都市内のケースであり、約八〇パーセントは相談員のみで終了し、実際に医療機関に受診するものは一五パーセント程度であるという傾向は、ここ数年にわたり一定している。

警察官通報の件数は三パーセント前後で変わらないが、全体の相談件数が増加していることから、この数年にわたり増加傾向にあり、とくにこの二年は急に増加している（二〇〇七年度も前年並みの状況が続いている）。しかし、緊急措置入院・措置入院（この入院形態は救急では警察官通報経由に限るものである）は、通報件数の増加に比べるとそれほど顕著な増加をみていない。このことから、警察官通報でも、診

表2　医療機関紹介の内訳

年度	02	03	04	05	06
洛南病院	173	290	254	296	314
輪番病院	16	5	5	6	11
かかりつけ医	10	6	12	4	6
合計	199	301	271	308	331

(輪番病院は京都市休日医療確保対策事業による輪番病院。休日日中のみ)

察の結果として自傷他害のおそれを認めないものが増える傾向にあると思われるが、今後の動向を注目するところである。

医療機関を紹介するケースは、実数としては徐々に増加する傾向にあるが、輪番病院やかかりつけ医の紹介は増えていないため、結果的に洛南病院で診察されるものが徐々に増えることになる(このうち輪番病院の紹介は、休日昼間の京都市内で発生した警察官通報に限られる)。件数としてもかかりつけ医の受け入れはきわめて少なく、いったん救急システムに乗ると、ミクロ救急には戻りにくいのかもしれない。診察の結果、洛南病院に入院する数も徐々に増加する傾向にある(**表2**)。

このように救急のニーズが増加し、救急で入院すべき患者が増加していく状況では、対応可能な医療機関や病床を増やしていくか、入院病床の回転を早めるか、受診・入院のハードルを高くするか、といった対応が考えられる。たとえば、基幹病院において救急・急性期治療の技術を集積することで、治療期間を短縮し、病床回転率をあげるという試みもありうるが、これについては後に洛南病院の精神科救急病棟の取り組みを紹介する。

編者注　この際、重要なのは、洛南病院の中での取り組みでもあるが、と同時に外とどのような連携をくめるかということなのである。

次に、精神科救急の入口である精神科救急情報センターに寄せられる相談にはどのようなものがあるか、以下に例を示す（実際のケースではなく、いくつかの事例を組み合わせてモデルとして再構成したものである）。

(1)午後九時頃、「すみません。Ａ医院ですか」
――「ここは救急情報センターですが」

「あの、緊急のときにはＡ先生からここに電話するように聞いたんですが、明日予約の診察に行けないので、先生にお伝え願えませんか」

――「それはＡ医院に直接お電話ください」

「でもＡ医院はもう閉まっていて、留守番電話でもここの番号をいってるんですけど……」

――「……！　ここは緊急に医療が必要な方の相談を受けるところですので、そういうことはお伝えできません。明日にでもＡ医院にお電話ください」

(2)午前○時頃、「しんどいんです。そこどこですか。これからそっちへ行きますから、注射と薬とお願いします」
――「こちらは救急情報センターです。ここでは診察はできませんが、どういう状態ですか」

「とにかくしんどいんです。薬と注射してもらえたらええんです」

――「受診希望であれば、状態をうかがったうえで宇治市にある洛南病院に行っていただくことになりますが」

「そこまでは、そっちで車出してくれるんですか」

――「いいえ、それは受診される方のほうで方法を考えていただくことになります」

「そんな遠いとこまで行かれへんがな！」（切）

(3)午前二時、一般救急病院から大量服薬の女性が運ばれてきたとの連絡。担当医師は「今はまだ眠っているが、生命に別状はないから精神科で入院させてもらいたい。今までも何回か同じことで運ばれているが、今回は少し量が多いので入院が必要」という。洛南病院では身体症状に対応できないこと、目が覚めてから精神状態が不安定なら再度相談いただきたい、落ち着いていればご本人からご相談していただくことも可能であるなどということを伝えても「これは精神科の疾患なのに診られないのはおかしい」「そんなことでは精神科救急システムの意味がない」「お前は医者か」などと相談員に迫るため、洛南病院に連絡し、洛南病院の当直医師と救急病院の医師とで直接話し合ってもらうこととなる。

(4)午後一一時、患者家族から「息子が家の中で騒いでいる。何とかならないだろうか」との電話。救急車を要請するとこの電話番号を教えられ、相談するようにいわれた。対象者は、精神科受診歴のない二三歳の男性。最近一カ月ほど元気がない状態で、仕事を休んで部屋に閉じこもり、カーテンを閉め切って食事もあまり進まない状況であったらしい。本日夜になって突然「上司が家を監視している」「盗聴されている」といって天井にのぼったり、壁をたたいたりし始め、家族が止めると怒る。暴力はないがとにかく落ち着かないということである。家族は病院まで、何とかして本人を連れて行けるという。救急情報センターから洛南病院に連絡し、入院も可能との返事でさっそく家族に受診をお願いする。結果としては、深夜二時四〇分に医療保護入院となった。

このような事例を、夜間も休日も休まずに引き受けているのが、京都府南部の救急システムでは京都府立洛南病院の精神科救急病棟である。

4　スーパー救急の実践

医療行政が医療現場に影響力を行使するための主な手段の一つが診療報酬点数の改定である。従来、精神科病棟における施設基準および医師、看護士等の医療密度は、一般身体科の病棟と比較して、はるかに貧しいものであった。入院治療における報酬額も、一般身体科に比べて低額に抑制されてきた。この貧しい医療密度、低い医療費が、精神医療における長期入院を助長したという側面は否定できない。

一九九〇年以降、精神科病棟においても、機能分化が提唱され、いくつかの施設基準が規定されはしたものの、精神科病棟の施設基準は依然として、身体科領域の病棟の施設基準からは大きく見劣りのするものであった。精神科救急入院（通称、スーパー救急）は、望ましい精神医療という観点からは、多くの問題を残してはいる。しかしこれまでの精神科領域における施設基準と比較すれば、豊富な人的資源、高い診療報酬を保障する基準となっている。ここで精神科救急入院（通称、スーパー救急）の施設基準と、従来の施設基準の中でもっとも医療密度の高かった、精神科急性期治療病棟入院料一の施設基準を比較する（**表3**）。

第二次大戦後、医療法によって、一般身体科では病棟における入院患者対医師の比率は、一六対一の割合が規定されていた。ところが、当初から例外的に精神科病棟では、入院患者対医師の比率は、四八対一の割合が規定されていた。精神科における、この著しく低い医師の配置率は、一九五〇年代から六〇年代の、私立精神病院の病床数の増加促進に密接に結びついている。スーパー救急になって、ようやく一般身体科と同等の医療密度へ近づいたといえよう。また個室数の規定の形などで、治療環境のアメニティに関する積極的な規定も認められる。一方で、早期の退院促進に関する規定や、地域の精神科救急システムの基幹病院としての義務も規定されている。これらの規定をみたすスーパー救急病棟は、現在のところ、全国で三〇たらずに過ぎない。精神科病棟の大半は現在でも一般身体科と比較

表3　施設基準の比較

項目・事項	精神科救急入院料（スーパー救急）	精神科急性期治療病棟入院料 1
常勤の医師	当該病棟の入院患者に対し、16 対 1 以上配置	当該病棟の入院患者に対し、48 対 1 以上配置
看護師	当該病棟入院患者に対して、2 対 1 以上配置（日勤帯以外も 2 名以上の、看護師を配置）	看護師 2.5 対 1 以上、看護補助 10 対 1 以上の配置。（日勤帯以外 2 名以上内 1 名は看護師を配置）
精神保健福祉士	当該病棟に、2 名以上配置	当該病棟に精神保健福祉士または、臨床心理技術者 1 名以上が常勤
隔離室・個室	当該病棟の病床のうち、隔離室を含む個室が半数以上あること	隔離室があること
退院時・在宅移行	措置入院患者を除いた新規入院患者の内、4 割以上が 3 ヶ月以内に在宅へ移行すること	同左
精神科救急医療システム	精神科救急医療システム整備事業における基幹的役割を果たしていること 時間外・休日・深夜の診療件数が、年間 200 件以上であること	精神科救急医療システムに参加していること
措置･応急、新規患者の受け入れ率	年間の措置・応急入院等に係る新規患者の受入数が、（京都）府南部精神科救急システムの 25％以上であること	

すれば、かなり貧弱な施設基準のままに運営されている。洛南病院は精神科病棟を六単位有しているが、そのうち二単位がスーパー救急病棟である。一つの医療機関で二つのスーパー救急病棟を二単位有しているのは、全国で洛南病院のみである。

洛南病院が有する六つの病棟の内訳は、男女それぞれのスーパー救急病棟、老人病棟、開放病棟、男子慢性期閉鎖病棟、男女混合慢性期閉鎖病棟である。まず目を引くことは、平均在院日数の違いである。従来型の慢性期病棟の平均在院日数は、男子慢性期閉鎖病棟三八二日と男女混合慢性期閉鎖病棟四八一日。現在の精神科の全国での平均在院日数が約二七〇日であることを考慮すれば、慢性期病棟として、ごく一般的な在院日数であろう。これに対して、スーパー救急の

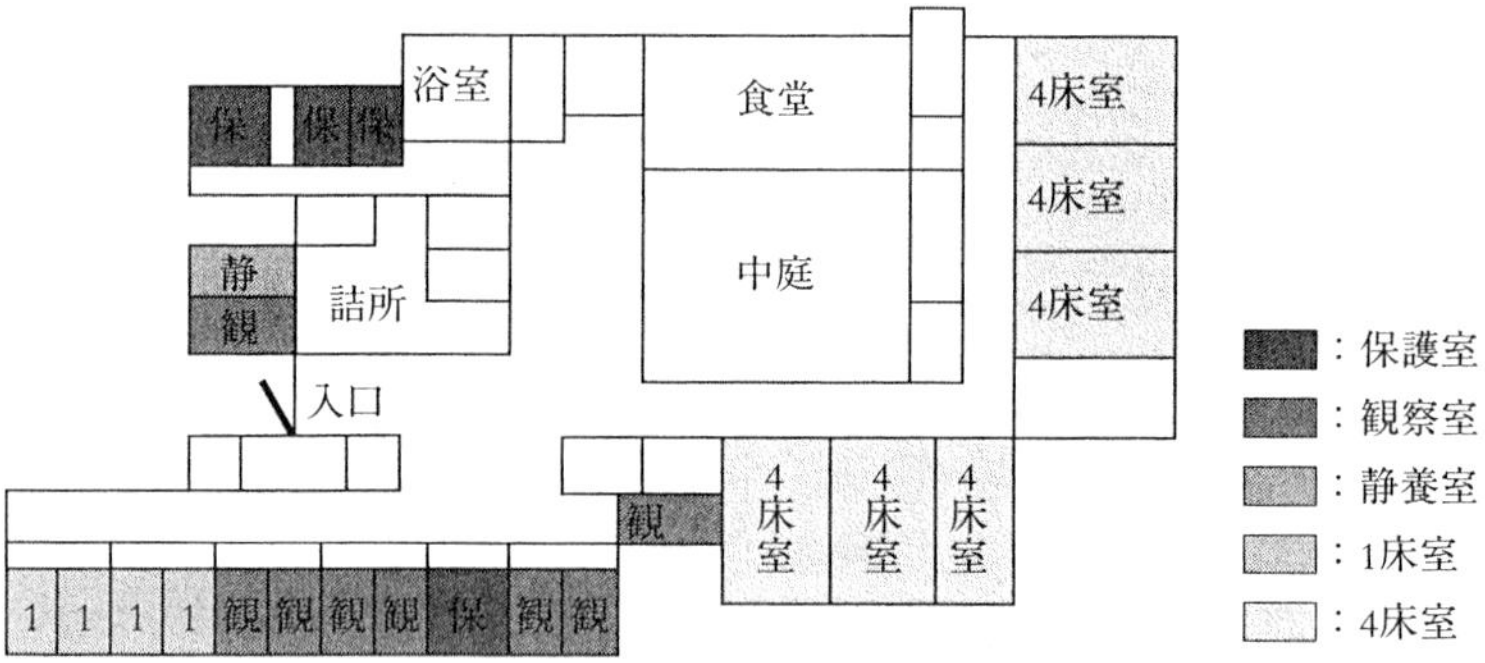

図１　洛南病院女性救急病棟の構造

平均在院日数は、いずれも四〇日前後である。従来型の精神科病棟に比べると、かなり短い。これに対応して、年間の入・退院患者数が、救急病棟と慢性期病棟では大きく異なる。それでは、急性期病棟とは、どのような構造を持ち、治療経過に応じてどのように機能しているのであろうか。たとえば、洛南病院の女性救急病棟は**図1**のような構造を持っている。

病室はその機能によって、大きく以下の三つに分類される。

(1)保護室・静養室：個室。詰所からもっとも近いところに配備され、天井にはカメラが設置されている。もっとも詳細な観察が可能な治療空間である。室内には、トイレと洗面所といった必要最小限の備品が備えつけられているだけで、簡素な空間であり、ひもなどをかけることができないような配慮もなされている。事故や自殺企図の防止を重視した配慮がなされており、その分快適さは犠牲にされている。またほかの病室からは隔てられており、大声や大きな騒音が発生しても対応できる。

(2)観察室：個室。やや詰所から離れたところに位置している。カメラは設置されていない。一般的な個室の印象に近い病室である。事故・自殺防止を重視し、住環境としての快適さを犠牲にしている保護室とは対照的に、快適さを重視した環境である。保護室ほどに厳重な環境を必要としなくなった病状の治療に用いられる。

(3)一般病室（一床室、四床室）：保護室・観察室との最も大きな違いは、保護室・観察室が外から施錠できる構造になっており、必要に応じて、隔離が可能であるのに対して、一般病室では共有スペースへの出入りがまったく制限されないことである。

一般に理想的なモデルは、治療過程が進行するにつれて、保護室から観察室さらに一般病室へとより自由度の高い環境へと移動していき、退院へとつながるものである。しかしそれぞれの病状に応じた自由度があり、病状に対して、不適切に自由度だけが高くなると、そのために症状が再び悪くなる、いわゆる症状再燃が出現することもまれではない。このような場合、順調に経過した場合より、入院期間は長くなる。逆に病状に対して、不適切に自由度の低い環境しか提供できなければ、患者に必要以上の苦痛を強いるばかりでなく、この場合もいたずらに入院を長びかせることにもなりかねない。したがって、治療者には、つねに病状に応じて適切な自由度の環境を患者に提供し、入院期間を必要最小限にとどめることが求められている。

5　洛南病院急性期病棟における治療過程と処遇についての調査

以下、当院当院女性急性期病棟で、二〇〇五年一〇月一日から二〇〇六年九月三〇日までに入院していた患者を対象として、途中で再燃する患者の割合や、途中で再燃する患者の在院日数についての調査結果を提示し、若干の考察を加える。

対象となる患者は、総計三一五名。このうち、急性期状態で入院し、状態が改善したあと、もとの居住地へと退院した患者で、ＩＣＤ－10（世界保健機関による国際疾病分類第一〇改定版）によるＦ２（統合失調症およびそれに近縁の障害）の診断のついた患者、一五〇名についての調査を行った。

治療過程が順調に進行した患者の場合、まず保護室への入院、終日隔離の処遇で治療は開始され、やがて、徐々に隔離時間を短縮しながら、保護室から観察室へと移行し、隔離処遇の終了とともに、一床室・四床室での開放処遇の治療期間を経て、退院へいたる。このように順調に経過した症例では、平均で、一二・一日の閉鎖処遇期間と、それに続いて四一・一日の開放処遇期間、合計五三・二日の平均在院日数である。

順調な経過をとった症例では、平均在院日数と開放処遇期間の間に、正の相関を認めることができた。つまり開放処遇期間の長さが、在院日数を決定しているといえる。

開放期間をのばす要因については、今後十分な検討を要する。さしあたって、臨床場面でしばしば直面するのは、精神症状は改善するものの、退院後、地域で暮らすのに必要な体制がなかなか構築できないという状況である。日常生活に支援が必要であれば、ヘルパーの導入が必要であろうし、病識が乏しかったり、規則正しい服用が本人だけでは期待できない場合は、訪問看護が必要となることもあろう。また規則正しい生活の維持が困難であったり、退院後自閉的な生活に陥る可能性が高いと考えられる場合には、デイケアの導入も検討される。さらには、患者の心理的な負担を軽減するために、同居家族に対する教育的な配慮が必要となることもある。精神疾患の場合、これらの課題が退院までに十分に解決されていなければ、しばしば精神症状の悪化の直接的な契機になる。したがって治療者は、入院期間内に、患者の退院後の生活についての適切な評価とそれに応じた地域支援の導入を求められる。こうした作業を入院後できるだけ早い段階から開始することで、開放期間の短縮ができる場合もあると考えられる。

編者注 マクロ救急を生かすも殺すも普段の精神科臨床のレベルにかかっていることがわかるだろう。制度を作って終わりではなく、制度を作れば必ずその分析同士の出会いのための場が作られなければならない。まさに救急でも医療と福祉の「制度分析」同士の出会いが必要なゆえんである。大がかりな制度の変革は、臨床レベルでの各個人の働き方に変革がない限り、機能しないことをここで改めて強調しておきたい。このことは第二部のとりわけ第5章第1節や第4節で行われている主張と深くかかわっている。

いっぽう、前述のような順調に経過した例に対して、入院中に症状が再び悪化して、処遇が逆戻りするような、いわゆる途中再燃の患者群は、三つのパターンに分類することができる。

パターン1：保護室に入院し、いったん観察室へ移るが、症状悪化に伴い、保護室へ戻るパターン（本調査期間中一二例）。

パターン2：保護室から観察室、さらに開放処遇へ順調に推移するが、ここで症状が悪化し、再び閉鎖処遇へ逆戻りするパターン（一六例）。

パターン3：入院時の状態から、開放処遇で、入院治療を開始するが、症状悪化にともない、閉鎖処遇へ逆戻りするパターン（八例）。

パターン1の保護室から観察室への転室は、新たな入院患者の受け入れのために、保護室を準備する必要が生じた場合に、病状の観点からは少々早すぎても、転室してもらうことがあるなど、病棟の管理・運営上の問題が大きく反映している。むしろ医療的に改善の余地が多く残されているのは、パターン2のタイプである。このタイプでは再び閉鎖するまでに開放処遇が平均約三〇日続いている。再燃する患者は、開放処遇に移行した直後に悪化するわけではなく、開放処遇に移行した直後には比較的状態が安定しており、その後徐々に悪化し、ついには再び閉鎖処遇を必要とする事態に至る。開放処遇に移行して、一〇日から二〇日の間は症状悪化についての慎重な観察が必要である。一度は、開放処遇が可能になるまで改善した患者が、なぜ再び閉鎖処遇を必要とする状態へ陥るのかについては、今後詳細な検討を要する。紙面の都合上、ここでは詳細を述べることはできないが、入院当初の閉鎖期間が長くなるほど、その後順調に経過する患者数は減少し、逆にその後再燃する患者数は増える。二〇日から二九日の閉鎖期間を要する患者群では、その後、症状が再燃する患者は三分の一である。さらに三〇日以上の閉鎖期間を要する患者群では、約半数が再燃している。この結果は、処置における工夫以前に、治療困難な重症例の存在を示唆していると思われる。

スーパー救急病棟という施設基準は、精神医療にとって、必ずしも十分な基準とはいい難い。しかし従来の施設基準より高い医療密度を有している点、精神科救急システムの中で入院治療の中心的な役割をになっているという点で、従来の精神科病棟とは、大きく異なっている。治療過程は、治療環境と密接に結びついている。スーパー救急病棟での治療経験は、従来型の治療施設での経験とは異なる点も多い。スーパー救急という治療環境における治療経験を、どのように集積し、どのように治療技法の向上につなげていくかが今後の大きな課題となっている。

編者注　たとえば、各病院でできる範囲のミクロ救急医療を、患者の病気へ理解をもった主治医などにより行われることを、制度として立ち上げてくれなければ、マクロ救急は各主治医や医療チームの尻ぬぐいになってしまう。ミクロ救急の埒外に患者が飛び出してしまったとき、マクロ救急はその任につくが、それはまたミクロ救急への参照項ももたらすことになる。マクロ救急に世話になる前に何をどう対応しておくべきだったのか分析できるチャンスにしてほしい。これこそ、（マクロ）救急の現場で働く医師たちからの切実な声であろう。

6　精神科救急医療という制度を運営するうえでの今後の課題

精神科救急医療制度を運営する中で制度をどう分析し、どう使っていくかという点から補足しておきたい。

▼トリアージの是非

トリアージは受診以前の受診希望者の選別であるが、医療資源が限られている状況ではやむをえないものがある。しかし、本来、トリアージを実施すべきか否かについては議論のあるところであろう。実際には、患者・家族自身はその状態について、しんどい、つらい、不安だ、すぐ診てほしいと感じることはあるにしても、本当に「救急」の状態かどうかを判断することは難しい。こうした救急情報センターでのトリアージも原則的に聞きとりにもとづくものであり、判断の困難な場合も多い。患者の要求が強いときや、判断困難なときなどは、結局受診をしてもらわざるをえないことになる。相談員の段階で救急の対象ではないと判断した場合に、相談者から「もしこれで何かあったら、責任とってくれるんですか」といわれたとき、どのような対処が考えられるであろうか。いっぽうで、現実には医師の数や病床数といった医療資源に限りがあることから、何らかの制限がかかることは避けられないが、どの程度のところで線が引かれるべきか。このあたりの議論を行い、一般の理解を求めることは今後の課題である。[2]

▼基幹病院制か、輪番病院制か

連日にわたって救急患者を引き受けるという基幹病院制のもとでは、緊急性の高い重症患者が基幹病院に集中することで、基幹病院に勤務する医師や看護スタッフの疲弊が強まる。とくに空床確保のために後方転送を徹底した場合、急性期のみの診療にかかわり、回復後を診る機会が少ないことは、医療者にとって経験上も精神衛生上もマイナスと

表4　相談対象者の医療の状況（2004年度）

通院中	医療中断	受診歴なし	入院中	不明
929	133	224	9	211

なる面が大きいと思われる。いっぽうで基幹病院として常時救急に関与する病院においては、経験の蓄積から救急医療の水準を向上させることが可能であろう。基幹病院の急性期治療の経験を、一般の精神科医療にどのように還元するかということも検討されねばならないであろう。

▼後方転送の是非

基幹病院等で引き受けた患者を、早期にかかりつけの病院あるいはほかの病院に転院させ、基幹病院等の救急受け入れ病床を確保しようとするのが、後方転送のシステムである。これにより、救急病床は確保されるが、医療の継続性は保ちにくくなる。どの程度まで治療して後方転送するかは様々な要因が関連するが、一部の地域で行われているように、入院後数日以内（患者の状態がほとんど回復しない時期）に必ず転院させるというようなことになれば、現場スタッフの疲労感が高まり、達成感が少なくなるであろう。

▼システム構築とミクロ救急の貧困化

救急システムが機能し始めると、もともと行われていたミクロ救急が次第に行われなくなり、「夜間は基幹病院に任せておけばよい」という雰囲気が生まれやすい。「夜間に状態が悪くなれば、救急情報センターに電話したら洛南病院に入院させてくれると、主治医の先生にいわれました」というのは、救急情報センターでよく耳にする相談者の言葉である。これは、主治医が、担当患者の状態の悪化が予想される中で、入院治療を夜間対応に委ねようという意図の表現でもある。実際に、救急相談の時点での医療の状況について、京都府南部のシステムで二〇〇四年度に調査したところ（**表4**）、相談の対象となるものの六〇パーセント以上が現に通院しているということであり、主治医がいることになる。この年度に医師の受診を紹介した（診察必要と判断された）のは二七一名であるが、主治医のところに受診したのは一二名で五パーセントに満たない。一部医師から「夜間は基幹病院が診ることになっているはずだ、うちで診なくても基幹病院に任せればいい」「時間外は洛南病院に入院することになってるんでしょ」という意見が実際に聞かれる。これは医師のモラルの問題でもあろう。マクロ救急のシステムは、ミクロ救急では対応困難な部分を救い出すべく構築されたものであることを考えていただきたい。ミクロ救急がじゅうぶんに機能しないと、マクロ救急も行き詰るのである。

編者注 ミクロ救急とマクロ救急の「制度分析」同士の出会いが欲しいゆえんである。

▼救急システムのメンテナンスと「制度分析」

輪番病院制をとっていたある地域では、夜間早い時間帯に、救急用の病床が満床となり、入院が受け入れられなくなることがあった。これは、当番病院が自院通院中の患者を救急用の確保ベッドに入院させてしまうからだとのうわさが出た。マクロ救急のミクロ救急への流用である。ことの真偽は確認できないが、救急入院が受け入れられなくなる状況がしばしばあったことは確かである。また、たとえば大阪府では、一次救急のニーズが多いことから、精神科診療所が協力し、二二時まで一次救急のケースも輪番の診療所が診療するというシステムをスタートさせている。このようなかたちで、診療所の医師も救急医療の一端をになうことが可能ではないかと考えられる。

さらに、救急のブロックわけをどうするかということも問題である。京都府では、南北二つのブロックにわけて精神科救急システムを運営しているが、多くの県では全県を一つのブロックとして運営している。したがって搬送が長距離となったり、回復後の医療の継続が困難であったりという問題がある。本来、救急医療体制はもっと小さな圏域で整備されるべきであろう。夜間の警察官通報などの診察体制も、緊急措置入院を基本として運用している圏域が多いが、日中並みに通常の措置診察（行政職員の調査、二名の指定医による診察）を行う地域も増えつつある。これには警察からの強い要請が背後にあるらしい。ただし、行政職員の夜間交代勤務や指定医の当直体制など、どの地域でもすぐに実施できるものではないであろう。

▼救急医療の出口

また今回は詳しく触れることはできなかったが、どのような形で救急医療から地域の生活に戻るかという視点は不可欠である（**↓本章第1節参照**）。

救急医療を入口として精神科治療を開始したとしても、その後は、安定した地域生活を続けられるのが理想的である。しかし、現実には病状が安定しにくい人や、無理をしてしまって再び急な悪化をきたす人もある。とくに救急医療を頻回に利用せざるをえなくなる患者は、単に通院しているだけでは病状が不安定になりやすく、何らかのサポートを必要としているものが多い。一連の入院医療が終わり退院する段階で、訪問看護などの医療サービスや地域の福祉サービスを受ける必要があるはずである。病状との関係で本人が拒否する可能性も考えられるが、それでも何らかのサポートが必要で、それを提供する用意があることをつねに伝えねばならない。また、そこでは医療の必要性とは別に、本人が感じている生活上の困りごとに焦点を当てた対応や相談が不可欠である。現在の精神科の診療報酬点数では精神科ソーシャルワーカーを中心とした、このような活動への評価が低い。

▼その他の問題

今の制度に問題があれば、システムを修正していくことが必要である。また、精神科救急には、医療機関、保健福祉行政のほかに、救急隊や警察などの、まったくスタンスの異なる分野の人たちも深くかかわり、問題を放置すると相互の無理解、不信感につながりかねないのが常である。このような問題に対処するには、精神科救急医療システム連絡調整会議がじゅうぶんに機能していることが重要である。また、そこに地域の状況に見合った計画をたて調整を行う行政の機能と、それに協力する医療機関（あるいはその団体）の努力が必須のものとなる。もちろん病院にしても、行政機関にしても予算が厳しい現在の状況では、理想的な救急医療の実現にはさまざまな困難があると思われる。しかし、実現が難しいと思われてもこのような努力がないと、精神科救急の「医療崩壊」（崩壊するほどのものができあがっていたのかという問題はあるにしても）につながりかねないであろう。

編者注 現在、救急医療の崩壊が明白になってきている。日本の医療制度を根本からみなおす時期にきているのだろう。ところが提案されることは、医療報酬の点数を変えることによって、医師や看護師や病院の動きを変えようという相も変わらない手法である。その問題点については第7章を参照していただきたい。

注

（1）　わが国では、精神障害を疑われるものに関して、警察官通報（精神保健福祉法第二四条）、検察官通報（同法二五条）、刑務所等からの通報（同法二六条）、精神科病院の管理者からの通報（同法二六条の二）、および一般人からの申請（同法二三条）にもとづいて、都道府県・政令市は調査の上で必要と認めた場合、精神保健指定医（同法第一八条）に診察させなければならない（同法第二七条、措置診察）。このとき、都道府県・政令市は、当該精神障害を疑われる者の家族等に連絡をとらねばならない（同法第二八条）。この診察において、二名の精神保健指定医が一致して、自身を傷つけまたは他人に害をおよぼすおそれ（自傷他害のおそれ）が強いと認めたときには、都道府県知事・政令市長の命令で指定する病院への入院措置をとることができる（同法第二九条、措置入院）。また、急速を要し第二七条、第二八条の手続きを採ることができない場合には、指定医一名の診察により自傷他害のおそれが強いと認められた場合に、措置入院を命ずることができる（同法第二九条の二、緊急措置入院）。緊急措置入院においては、七二時間以内に正式な措置診察を行わなければならない。このほか、患者の自発意思にもとづく任意入院（同法第二二条の三、四）、自傷他害のおそれがない状態でかつ患者自身の入院の同意がとれない場合、精神保健指定医一名の診察結果にもとづいて行われる医療保護入院（同法第三三条）、医療保護入院相当の状態で急速を要する場合に行われる応急入院（同法第三三条の四）が規定されている。なお、患者自身の同意がえられない入院において、患者に必要な医療を受けさせ、財産上の保護を行うなどの任務を負う保護者（同法第二〇条）の制度があり、医療保護入院においては保護者の同意が必要とされている。精神科救急の現場では、このような法的問題も考慮する必要がある。

（2）現在は、基幹病院の機能によっては合併症をもつ患者を除外することになるが、これはもちろん除外せずに対応できることが理想である。そのためには、精神科入院設備を備えた総合病院の救急への関与が不可欠である。しかし、実際に京都市内には二つの大学病院以外に病床をもつ総合病院はなく、精神科病棟と内科病棟等を備えた病院も一カ所のみである。大学病院は、京都市休日医療確保対策事業の輪番病院として協力していただいているが、夜間等の精神科合併症には対応できていないのが現状である。

第3節

病院内における「制度を使った精神療法」の試み

沖縄いずみ病院の例

高江洲義英

1　いずみ病院の現状

那覇バスターミナルより石川行でいずみ病院入口下車（七〇分）、那覇空港より高速道路で沖縄北出口（五〇分）のところにいずみ病院がある。待合室はガラス張りで、藤のソファがゆったりとレイアウトされ、オープンで明るい雰囲気は、これまでの精神科の病棟のイメージとはずいぶん異なっているだろう。五階建ての本館は、精神科や心療内科、そしてその奥に老人保健施設「いずみ苑」が併設されている。建物の内部は廊下と広場でつながっており、随所にピアノやクラフト作品、グリーンインテリアなどが置いてある。階を変えたり、廊下の角を曲がったりする度に、思い思いの絵画や書作品が、部屋や廊下の隅々に飾られているのがわかるだろう。いずみ病院では、音楽療法やアー

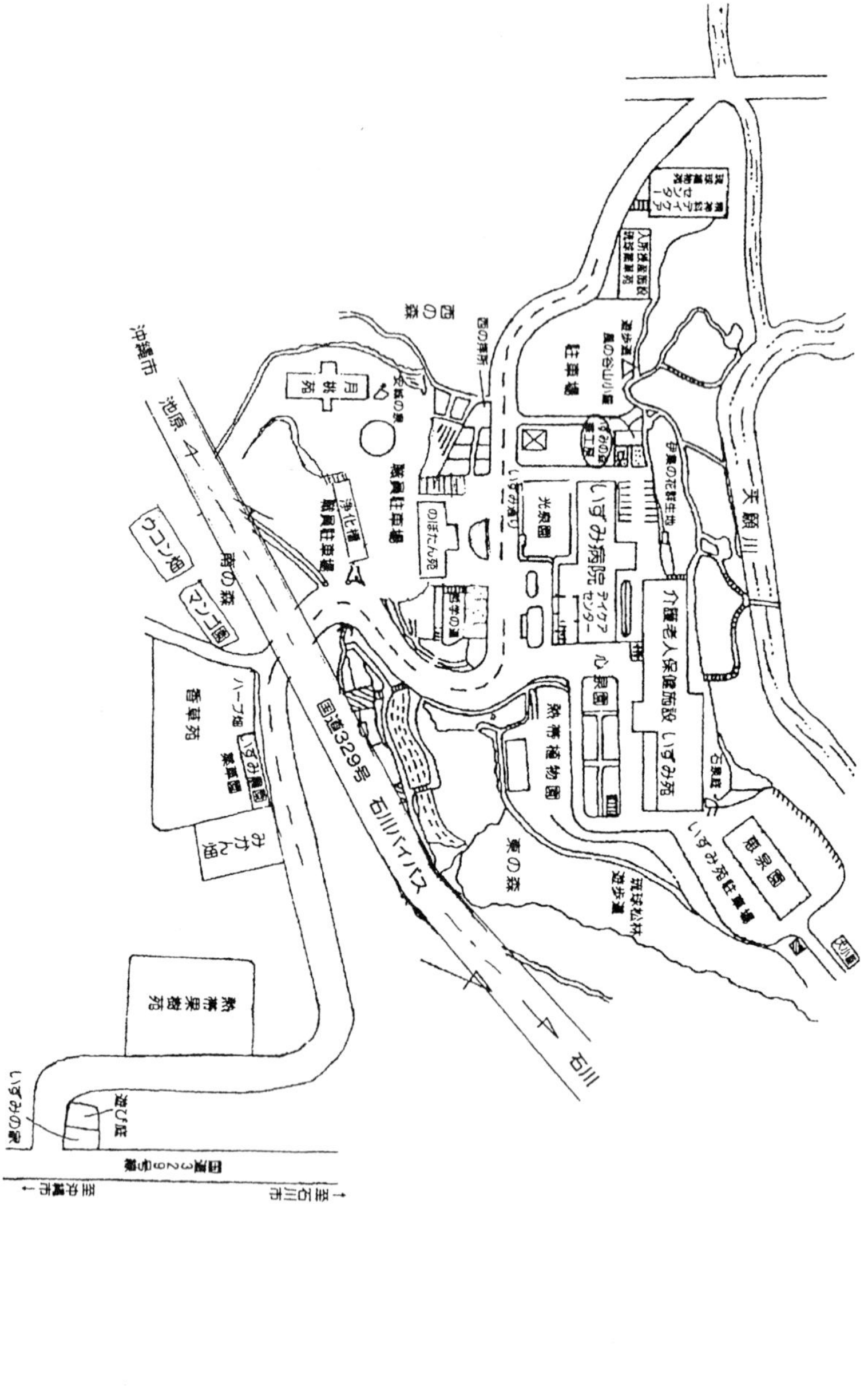

図1 いずみ病院敷地全体図

トセラピーが、一九八五年の開院以来活発に行われてきた。いずみ病院の現状は、病床数：二二〇床、敷地面積：六万六〇〇〇平方メートル（約二万坪）、総床面積：約六六〇〇平方メートル（約二〇〇〇坪）である（**図1**）。この病院の意義と特徴は、まず医療関係者の養成または再教育が重要視されていること、次にリハビリテーションのための芸術、文化活動への参加（**治療共同体的な「制度を使った精神療法」**）を患者にうながしていること、さらに地域保健衛生活動（**脱施設化の動きの中での「制度を使った精神療法」**）を行う病院として機能していること、そしてこうした目的のため、非常に多様な院外施設をもっていること[2]、などであろう。

当院では、療養者のために必要性を考慮し、作業療法士や音楽療法士、芸術療法士などの充実をはかり、毎日のプログラムに、多様な活動を取り入れている。療養者は、主治医との相談の下、自らの希望に添った活動を選択することができる。いっぽう、精神科の閉鎖病棟における長期入院者の中には、一日のほとんどを無為・自閉傾向にて過ご

Profile

高江洲義英
（たかえす・よしひで）

沖縄県うるま市出身。1971年東京医科歯科大学医学部卒業。精神科医。精神病理学、人間学的精神療法専攻。西日本芸術療法学会理事長、日本音楽療法学会評議員、日本園芸療法学会設立世話人代表。琉球大学非常勤講師、前東京農業大学教授（バイオセラピー学科）。

論文、著書として『癒しのトポス』（立川昭二編、駿々堂、1985年）、『精神分裂病』（共編、日本文化科学社、1983年）、『芸術療法入門』（共訳、白水社、2004年）など。
大学勤務後、東北、関東の病院に勤務した後、いずみ病院を1985年の8月17日に故郷に開院した。この20年の間に、精神医療は地域医療の時代へと大きく変化し、デイケア、ナイトケア、作業療法など各種のリハビリ活動や、芸術活動が、セラピーとして導入されるようになった。20年の間に各種の芸術療法の実践、芸術祭、心の音楽会、文化祭、芸能祭、夏季ゼミナール、月例各種研究会、森の音楽会など、定期的な活動も持続してきた。具志川音楽祭をはじめ地域活動にも積極的に参加し、国立劇場おきなわの柿落としのオモロ公演の栄も浴した。そして今やいずみ病院の方法論として根づいている「制度を使った精神療法」の実践、「環境療法」の実践を今後とも積み重ねていきたい。芸術療法、音楽療法、文芸療法、心理劇、園芸療法、環境療法など関連領域との連携を模索している。

す場合も少なくない。そこで彼らにも何らかの楽しみがみつけられないものかと、病棟スタッフは、日頃の活動や行事へのうながしや声かけを積極的に行っていた。しかし、思ったような成果はなかなか得られず模索する中、療養者にとって、比較的関心の高い音楽療法を、彼らの「生活の場」である病棟内に導入し、何度かのスタッフ間の話し合いの下、閉鎖病棟内でのコーラスを実施した。療養者の生活の場で行うセッションには、病棟外に比べ、細やかな配慮を要した。雰囲気作りに欠かせない他の療養者や病棟スタッフとの関係性のもとに様々な試みを経て、「病棟コーラス」を構築している。このような現在の病棟の試みがなぜ生まれてきたのか歴史的に振り返ってみたい。

2　「制度を使った精神療法」への歴史

いずみ病院は一九八五年の八月一七日に創設された。九月二日（月）が診療開始の日だったが、診療開始一日目は、数名の外来患者と、一名の入院患者があった。**私たちははじめから病院の中の治療と外の治療を切り離してはこなかった。**良心的な精神科医が日本から沖縄へやって来て診察をしてくれてはいたが、私たちは沖縄の文化を治療へ導入しなければ何も変わらないと考えていた。当時の日本の精神医療の状状をふまえて、慢性疾患への薬物療法を中心とした閉鎖的病院への批判が高まる中で、あえて精神療法を標榜し、芸術療法を中心とした「開かれた病院」の設立を宣言した。以下に、その際の主旨と理念を紹介しておきたい。

設立主旨（一九八五年八月一七日）

①沖縄県における医療の現状は、全国平均に比べると、かなりの不備が目立ち、ことに具志川市を中心とした中部診療圏においては、各種医療施設の充実が求められている。

②本県における精神医療の現状は、病床普及率としては、全国平均（人口万対二七・三床）をやや上まわるものの（同三四・八床）、県内の精神障害者の有病率（人口千人につき二五・七人）は、全国平均（同一一・九人）の約二倍という調査結果が出ており、つまり、精神障害者の実数（三万〇一五五人）に対する病床の割合では、逆に全国平均をかなり下まわっていて、精神病床の不足が指摘されている（数値は一九八四年度現在）。
③ことに、社会の多様化とともに、心身症などのストレス性疾患が問題となってきており、児童相談から老人医療まで、あるいは、酒害相談、神ダーリ相談など、地域精神衛生への取り組みが望まれている。
④さらに、本県は全国一の長寿県でもあり、今後とも老人人口の急増がみ込まれているが、老人医療への対応はじゅうぶんでなく、ことに老人精神疾患、言語治療、リハビリテーションなどへの対応が求められている。
⑤このような本県の医療事情を考慮して、精神医学、心身医学、老人医療、障害児問題、地域保健活動などの諸機能を併せもつ専門病院を設立したい。

設立理念

①二〇世紀は科学と信仰が交叉する時代であり、精神医療を中心とした「こころの病院」を創立する。
②児童から老人まで、心病める人がゆったりと「くつろげる病院」をめざす。
③きめ細かな地域保健活動をはかり、伝統文化へのかかわりなど、社会に「開かれた病院」をめざす。
④緑地帯の環境を生かし、園芸活動など、自然との融和をはかる「やすらぎの病院」をつくる。
⑤絵画、音楽、陶芸など、各種の芸術活動をとり入れ、「文化のある病院」をつくる。
⑥文化講座や各種研究会などを開催し、地域とともに「考える病院」をめざす。
⑦研究室、図書室、美術館などを設置し、相互研鑽のうえに「学べる病院」とする。

デイケア、ナイトケア、作業療法など各種のリハビリ活動や、芸術活動が、セラピーとして導入されるようになったが、二〇年前の当院の創立理念である**文化を取り入れた病院**は、今日の精神医療の様態を超えたものであるという自負がある。二〇年の間に各種の芸術療法の実践、芸術祭、心の音楽会、文化祭、芸能祭、夏季ゼミナール、月例各種研究会、森の音楽会など、定期的な活動も持続してきた。具志川音楽祭をはじめ地域活動にも積極的に参加し、国立劇場おきなわの柿落としのオモロ公演の栄も浴した。まさに文化を治療に取り入れることが病院の中と外をつなぐのである。さらに私たちには新たに大きな参照項ができた。それはフランスのラ・ボルド病院である。

一九九二年にはラ・ボルド病院の中心的人物であったフェリックス・ガタリの来沖があった。ガタリはいずみ病院の敷地を一回りし、病院の庭園を散策し、病院スタッフと交流した。彼との有意義なディスカッションが、いずみ病院のスタッフに強くインパクトを与えたことは間違いない。以後の十数年、いずみ病院は**院内の種々の活動を「制度分析」と「制度設計」ととらえ**、「制度を使った精神療法」を学びつつその日本的実践を試みていくこととなっていった。いずみ病院のスタッフが、ラ・ボルド病院を訪れたのは二〇〇〇年の秋だった。城館の中の食堂で、療養者と同席して昼食をとらせてもらった。ジャン・ウリ院長からは、ラ・ボルド病院の歴史、現在までの歩み、現在の組織と機能、とくに役割の連携網について詳しく解説を聞いた。ウリ院長は東洋の「気」について興味をもたれているようだった。それはラ・ボルド病院が大切にしている「雰囲気（ambiance）」と通底するからだそうだ。いずみ病院においても、スタッフと患者の活動を重視し、各種の表現プログラムを用意し、各所にアトリエ空間が配置され、スタッフと患者メンバーによるクラブとしての定期的なプログラムが連携してきた。このような、プログラム成立や相互連携のあり方を、いずみ病院では多職種・多機能多技法連携による複合的医療保健施設と称してきたが、「制度を使った精神療法」に類似していると後で気づかされることになった。なぜ文化を大切にし、豊かな活動を維持しなければならないのか、私は病院を設立する時にはっきりとした参照項なしにこのような問いを維持したままになっていたが、ラ・ボルド病院こそ、それに対して**「活動や病院への緩やかな転移のために」**という明確な答えを与えてくれたのであった。(3) 二〇〇五年ウリ院長を当院に迎え、いずみ病院の提唱している**表現準備状態**を整えるために、ラ・ボルド病院は「制度分析」を行っていることを確信した。(4) 表現準備状態とは、患者の病状も表現としてとらえ、その表現を閉じられたものから開かれたものへと変化させるために、治療の環境を整えるプロセスのことを指している。その際、いわゆるアートセラピーを含む表現療法が大きな機能を果たすことになる。

3　制度を使った芸術療法の実践

▼実践のための指針

今日の精神医療のなかで、芸術療法のもつ意義は少なくない。今日の精神療法の最前線では、芸術療法的視点の導入と理解なくして治療的効果をあげられないだろう。戦後の早い時期から絵画、音楽、文芸、書道、園芸などの諸活動が「生活療法」として導入されてきた。やがて、日本芸術療法学会の発展につれて、箱庭、心理劇、ダンス・ムーブメント、詩歌、俳句（連句）、コラージュなど、さまざまな技法が次々と報告され、今日の広範な技法の展開をみている。また、音楽、箱庭、心理劇、ダンス、園芸などの各技法はそれぞれに独自の研究会や学会を開催するようになり、技法ごとの深化が進められている。

フロイトの開発した精神分析技法は密室での個人療法であり、それなりの効果と限界をもつものであった。その後に、モレノが開発したサイコドラマ（心理劇）の技法は、このような精神力動理論を聴衆の前での集団精神療法として展開し、その理論化と実践技法に大きく貢献した。今日の芸術療法の多くは、モレノによるサイコドラマの技法論にその理論的根拠の多くを得ている。集団の場の構造、監督（ディレクター）、主役、相手役、補助自我などの機能や、鏡技法、二重自我、独白法などがその具体例である。絵画や音楽、心理劇などの各種芸術療法は、相互に影響しつつもより多種な理論化と技法化とを押し進めてきている。（**↓キーワード「コレクティフ」参照**）今日では、多くの職種の治療スタッフが一人の患者を巡って同一の施設の中で機能するので、このような「制度分析」と制度設計を行いつつなされる制度論としての臨床連係がなおさらに必要とされてくるであろう。モレノのサイコドラマ技法の後を受けるかのように、絵画のみでなく、音楽、ダンス、心理劇、文芸を始め、多くの技法の学際的な研究と実践が進められてくるなかで、医師を始め、心理士、福祉士、芸術家、教育関係など、多職種の人々がこの領域に関与してきた。このような多職種連携による相乗効果は芸術療法の適応と効果を飛躍的に進めてくれているが、問題点も新たにもたらしてきている。**芸術療法の臨床の場で、誰がディレクターになるのか、どこまでがセラピーとして位置づけられるか、セッションの終結はどのようにもたらされるか、保険請求ができるか、治療の場と生活の場はどのように区別されるかという具体的な問題が山積みしている。**そもそも、芸術療法は病者の自由な表現に基盤を置いて展開してきただけに、そのすべてを治療という枠に組み込むのには無理もあるし、かといって治療という指針と無縁な場でこのような表現が展開されるのも困ることであろう。精神治療が複雑多岐にわたってきただけに、芸術療法における機能分化と多職種連携の経験は、今日の精神科治療および精神医療の実践への光明を当てて、より具体的、実際的な「制度分析」と「制度設計」の展開と理解をもたらしてくれることであろう。

精神科患者の芸術表現への参加は精神医療スタッフからの関心だけではなく、二一世紀には地域文化再構の視点からも注目されてくるだろう。ラ・ボルド病院でも毎夏に地域文化としての音楽祭が地域住民も参加して開催され、評価されてきている。わが国でも、このような地域に連続した音楽会、芸能祭、絵画展、文化祭などを開催する試みは少なくないであろう。多くの病院が毎年開催してきている文化祭や病院祭を芸術療法の視点からみなおしてみることによって、より豊かな精神医療の展開と深化がもたらされることであろう。また、地域で行われてきた祭、行事などへの患者や職員の参加は、芸術表現や治療実践の場を地域を含めた複合体への広がりの試み、地域文化としてのエコロジカル・アートセラピーの場の広がりとして考えてみることもできよう。今日の芸術療法の深まりは、このような「制度分析」同士の遭遇としての「環境療法（milieu therapy）」としての治療連鎖の中で交響しているだろう。**多種目の活動は単なる看板になってはならない。地域と病院は単に外と中ではない。例えば私たちの病棟で行われるコーラス活動が地域のコーラス活動と融合するのではなく、遭遇することで「制度分析」を生む。そんなことから病院の内と外で変化が生じるのだ**と確信している。以下に、病棟コーラスの実践の様子を示してみたい。

▼実践の例——「病棟コーラス」という「生活の場」で行うセッション

当院では、音楽療法プログラムをはじめ、月に一度の音楽会や、訪問コンサート、加えて、療養者の発表の場でもある「芸術祭」や「文化祭」、「芸能祭」といった、音楽に関連のある行事が一年を通して数多く催される。ことに、舞台発表を通して、自分の身近にいる療養者が、舞台で日頃の成果を堂々と発揮し、活躍する場面を多く目にすることによって、音楽に対する他の療養者の関心も高い。しかしいっぽうで、長期に渡って病棟内にとどまり、活動への参加がほとんどみられず、一日の大半を無為、あるいは、自閉傾向にて過ごす患者も多い。そこで、そのような療養者を対象に、より良い生活の支援の一つとして、①「病棟内に活動場所を移すことで気軽で身近に参加できる」、②「生活のリズムを整える」、③「他の活動への興味・関心をうながす」などを目的として、音楽療法を導入した。今回のセッションの対象者は、精神科閉鎖病棟において、長期に渡って入院する統合失調症の患者が多い。長年の入院生活から、変化を好まず、パターン化された生活スタイルを維持しようとする傾向が強く、その六〜七割が男性である。精神症状は慢性化しており、とくに大きな症状の変化はみられない。そのため、集団内においても存在感が薄く、ついみすごされがちで、さらには、高齢化に伴い、長年の無為・臥床傾向による身体機能の低下が懸念される、五〇

～六〇代の患者が多かった。「病棟コーラス」が行われている場所は、精神科閉鎖病棟内にあるホールで、そこは男子棟と女子棟を結ぶ中央に位置する。ホールは男女共有で、一角に喫煙所や販売機コーナーなどが設けられ、療養者は自由に出入りができ、食堂として、テレビの視聴や娯楽の場として、広く利用されている。「病棟コーラス」は、その一角を利用し、キーボードを用いて、週に一回、午後二～三時の一時間行った。その際、他の療養者の出入り、喫煙などはもちろん自由であるが、その時間のテレビ視聴に関しては、療養者の了解のもと、控えてもらっている。セッションのスタイルは、メインセラピスト一名、サブセラピスト一名、病棟スタッフ一名の計三名を中心に、キーボードを囲むように座席を扇型に配置し、オープンスタイルで、気軽に参加ができるようにしている。参加者は対象者も含め、男女合わせて約二〇名で、時には、看護師や他のスタッフ、医師などが仕事のあいまに参加するなど、スタッフの何気ない協力もあって、対象者がより自由な雰囲気で行えた。まず、病棟スタッフとメインセラピストによる「声かけ」から始める。その間、サブセラピストは、対象者に対する意識づけと**雰囲気作り**（**→第5章第1節「アンビアンス」参照**）なども兼ねて、沖縄民謡やゆったりとした音楽をキーボードで演奏しながら、セッション開始までの導入を行う。セッションは、音楽療法への興味・関心をうながすため、病棟用に年代や好みに合わせた手作りの歌集を用い、リクエスト形式の「歌唱」を中心に行った。加えて、セラピストらの創作による、ストレッチとダンスの要素を組み合わせた「動き」をキーボードや原曲に合わせて行った。

参加はスムーズにおこなわれたが、気分変動や体調不良などの理由もあり、継続する患者は少なく、「病棟コーラス」を定着させるまでには、様々な**「制度分析」**の試みを要した。まず、導入の際にサブセラピストが行ったキーボードの演奏は、病室内の患者に対しても、開始の合図となり、「声かけ」なしでも自主的に参加する患者も少しずつ増えた。開始までの間をうめるための効果もあり、手もち無沙汰な様子で、椅子に腰掛けていた患者も、サブセラピストとのコミュニケーションを楽しみながら、静かに待てるようになった。気分転換と発散を兼ねた「動き」を導入してみたが、はじめは目新しいこともあり、関心は示したものの、「疲れた」などの理由から持続することは難しかった。しかし、その後に併用した、好みの音楽を用いての「鑑賞」には、思いのほか反応が良く、曲が鳴り出すと自主的に参加する者が増えた。鑑賞曲の歌詞を一緒に貼り出してみたところ、歌詞をじっくり眺め歌い出すなど、関心を示される患者が徐々に増えてきた。ときには、振りつきで踊りながら歌われる姿がみられたり、「来週は……が聞きたいです」と、ぴんからトリオの「女のみち」や石原裕次郎の「赤いハンカチ」など、リクエストの声も聞かれるようになってきた。こうして、①「声かけ導入」②「動き」③「鑑賞」を併用した、**制度を使った多面的アプローチ**によって、対人間の関係性を築きつつ、次第に病棟コーラスへの展開へと誘導した。またセラピストらが、意識的に病棟外活動や病院行事の紹介を心がけ、うながすようにしてみたところ、**最近では徐々に病棟外で行う、コーラスを中心とした音楽療法プログラムの「音楽友の会」や楽器を主体とした「楽喜隊」、他の活動への移行などもみられるようになってきた。**病棟外活動へ移行していった患者達に着目すると、馴染みのスタッフや療養者と安心した環境の中での小さな集団から、関係性の深まりとともに、徐々に他の活動プログラム、つまり、大きな集団へ移行する、いわば、「病棟コーラス」が「他種のプログラムの表現準備段階」としての役割も担っているものと考えられる。しかし、そのいっぽうで、病棟スタッフと音楽療法士の様々なアプローチにもかかわらず、これまでのペースをかたくなに崩さない者、あるいは、つきあいはするもののなかなか継続するには至らず、元の生活スタイルに再び戻る者もいた。そこで、彼らに対するアプローチとして、スタッフ間でも何度も**事後的な分析**のために話し合い（**→第1章第3節「レユニオン」参照**）がもたれた。その結果、変化しないことで安定を保っている者に対し、はたして「病棟コーラス」へのうながしが適当であるのかという疑問や、身体機能の低下の兆候が、顕著に表れつつある対象者への独自のアプローチの必要性など、治療者側と対象者側とのニーズの隔たりも感じられた。今回対象となった患者に対し、音楽療法にとどまらず、様々な角度からのアプローチを検討していく必要性を考えつつ、治療者側の意識的なかかわりが長年の無為・自閉の解消、生活の変化に容易につながるということも分析の結果わかってきた。「病棟コーラス」の効果として変化のみられた対象者がいるいっぽうで、変化を好まず自室にとどまることの多かった対象者もいたが、そのような者に対しては、音楽療法に限らず、芸術療法や作業療法など他の活動も含め、その対象者に合った活動を選択し、**「動き」よりも「鑑賞」といった受動的なアプローチから、徐々に始めていくという方法も、ひとつの考えではないかと思われた。このように制度を使うためには多くの事後的な分析行為も必要なのである。**(5)

編者注　いずみ病院は、日本でもいち早く「制度を使った精神療法」に注目し、その考え方を日本的あるいは沖縄的文脈の中で生かそうとしてきた病院である。第1章のラ・ボルド病院の歴史と活動や第5章第1節でジャン・ウリが語っていることと対比していただきたい。

注

（1）宇都宮病院事件とは一九八四年に栃木県宇都宮市にある宇都宮病院で起きた患者の病院スタッフによる被虐待致死事件のこと。日本の精神病院の閉鎖性がこの事件をきっかけに指摘され、精神衛生法から精神保健法へと法律が改正されるきっかけになった。

（2）現在以下のような施設を併設している。①社会復帰のための中間施設（いずみの里）、②精神障害者社会復帰施設、グループホーム（いずみの家）、入所授産施設（琉球薬草苑）、デイケアセンター（琉球植物苑）、③訪問看護ステーション（いずみ苑）、④在宅看護支援センター（いずみ苑）、⑤居宅介護支援事業所（いずみ福祉会）、⑥ヘルパーステーション（いずみ介護会）、⑦デイサービス（てぃんさぐ苑）、⑧地域診療所（いずみクリニック）。

（3）その後にラ・ボルド病院のドキュメント映画（監督ニコラ・フィリベール）「すべての些細な出来事（*La Moindre des Choses*）」が沖縄でも上映されることになり、病院のスタッフがこぞって見学に出かけ、まだみぬ彼の土地の現実を、イメージとして心に焼きつけることができて、とても感銘深く現実感を共有できた。二〇〇二年に、ラ・ボルド病院のスタッフでもあったフランソワ・パンが当院に長期滞在し、いずみ病院のスタッフとふれあいを重ねて多くのドキュメントを収集してフランスにもち帰り、パリで写真展を開き紹介してくれた。

（4）　二〇〇六年には副院長のダニエル・ルロ先生、制度を使った教育学の専門家ジャック・パン先生を当医院にお招きし、さらに細やかな交流を重ねることができた。これからの交流についてはフランス本国でも、ウリ院長他の執筆で「日本との出会い（*Rencontre avec le Japon*）」として出版されている。

（5）　芸術療法に関しては、以下の文献を参照のこと。Arieti S: Creativity: The magic synthesis. Basic Books, New York, 1967（『創造力』加藤正明・清水博之訳、新曜社、一九八〇年）／Naumburg M: Dynamically Oriented Art Therapy, Its Principles and Practice. Grune & Stratton, New York, 1966（『力動指向的芸術療法』中井久夫監訳、内藤あかね訳、金剛出版、一九九五年）／中井久夫「精神分裂病者の精神療法における描画の使用」『芸術療法』二巻七七号、岩崎学術出版社、一九七〇年／高江洲義英「絵画療法の実際―実践を通しての覚書」『芸術療法講座1』星和書店、一九七九年／高江洲義英・大森健一・入江茂他「表現病理学と芸術療法」『芸術療法講座3』星和書店、一九八一年／徳田良仁「芸術療法」『現代精神医学大系5A　精神科治療学Ⅰ』三一九ページ、中山書店、一九七八年／山中康裕「個人心理療法（精神療法）と芸術療法」『芸術療法1理論編』徳田良仁他監修、岩崎学術出版社、一九九八年。

第４節

外から病院に働きかける試み
精神医療審査会の例

平田豊明
ミシェル・オラシウス
三脇康生

1　日本における精神医療審査会の現状

精神科の患者は自らの意志に反して入院することもあり、さらに処遇改善を願い出ても症状のために受け入れられないこともある。そこで自発的入院でない入院のための書類審査と患者からの請求（退院請求と処遇改善請求）への審査が行われる必要がある。それを担うのが医療審査会である。現在のわが国の精神医療審査会制度は、全国六二の自治体（四七都道府県と一五政令市）に設置された一七〇余りの合議体と、そこに所属する約一〇〇〇人の審査会委員、そして精神保健福祉センターに設置された審査会事務局によって担われている。各合議体は、二名以上の医療委員（精神科医）、一名以上の法律家委員（弁護士、検事、裁判官など）、それに一名以上の有識者委員社会福祉関係団体や看護団体からの被推薦者など）の計五名の委員によって構成され、一〜三カ月に一回の頻度で開催されている。委員の構成比は、二〇〇六年一〇月から、非医療委員の構成比率を高めることが可能となった。これも精神医療に対する「制度分析」を審査会内でもすでに機能させておく手段である。審査会委員の選任法にはとくに規定はなく、審査会事務局の依頼を受けた関連各団体が互選で委員を推薦している。委員の任期は二年であるが、二〇〇二年一月の調査では、平均在任期間は六・七年となっている。

一回の合議体では、数時間をかけて、書類審査と請求審査（退院請求と処遇改善請求の審査）が行われる。書類審査は、医療保護入院届、医療保護入院者および措置入院者の定期病状報告書をチェックする作業で、非自発入院の妥当性が点検される。二〇〇五年度の調査によれば、措置入院を五年以上にわたって継続する入院者の数は自治体によって著しい差があるが、これは書類審査の基準に地域差のあることを示唆するものである。こうした地域差は、請求審査においてさらに顕著に示されている。二〇〇三年度には、年間二九〇九件の請求審査がなされているが、最小三件から最大一三二件まで、自治体によって大きなばらつきがあった。全体として西高東低の傾向にあり、人権意識に対する地域間の温度差を表している。なお、請求受理から審査日まで平均三一・五日を要しているため、この間の請求取り下げや退院によって、退院請求等の約四分の一が不審査に終わっている。

二〇〇三年度、退院請求が認められたのはわずか一・二パーセント、入院形式の変更は六・三パーセント、処遇改善命令も一五・四パーセントにすぎなかった。この数字をもって、精神医療審査会の活動を人権擁護の儀式にすぎないと批判する意見もあるが、適法性に問題のあるケースがこれだけ出現するという数字でもある。請求を退けたとしても、付帯意見の形で治療の妥当性や処遇の尊厳性に介入する機能（調整機能）が審査会には与えられている。また、書類審査だけでも入院継続や処遇に疑義のあるケースを調査する権限も審査会にはある。これらの権限や機能を活用すれば、精神医療審査会制度の存在意義を高めることは可能である。審査員会の活動の場は本書で提案されている、病院の中の「制度分析」と外からの審査が出会う可能性をもっている。審査員会は病院内部の「制度分析」を機能させることにつながるのである。

各合議体では、五人の委員が数時間をかけて医療保護入院届などの書類に黙々と目を通し（二〇〇〇年度の書類審査の件数は一回平均一五七件）、問題事例をピックアップして入院の適否を合議する。入院要件や治療内容に疑義のある場合は承認を保留し、疑義内容を照会する書面をつけて病院に返戻する。退院および処遇改善請求は合議体の最後に審査される。意見聴取に赴いた委員が報告書を説明し、退院請求であれば、①現在のまま（請求却下）、②入院形態の変更、③退院のいずれか、処遇改善請求であれば、①現在のまま、②処遇改善のいずれかの裁定が選択され、事例によっては、裁定の理由や付帯意見が付された上で知事に意見具申される。これを受けた知事が裁定結果を関係者に通知することとなっており、国のマニュアルでは、請求受理から結果通知までの期間を一カ月以内としているのに対して、二〇〇〇年度は平均四一・四日を要している。意見聴収の日程調整などに手間取るためのようである。

審査会のアクティビティを示す指標としては、①合議体開催数、②退院などの請求受理および審査件数、③請求受理から結果通知までの日数、④付帯意見の添付件数、⑤書類不承認件数、⑥報告徴収件致、⑦審問件致、⑧年間活動報告書の内容などがあげられる。退院請求などの審査件数を指標にすると、一九九三年以降は増加傾向にあるか、年間の審査件数が非自発入院患者の一〇〇人に一人程度という数値は、決して高いとはいえない。

入院届や病状報告書の年間審査件数に対する退院謂求などの審査件数（審査頻度）を都道府県別にみると地域格差が著しい。審査頻度が全国一律である必要はないが、人権擁護にかかわる指標だけに、あまりに大きな地域格差は、法の下での平等原則に反するといえよう。(1) 審査密度の高い自治体ほど、スタッフ密度が高く、平均在院日数が短いという相関がみられている。**ここから病院での治療制度の分析がスムーズに行われれば治療効果は高いという結論も導きうる。**

2　審査会の歴史と活動への不理解

一九八四年、栃木県宇都宮市の精神病院で起こった職員による入院患者殺害事件は、わが国の精神病院の密室性と治外法権状況を象徴する事件として国内外から注目され、一九八七年の精神保健法制定の大きな導因となった。この法改正によって、入院患者に退院と処遇改善を請求する権利が認められ、患者の権利が守られ適正な医療が確保されているかをチェックするために、精神医療審査会制度が新設された。しかし、法改正のたびに精神医療審査会の機能と権限が強化されてきたにもかかわらず、患者人権の侵害を含む精神病院不祥事件は後を絶つ気配がない。精神科入院医療をモニターする制度としては、①医療法に基づく医療監視、②精神保健福祉法にもとづく実地指導、③同じく実地審査、④精神医療審査会制度があり、近年では、⑤弁護士による法律援助制度や人権センター活動、大阪府におけるオンブズパーソン制度など、各種のＮＰＯ活動も加わっている。これだけのモニター制度があり、審査会制度の権限強化がはかられながら、それでもなお精神科病院における人権侵害事件が続発するのはなぜであろうか。精神科特例が足かせとなっての慢性的なスタッフ不足、精神科病院情報の非公開、職員の人権意識の未成熟など、いくつかの構造的な要因を即座に指摘できる。すなわち、人権侵害事件は一部の悪徳病院に限局して起こる特異な事件なのではないのだ。

精神科入院患者の権利には、市民権の制限に対する不服請求権（退院請求権、処遇改善請求権）だけではなく、市民権の制限を代償する良質な医療を受ける権利（受療権）が含まれる。不服請求権を司法モデル（弁護士モデル）に立つ権利とするならば、受療権は医療モデルに立つ権利ということができる。精神医療審査会は、まさにこの二つの患者の権利を擁護する。患者の権利擁護活動を通じて、精神科病院の透明性を高め、精神科における医療・福祉の水準を向上させることが審査会制度の存在意義である。これを、**「制度分析」を各病院や各施設に行わせる機能をもつといっ**

てもよい。審査会が果たすべき機能は、①退院と処遇改善の請求を審査し、請求の適否を判定する「裁定機能」、②審査結果の通知に付帯意見を述べるなどの形で治療方針や治療内容に介入する「調整機能」、そして、③書類審査を通じて非自発入院の適否を審査する「点検機能」の三つの機能に集約される。これらの機能を遂行するために、審査会には、審査に必要な書類の提出を関係者に要請できる「報告徴収権」、および審査会に関係者の出席を要請できる「審問権」という二つの権限が付与されている。

審査会の活動の場でこそ、病院の中の「制度分析」と外からの審査が出会う可能性をもっていることがわかるだろう。審査会は病院内部の「制度分析」を機能させることにつながるのである。**このような審査会の活動の意義は今までまったくといってよいほど隠蔽されてきている。**隠蔽させないためには審査会の側の「制度分析」も要求される。**以下で、フランスの審査会に当たる機関の代表者が来日した際の議論を報告し、審査会自体の「制度分析」を行いたい。**

3　フランスの県委員会[2]（オラシウス）

▼一九九〇年法改正と県委員会制度の新設

精神疾患により強制入院している患者に対する保護のために、フランスは一九九〇年代に新たな法律を制定した。この法律では、同意なき入院をしている患者の保護を大切にしている。たとえば、同意なき入院をする場合に二人の医者が証明書を書かなければならないが、その理由は二通書くことで患者の自由のいたずらな障害を防ぐためである。また、入院中に患者の基本的な権利に注意が払われるのは、患者の尊厳を尊重するためである。この「自由（liberty）」と「尊厳（dignity）」を守るために「精神医療県委員会（CDHP: Commisions Departementales des Hospitalisations Psychiatriques、わが国の精神医療審査会に相当。以下、県委員会という）」は作られたのであり、一九九〇年におこなわれた法律改正の内でもっとも積極的な試みなのである。

県委員会の構成は四人からなる。医師二人（公立病院医師一人、私立病院医師一人）、司法官、患者の家族の代表である。三年間の任期であり、さらにもう一期に限って再選される。余剰人員はなく、当然のことながら守秘義務は守らなければならない。三人以上の委員で四カ月に一回集まり、同意なき入院をした患者の入院の正当性、延期、停止を議論する。入院が三カ月を超えた場合は、そのたびに議論する。二人以上の委員で、年に少なくとも二回以上は、同意なき入院をしている患者のいる施設を訪問する。法律は予告なき訪問を許可しているが、ほとんどなされない。委員会の訪問の意味が患者に伝わらず、意味がないからである。

毎年、県委員会は、救急医療の利用状況白書に付属する形で報告書を出す。宛先は県の精神保健委員会、県知事、共和国検事、厚生大臣である。一〇〇の委員会のうち八七の委員会から出された一九九九年の年次報告によると、第三者の要請による入院八九四一通の書類審査、二二四八通の措置入院の書類審査があった。一六八カ所の病院にのべ三〇五回の訪問がなされ、一一五八人の患者が意見を聞かれた。また、六六二の問題が審査された。問題の種別として、入院の合法性と入院停止の妥当性、入院期間と入院形式の妥当性、入院患者の損害回復、情報提供の少なさ、診察回数の少なさ、病院活動の不足といった項目があげられている。これら六六の苦情は、すべて大審裁判所に報告された。

▼県委員会の権限と機能

県委員会は以下の権限をもつ。

①患者の尊厳を傷つける危険性が存在すれば。県知事にこれを告げることができる。

②県知事と共和国検事に同意なき入院患者の状況を伝えることができる。

③県委員会の委員長が、大審裁判所の裁判長に、同意なき入院をしている患者の即時退院を進言することができる。

現在では県委員会は、個人の自由の不当な制限を防止することよりは個人の尊厳を守ることに重点がある。患者が人間として法的に必要な条件を満たす入院条件を享受し、かつ物質的、心理的、精神的な次元でも必要性を満たす入院条件を享受するために県委員会は作られたのである。患者の尊厳に関する県委員会の重要な機能に、「仲裁（mediation）」がある。仲裁には患者とその家族と病院の間の仲裁があり、患者とその家族は第三者である県委員会に意見を求めることによって、自分が受けている治療の正当性を知り、治療者との関係性を再構築することができる。また関係者は県委員会の活動に関する情報を受け取ることになるので、**この仲裁活動は大いに推進されるべきだろう。**さらに仲裁には、患者とその家族と行政、医療機関の責任者の間の仲裁もある。

▼県委員会制度の問題点

年次報告によれば、県委員会の問題点として次の三つがあげられている。

①いかなる県の規模でも、四人という人員は少ない。たとえば、マルセイユを含むブシュデュローヌ県には、同意なき入院患者が入院する病院が八カ所あ

Profile

ミシェル・オラシウス
（Michel Horassius）

第２次大戦後のフランス精神医療改革の中心人物のひとり。数々の病院勤務のあと南仏（エクス・アン・プロバンス）にて精神分析のオフィスを開業している。「制度を使った精神療法」はセクター制度の内で全面的に使用されるべきであると考えた精神科医。「セクター」がハードなら「制度」はソフトである。精神医療をいかに倫理的なものとするかという問題もその延長上で考えつづけた。

1994年にはフランス精神科医連盟の会長をつとめ、その後初代の県委員会連合会会長となる。国単位で「制度を使った精神療法」を用い、精神医療に倫理をもたらそうとした。2003年に出版された精神医学フランス連盟白書でも、倫理問題について論文を書いている。

り、とても職務を遂行できるような状況ではない。二〇〇二年三月には、委員に家庭医と患者本人（精神医療サービスのユーザのこと）代表を入れて六人にするという法律が制定されたが、それでも足りないだろう。

②活動の経済的な支えが脆弱である。委員会の財政は県の医療社会事業費の中でまかなわれており、独立したものではない。

③もっとも危惧されるのが、県委員会の存在とその役割への認識不足である。それゆえに、公立病院の行政官とはうまく対話できるが、医者には警戒されて対話ができないことがある。治療者とは遠い関係にあるが、委員会の役割が治療者に役立つものであることがわかれば距離は縮まる。患者、その近親者、社会共同体に関しては、情報がまったく不足している。もっとキャンペーンされるべきだろう。

▼ヨーロッパの実状

ヨーロッパのすべての国々では、入院患者の権利を守るシステムがある。各国の法整備情勢を調整するために、生命倫理委員会の委員長に属する「精神医学と人権」という研究グループを作り、それに各国のメンバーの意見を受け入れ、白書を作らせて、同意なき入院患者の人権を法的に守る方法の提案をさせている。そこでは、フランス県委員会で実現されているような入院の質の基準を定着させ、持続させるシステムを提案している。しかし、これはフランスの法律の範囲を超えたものを要求している。それは、大臣を含む保健の責任者が、入院の質の基準を定着させ持続させる機関から発せられた意見に答える義務があるというものである。これは県と国家行政の間で意見の交換ができることを前提としている。

フランスでは、厚生大臣はこれを受け取らず、代わりにCDHP-Franceという県委員会の連合体が設立されている。ただし、これはボランティア活動であり、法律によって認められた正当性をもった活動ではない。この連合体は連合することにも困難があり、また県委員会のメンバーにとってこの連合体は、情報を交換し、研修を受けられるような上層機関でもない。

▼日本の審査会制度改革のためのフランスからの提言

フランスの状況からいえることの第一には、患者個人の「生きざま」にかかわることよりも、書類と手続きの審査を優先している事態がある。三カ月を超える第三者の申請にもとづく入院の審査に多くの時間を費やしている。病院訪問も、年に一、二回では、入院の状況改善が行政の処置の遅さで進まないことを指摘するだけならじゅうぶんすぎるであろうが、入院患者と接触し、調査するためには不十分である。これらの状況が、多くの医師の委員会に対するアンビバレントな気分、委員会への看護者の無関心さ、あるいは委員会のメンバーが実際に体験する部外者という印象をもたらしている。フランスでは健康に関する民主主義が制定され、市民は情報を与えられ、同意し、参加する権利がある。参加とは個人的な治療に参加するだけではなく、県委員会や委員会の連合体の仲介で、病院施設の役割改善や国家レベルの健康政策の策定にも参加しうるのである。県委員会や同様の組織は、この参加権利を精神病患者といえども無視するわけにはいかない。提供されている治療の正当性と質をユーザーがどのように考えているのか、この参加権利により発言できるからである。ところでドイツでは患者の苦情を受けつける恒常窓口が設けられ、苦情が病院の責任者や訪問チームの責任者に伝えられている。スイスのジュネーブ州では、監視委員会が二人の精神科医と一人の法律家を委任して、毎週病院を訪問している。このような役割を果たそうとするならば、委員会は大きな変化を経験しなければならない。

第二には、医療倫理がますます重要な意味をもつなかで、委員会の改善を超えた次のような状況が望ましいと考える。先のヨーロッパ白書は、精神医学の活動からは倫理的、法律的な考察を抜くことはできないと明示している。そのような考察は、ユーザーや社会共同体のメンバーとの対話のなかでなされるべきである。このことは、病院の中に「倫理空間（ethical space）」を開くことにほかならない。ここには委員会のメンバーだけでなく、病院の治療職の代表、行政職の代表、あるいはユーザーの代表、社会の代表が参加すべきである。選択を工夫すれば社会全体の意向を反映させることもできるだろう。このような「倫理空間」が作られれば、精神科専門医の倫理的次元への理解も深まり、委員会の孤立が消失し、委員会の仲裁機能も拡大して、精神医療により大きな透明性がもたらされるであろう。

4　医療審査会制度の日仏比較(3)（平田、オラシウス、三脇ほか）

まず精神医療に関する基本データをフランスと日本で比較する。精神科のベッド数、日本は人口約一億二〇〇〇万人に対して約三四万床のベッド数がある。精神科医師数はおおよそ一万人と推計されている。フランスは人口約六〇〇〇万人で、ベッド数は約七万床。八割が公立病院で同意なき入院は公立病院でしか行えない。精神科医師は約一万三〇〇〇人。日本の精神科ベッド数の状況は、フランスの三〇年前の状況に似ている。**セクター制は単なる脱施設化とは方針が違うが、ともかくフランスはベッド数をここ三〇年間で三分の一に減らした。もちろんその功罪両面があることを忘れてはならない。**同意なき入院の比率や平均在院日数について、比率は約一三パーセント。一九九九年年間データでは同意なき入院が五万六二〇八件、うち、措置入院が八九三一件、第三者の要請による入院が五万七二七七件。入院期間は約二五日。**病気がよくなったから退院というわけではないことに注意してほしい。セクター制度内の別施設に移行して治療を続けるのが前提である**（↓第1章第1節参照）。

一九九〇年にフランスは新しい法律を作り精神科の患者の権利を保護するために、県委員会制度（日本の精神医療審査会制度に相当）が制定された。精神医療の基本法は、一八三八年の旧法から一五〇年間、変わらなかった。仮退院制度が作られた以外、何一つ変わらなかった。新法では、旧法が重視した精神障害から社会を守るという立場ではなく、患者の「自由（liberty）」と「尊厳（dignity）」を守る立場を重視した。旧法でも、県の役人や法律家が精神科病院を訪問してチェックする制度はあった。しかし、彼らは精神科の知識がほとんどなく、しかも、各人ばらばらに訪問していた。新法では、こうした訪問を県委員会に統合し、精神科医も法律家も役人も、相互に協力して病院を訪問することになった。四カ月に一回開かれる会議は書類審査が中心で、患者の自由を守ることに主眼がある。同意なき入院が三カ月を超えた場合は自動的に書類審査がなされる。年二回以上の病院訪問が、患者さんの尊厳を守る活動といえる。法律は抜き打ち的訪問を認めているが、訪問の意味を患者が理解していなければ無意味であるから事前に予告することにしている。県委員会は毎年一回、県の精神保健委員会、県知事、共和国検事、厚生大臣宛てに報告書を提出するが、病院に改善すべき点があれば、院長と知事にそのむねを報告する。ヒアリングの場には、主治医以外の精神科医や弁護士が同席する。患者は、いつでも県委員会に退院や処遇改善の請求ができる。患者からの請求がなくとも、病院訪問によって退院の手続きがとられることもある。この意味では、日本の精神医療審査会と実地指導や実地

Profile

平田豊明
（ひらた・とよあき）

1950年新潟県生まれ。1977年千葉大学医学部卒。銚子市立病院、千葉県精神科医療センターを経て、2006年より静岡県立こころの医療センター院長。専門分野は、救急精神医学、司法精神医学。日本精神科救急学会理事、日本精神神経学会・法と倫理委員会委員、全国精神医療審査会連絡協議会常務理事。

著書は、『スタンダード精神科救急医療』（メヂカルフレンド社、1998年）、『精神保健福祉法（2002年施行）その理念と実務』（星和書店、2002年、いずれも共著）など。千葉県精神科医療センターで21年にわたって精神科救急医療にたずさわる中で、厳しい行動制限を回避しがたい精神科救急・急性期治療の場面にしばしば遭遇し、そうした行動制限に見合う精神科医療サービスと患者の権利擁護のあり方を考え続けてきた。また、通算100件ほどの精神鑑定の経験を通じて、刑事責任能力の評価基準など、司法と精神科医療の重複領域に横たわる諸問題について言及してきた。

審査といった行政監査の両方の機能を、県委員会はもっているということになる。

日本の精神医療審査会の活動状況では、非自発入院が在院患者の三分の一以上を占めるので、書類審査の数も年間約一八万件と多く、フランスの一五倍に上る。いっぽう、面接を受けた患者数は、二〇〇〇年度の一年間で一三四八人、フランスの四・四倍。書類審査と面接調査のアンバランスが目立つ。フランスでは、書類審査から訪問へと委員会活動の重心が移っている。自由よりも尊厳のチェックが重視され、日本もそうなるべきだと考えられる。

日本の民間ＮＰＯ活動は、審査会の存在をキャンペーンする活動を含むが、フランスにはＮＰＯ活動はない。県委員会メンバーにもともと家族会代表がいたし、今年の法改正でユーザー代表も加わることになったから、ＮＰＯによる支援の必要性が日本ほど高くはないと考えられる。ユーザー代表を加えるのはアングロサクソンに学んだことである。

5　精神医療審査会活動の今後の実践のために（平田、三脇）

フランスからの提言を受け、今後の精神医療審査会の活動へ提言を行いたい。

退院請求などの審査に対する退院や処遇改善命令の少なさ（二〇〇〇年度は一三四七件の審査に対して一七件、一・三パーセント）や形式的な書類審査の実態のためか、審査会の機能がじゅうぶんと評価する審査会委員は半数程度である。精神科医一般に至っては、精神医療審査会活動を信頼する者は一八・六パーセントにすぎず、フランスにおける四六・二パーセントとは対照的である。[4] 精神科病院の不祥事件のたびに、審査会の機能不全が指摘されてもきた。**しかしそれは審査会内部の問題であるとともに、審査会の活動を病院がどのように受け止めるのか議論がされていないという問題でもある。**フランスの県委員会はユーザー代表を構成員として含もうとするなど、アングロサクソンの影響を受けながらも慎重に組織の制度の分析を続けている観が強い。公立病院中心のフランスでは、県委員会による「制度分析」の各病院への誘いかけが機能し得るのだが、日本の場合は私立病院が多くそれが上手くいかない部分がある。審査会の役割は、機能評価委員会に取って代わられているような現状すらある。しかし**病院機能は評価できても、患者への倫理的な関係性は簡単には評価しえない**。病院の中と外からはさみうちにして精神医療の倫理を考え抜くことへ導くのが審査会の役割としては正しいはずである。

わが国における精神医療審査会活動を活性化するために、以下を提言する。いずれにしても、財政的裏づけ(=人権擁護のためのコスト負担)が不可欠である。

①審査会事務局体制を強化し、事務処理能力の向上をはかり、審査会内の「制度分析」もできるようになりたい。

②「審査会を審査する機構」を創設し、審査会ごとのアクティビティを評価する。これは審査会の内部の「制度分析」を機能させるものである。

③問題事例の記録を集積し、事例に則した審査会相互の意見交換の場を増やす。審査会相互の「制度分析」同士の出会いが生じるであろう。

④法律援助制度など、患者の権利行使を支援するNPO活動を育成する。これにより審査会という制度を使うという制度使用が普通になることが起きるだろう。

編者注　「審査会」というと何か抑圧的な団体のように思われるかもしれないが、「制度分析」という考え方からすれば、外からの審査ということも、その使い方によっては、まさしく内部を動かすための非常に有効な制度になる。第5章第1節でジャン・ウリがいっているように、「制度分析」は「物化」、「単純化」とまったく対立する態度をもつことでもある。

注

（1）退院請求審査か抑制されたり地域格差が生ずる要因としては、①患者因子（精神疾忠による自己表現能力の低下など）、②文化因子（不服申立や相互批判を嫌う文化風土など）、③施設因子（パターナリズムの優位性など）、④制度因子（権41）・告知の不徹底、事務処理能力の限界など）が考えられる。②文化因子、③施設因子、④制度因子はまさに「制度分析」の対象であろうし、その「制度分析」が組み込まれた治療制度こそを審査会は実現することを病院へ働きかけているのである。

（2）全国精神医療審査会連絡協議会は二〇〇二年世界精神医学会横浜大会（WPA）にフランスから全仏精神医療県委員会連合（CDHP-France: わが国の全国精神医療審査会連絡協議会に相当）の前会長ミシェル・オラシウス（Dr. Michel Horassius）を招聘した。以下はWPAでの講演（二〇〇二年八月二八日）の要旨である（訳：三脇康生）。

（3）ＷＰＡでの講演の後（二〇〇二年八月二八日）、東京都内において山崎敏雄（全国精神医療審査会連絡協議会会長）の主催による座談会（通訳・訳：三脇康生）を開催し日仏比較を詳細に行った。本書の記述は、その際の要旨を論文化したものである。座談会の詳しい日時や出席者は以下の通りである。日時：二〇〇二年八月二八日、一五時〜一八時／会場：日比谷パレス（東京都日比谷公園内）／出席者（所属は当時）：Dr. Michel Horassius（全仏精神医療県委員会連合元会長・全仏精神医学会元会長）、Dr. Nicole Horassius（オラシウス夫人・全仏公立病院精神科医組合代表）、三脇康生（名古屋芸術大学短期大学部）、小林信子（東京精神医療人権センター）、八尋光秀（福岡弁護士会・全国精神医療審査会連絡協議会常務理事）、平田豊明（千葉県精神科医療センター・全国精神医療審査会連絡協議会常務理事）、司会：山崎敏雄（山崎病院・全国精神医療審査会連絡協議会会長）。

（4）一九九四年の日仏比較調査、当時京都大学公衆衛生学教室に所属していた三脇康生の研究による。二〇〇二年、第二二回社会精神医学会（千葉）で発表。『日本社会精神医学会雑誌』第一一巻一号（二〇〇二年七月）一三七〜一三八ページに掲載。

第3章

制度に取り組むために

身近な「制度分析」の実践

第2章で紹介した精神医療の現場における諸問題は、一人の個人がそれに働きかけるにはあまりにも大きな制度にかかわる問題である。しかしすべては、一人一人の個人がふと抱く疑問から始まるのだということを強調しておきたい。重要なのは、それをいかにして「問題」として成立させ、病んだ制度へ投げかけてゆくかである。本章には、医師にとって患者とのつながりの基本ともいえるカルテやインフォームド・コンセント、看護師にとっての自らのステータス、医療スタッフにとっての病院環境、そして病院の空間そのものについて、医師自身、看護学や環境デザインの専門化、そしてアーティストや建築家から論考や実例を寄せてもらっている。いうまでもなく、それらの論考や実例は、「こういう風な分析をしてみてはどうですか」という提案では決してない。そうではなく、それぞれの人が自分の働く現場で、何らかの疑問を感じ、それに言葉を与え、表現するためのきっかけとなるべく収められたものである。「制度分析」というと、制度についてのデータを解析するだけかのようになにやら静的なイメージがあるが、第1章で紹介したラ・ボルド病院の運営方針からもわかるとおり、あくまでそれは「何かを動かす」ということなのである。

一例を示してみよう(プライバシーの保護のために内容はやや改変してある)。

派遣会社A社からB社の現場に派遣されたCさんは、B社の現場で事故にあった。現場の危険性に慣れている人ならば簡単に避けられる事故だったので、事故の原因はCさんの不注意ということになりかけたが、派遣社員のCさんにはそのような常識が取得されているとは限らないので、労災となった。もちろんその手続きを行うのは派遣元のA社である。ところがCさんは上腕に痛みを感じ続けて働けなくなり、うつ状態におちいった。Cさんは、B社にある無言の約束ごとを自分が知らなかったがために(もしかしたら説明は受けていたかもしれないが忘れてしまっていたかもしれないと本人は感じていた)引き起こしてしまった大きな損害をどのようにあつかえばよいのか当惑している様子だった。

事故が単にCさんのうつ状態の原因ではない。派遣社員を受け入れるB社の現場では、自分たちが当たり前のものとしているがゆえに現場に存在する大きな危険性を意識していなかった。つまり外から来る人にとって自分たちの現場がどのようなものにみえるかということがまさにみえていなかった。それを分析して改善する工夫をし、少なくとも派遣された従業員には入らせない区域を指定するなどの制度を作っていればどうだったのだろうか。このような工夫をすることや、習慣的になってみえなくなっていることをみなおすことが制度を分析するということである。そしてB社がしておくべきであったようなことを、精神病院においてもしておかなければ患者を受け入れることは難しいということ、そうした発想を実践することが「制度を使った精神療法」なのである。B社における（そしてA社における）環境の病がCさんの心の病を生んだといえるだろう。

「制度分析」の重要性は必ずしも病院だけの問題ではない。読者それぞれがそれぞれの現場で自らが組みこまれている制度に対し分析を試みてほしいと思う。

第１節

医師という制度を分析する

菅原道哉
三脇康生

A　カルテ（菅原）

1　カルテの開示と電子化の流れ

▼カルテ開示の歴史

一九七〇年代前半、筆者が当時所属していた新設の私立大学病院の電子計算機センターでは医療情報の電子媒体への記録の可能性を研究テーマとしていた。カルテの電子化によって将来の医療が変えられるという理想に燃えた若手研究者集団が集まっていた。電子計算機なぞには一切の門外漢であった私に印象に残っていることは、電子媒体化によって「伝票、指示箋、退院後記などにいちいちカーボンコピーを作らなくてもすむ。情報を集中管理できるのでカルテ庫からエアーシューターで送らなくてもすむ。したがって医療者にとって時間の節約、業務の簡素化につながる」などの説明であった。日常の臨床での紙記録の処理に辟易としていた頃であった。

電子カルテ化が医療費の削減政策に対応した病院経営の効率化を目指したものであることや、その後生じてきた情報の一括管理、監視、および患者情報の予期しない漏洩など今日的問題についてはほとんど意識されていなかったように思う。医療者の業務量の軽減、電子化資料の臨床研究への利用可能性を期待し、われわれは各種委員会に積極的に参加し、院内のオンライン化の準備に大いに協力したものである。しかし入力方法、形式が朝令暮改で変化し「発生源入力」といわれ情報発信者である医療者にとっては日常臨床業務がいっそう煩雑となり徐々に電子情報システムへ陰性の感情が増していった。われわれ医療者は、患者さんと一対一で向き合いヒューマンサーヴィスをおこなうことを旨としている。それなのに診療の多くの時間をコンピューター端末と向き合わざるを得ない。発生源入力は、結局は、端末入力者にのみ時間と労力さらには責任をすべて負わせることにならないか。「われわれは病院経営（利益追求）のためにこの大学に勤めたのではない」といった不満が生じてきた。

一九八〇年代になると、欧米諸国および日本での医療費削減の方向が伝えられるようになってきた。一九八四年の健康保険法改正（被用者保険の本人一割負担）、一九八五年の大掛かりな医療法改正がおこなわれた頃と前後して、病院雇用の医療者も医療経営を考えるべきであるという大学病院経営者からの説明がなされるようになった。

その後二年間の留学を終え、一九八二年に大学に戻ってみると大学病院は、院内ＬＡＮによる電子情報管理システムの構築の初期段階が完成していた。不慣れなコンピューター入力作業に多くの時間を要し、患者さんとの診察はおろそかにならざるを得なかった。

いっぽう患者側から医療情報の開示を求める動きが強まってきた。たび重なる医療事故が明るみになり、医療界の伝統的権威、閉鎖性への批判が高まってきた。カルテ開示の問題が論議されるようになった。当初医療者側は、カルテ開示に反対の立場を取っていた。患者のことを考えれば考えるほど医師は、カルテ記載より診療に時間を割きたいし、それが医師としての責任である。したがってカルテは、診療行為を行う上でのメモ書きとして記載する。診療行為に忙殺される中で記載されるカルテは、医師の備忘録であるから論理的整合性には沿って書かれていないこともある。この備忘録をもとに法的に医療行為の論理性を争われれば医師が、現場で最大限の努力をしていても、ずさんな医療行為であったと誤解される恐れがある。誠実、真剣に医療を行っている医師までもが被告人として有罪になる可能性がある以上現場の医師としてカルテ開示は許容できない。さらに病名告知の是非の点からも、カルテ非開示の方向が語られていた。

しかし、不正な医療行為をおこない摘発される医療機関の増加、医療過誤の続発、薬害エイズ事件を機に強まった情報公開の請求等の流れの中で状況は、カルテ開示の方向へと急速に進んできた。カルテ開示は、一九九七年の診療報酬請求書の開示から始まった。一九九八年には「カルテ等の診療報酬の活用に関する検討会報告書（厚生省）」でカルテ開示の法制化の姿勢が述べられた。一九九九年には「国立大学付属病院における診療情報の提供に関する検討」では診療録、看護記録などの開示が明記された。日本医師会も二〇〇〇年には「診療情報提供に関する指針」を出し、指針に従わない場合の罰則も設けることにした。しかしカルテ開示の主導権を事実上医師会側が決定できるのかとの批判も多い。

▼カルテ開示から電子カルテへの論点の変化

カルテ開示の流れの中で、一九九四年厚生省は、「エックス線写真等の光ディスク等への保存について」、一九九九年「診療録等の電子媒体による保存について」の通知を出した。二〇〇二年には「診療録等の保存を行う場所について」と次々と電子カルテ化についての法整備を整えてきた。電子媒体の外部保存を認めるとともに、これまで取り扱いが明示されていなかった紙媒体のままでの診療録等の外部保存についても一定の基準を満たす場合はこれを認めるという内容であった。二〇〇一年より政府は、「我が国が五年以内(二〇〇五年)に世界最先端のＩＴ国家となる」(「e-Japan 戦略」)の目標を掲げた。医療関連領域では医療情報の電子化など医療分野でのＩＴ利用促進として処方箋、診断書、出生証明書を初めとするさまざまな診療情報の電子化など医療分野の電子化をはかる「e-Japan 重点計画　戦略Ⅱ加速化パッケージ(案)」が出された。同年、厚生労働省の健康政策局長、医薬安全局長、保険局長の連名で「診療録等の電子媒体による保存について」が各都道府県知事宛にだされた。この通達文の出だしは「医療は、情報化が遅れている」という認識のもとに、二一世紀を迎えるにあたり次の五点をあげ、電子カルテ化の推進を求めている。①情報通信分野の技術進歩に取り残されてはならない。②保存媒体は規定しない。③医療現場でのペーパーレス、フィルムレスを目指す。④電子カルテ化は医療管理者の責任で実施する。⑤患者情報の相互利用によって患者に質の高い医療を提供する。

私が新たに所属した大学付属病院では数年間の準備、移行期間を経て二〇〇四年一〇月から入院病棟で、二〇〇五年四月からは外来での完全電子カルテ化が始まった。電子情報委員会ではシステム導入に当たり啓発活動をおこなった。その際電子カルテ化の意義を次の五点としてあげた。①ネットワーク型情報の共有：院内のみならず地域医療機関との連携が深まる。その結果重装備型大学病院と中軽装備型の医療機関の間でそれぞれの機能分担が可能となる。②大学病院内でのリエゾン医療の促進：一患者一カルテは、画面上で一人の患者の全体像を把握できる。したがって包括的全人医療の実践に大いに役立つ。③カルテ開示：電子カルテは医療者のメモ書きではない。患者の医療情報そのものである。したがって患者が自分の医療情報のコントロール権をもっている。患者に病状、治療内容、予後を説明することでカルテの開示を求めてくることも多くなる。したがって医療者は医療行為を慎重に果たさねばならないという責任感を高める必要がある。それによって医療過誤ひいては訴訟を減少させることができる。④医療事故の減少：医療情報の共有化によって科をまたいで医療行為が確認でき、一貫した医療サービスが可能となる。その結果医療事故も減らすことができる。⑤効率化：一患者一カルテとなることで各課が単独のカルテを作る必要がなくなる。カルテ記載の形式も共通化されるので事務量が減り、医療者は本来の業務に専心できる。

　このような趣旨説明を各種医療連絡会、全体集会でおこない、ＰＣリテラシーの向上をはかり、かつ情報の管理と契約を結んだ人への情報の開示という倫理問題について自己責任の自覚を深める勉強会が頻繁にもたれた。こうして院内ＬＡＮによる電子カルテ化が実施された。

2　実践現場での問題

　ところがいざ実施されてみると現場からさまざまな問題が生じてきた。臨床の現場は一刻を争う事態がしばしば生じる。目前の医療行為を優先させなければならない。入力作業は思いのほか煩雑である。診療行為と並行の作業では誤入力がどうしても生じる。したがって必要最低限の医療情報の記載にとどめようとする。電子カルテ記載は後回しになり、診療行為終了後記載することになる。次に情報の管理と情報の公開の間に横たわる矛盾が生じてきた。プライバシーの保護の問題である。作業効率を保持するために端末をつねに接続状態にしておく。その結果アクセス権をもっている主治医以外の医療関係者が患者の情報をみることができる。また参考資料として後日検討するための複写ないしは他の電子媒体への転写によって情報が外部に漏れる恐れがでて来た。さらにカルテ開示を前提とした記載（ＰＯＳ：Problem Oriented System）方式にカルテ記載が統一された。この方式は、患者の訴え、医者の診察結果、症状と所見、検査結果を基にした治療法の記入からなっている。病状の客観的記載、検査結果の記載および対処法の論理的記載には優れた方式ではある。しかし電子カルテは、数値情報、映像化情報、単語水準の単純な文字化情報にあふれることになった。無機質な内容となり、患者は疾患、病状からなる部分の集合になってしまった。**ここに至るまでにカルテという制度の「制度分析」がなされる必要があったのだ。**

電子カルテ化で発生したトラブルを考えたい。まずカルテ内容の質の違いがあげられる。もちろん患者の訴えにもとづいて身体所見をとる。患者の訴える症状からその裏づけになる徴候を発見するためである。問診、視診、聴診、触診、打診場合によっては嗅覚も重要な診察の手段になる。非言語的に表現される内容は、言葉という手段を使ってはいなくても言語構造をもっている客観的に診察される材料である。補助診断としてはますます高度に進化している技術によって身体機能全般および脳・神経機能を非侵襲的に検査することが可能になってきている。これらの結果をいくつかの鑑別診断を考えながら整理していく。ここまではどの診療科といえども同じ思考過程、同じ整理の仕方をする。したがってカルテの記載にも差はない。

精神科は上記の身体科の思考過程以外に別の過程を用いる。一言でいえば患者の心的内容を医者の心的内容と付き合わせ類推するということである。すなわち**共感しあいながら診察する**ということである。精神科の診察は、医者と患者の主観的な体験を互いに照合しながら類推する。したがって診察の場には場を共有する当事者同士でしか伝え合えないコミュニケーションが存在する。暗黙知といってもよい。認知心理学の言葉を使えば潜在情報ということである。潜在情報は、診察場面の雰囲気によって医者と患者の共感の色彩が変化する。変化してやまない情報であるから合理的な文章にしづらい。医師・患者の感情の流れ、音声の強弱、診察時の互いの椅子の位置・距離、視線のあわせ方、体の動かし方等々すべてが共時的にわかちあわれ、診察の場が形成される。この場の中にあって、またはこの場の上に疾患特有の症状が、表現される。場を共有しながらその場を外から眺めるというまさしく自己言及の二律背反を行うことは不可能である。したがって精神科のカルテは、診察場面で己の中に浮かんだ感情、印象を単語水準で記載していく。診察が終了した後に始めて診察状況を外在化し、合理的記載として書き直すことができる。

電子カルテになってから、診察場面で体験している実時間でのメモの記載がいちじるしく少なくなった。どのカルテも患者は、症状の束、かたまりとしてまとめられ短い単語の連続となっていく。しかし単語の連続であっても論理的整合性は整っている。確かに疾患については第三者が読んでも理解はできるようになってきた。**診察、治療は、医者と患者が時間と場を共有する作業である。カルテという「制度を使った精神療法」がすでに行われているといってよいのである。**共時的体験の中でこそ相互の全人的信頼が生まれ、育ってくる。共時的かつ互いに増幅、減衰する相乗的作用は、その作用の場にあるときは客観化できない。だから投げ込まれている場の中では断片的に気がつくことをメモ風に記載する。この単語水準の気づきは、感情表出であったり、短い瞬間的な自己観察であったりする。この短い言葉の記載は、診察終了後に読み返すことによって実に多くの場面情報を提供してくれる。これらの潜在情報の多くは診察を終えた後、読み返し改めて自分の診療に対する反省、反芻の視点として使われる。患者を職業的自我のもとでバーチャルに受け入れたその想像的自己表現でもある。当日の診察終了後必要な場合は日記的自己表現として書き加えられていく。しかし電子カルテは改竄防止のため後づけの書き加えができない。したがってテンプレートとして貼りつけられる。ときにはカルテをコピーし手書きで書き加え、自己保存用としてファイルする。情報の拡散を防ぐためにはしないほうがよいのに決まっているのだが。

3　残された課題 ── 個人情報保護という視点から

最後にテーマである個人情報保護について電子カルテ化との関係で考えてみたい。二〇〇三年五月に成立し、二〇〇五年四月に全面施行となった。この法律は消費者の保護という視点から制定されたものである。したがって個人情報の定義としては「生存する個人に関する情報で氏名等により特定の個人を識別できるもの」とし、これらの個人の情報を五〇〇〇件以上もち事業に使用している者を事業主と呼んでいる。この事業主には個人の情報の有用性に配慮しつつ個人情報を取り扱う事業主の遵守すべき義務を定めている。医療情報は事業主、病院長なり病院理事長が代表管理すべきであるのは当然である。しかし個人の深部である生体情報を直接利用しているのは現場の医療者である。

個人情報保護法では情報取り扱い事業者の義務を規定しているだけである。医療従事者個人への法規制ではない。各医療者は、治療効果を期待して患者の生体個人情報を各人の電子媒体に保存し自主的に治療を考え、研究したい。医師法や、医療倫理では患者情報を本人の承諾なしに他者に伝えてはならないと強く戒められている。

今回の個人情報保護法は、経済活動上の消費者と供給者の関係で生じる個人情報の経済的利用を制限するのが目的である。患者は利益追求型事業での消費者と同一ではない。医療倫理の秘守義務と企業経営者と消費者の間の個人情報保護とが混乱して認識されていないか。患者側は、あまりに医療の消費者という感覚に走り、医療者はサービス供給者の立場に追い込まれ、商取引と同水準の規約、法律に従うことを強いられてきている。商取引においても暗黙の約束違反が次々と生じている昨今の状況ではもはや法的規制が敷かれなければならないようである。患者個々人の医療情報を意図的に売り買いする事態が生じつつあるのかもしれない。現代ではもはや内なる視線としての生命倫理も商取引上の経済倫理も育ちにくい状況にある。すべてが法的規制という外部からの視線を必要とする時代なのだろうか。

またサイバー空間を飛び交い、さまざまな電子媒体に蓄積保存される情報についてハード、ソフト両領域についての素人にはプライバシー（自己情報管理）権を主張することさえ難しくなってきている。名前、住所等の個人の表層情報もさることながら各種の生体情報はまさしく個人そのものの深部情報である。パスポートに生体情報がとりこまれ、移動の自由は知らず知らずにフィルターにかけられ、ときには制限される。また個人情報がいったんネットワークに入ってしまえば情報は複製され、拡散しどこかで流通し続ける。どんなに個人が自己情報の管理権を主張し、また情報取り扱い者に情報漏洩の責任を定めてもコンピューターの一般化とWWWの登場は、現状の認識をはるかに超えてプライバシーを侵害続けている。われわれは便利を第一としてしばしばインターネットを開く。貴重な情報がえられる。しかし同時にサーバーには逐一誰がアクセスしたかの情報が記録される。こう考えてくるともはやプライバシー権という現代的問題は個人がいくら自己情報の広がりに制限を加えるように主張しても、もはや担保できるものではなくなりつつある。

「第三者の審級の真空状態」というポストモダンの思想で語られたポストモダンの社会のありようは認めざるをえない。しかし技術的にサイバー空間をよく知るものがわれわれ一般人のあずかり知らぬネットワークを使って個人情報のフィルタリングや不正使用を試みているかもしれない時代となってきている。個人情報の価値を自己の欲望充足のために審査していることになる。電子カルテ化も下手をすると一事業者のあずかり知らぬところで莫大な個人情報の一部としてデータバンク化され、いつの日かゴーストの個人として歩き回ってしまう恐れがじゅうぶんあることを知っておく必要がある。**病院の外にある権力や欲望がこういう形で病院の内へいつの間にか入り込んでくる。これこそ危険なことだ。**カルテという制度を情報バンクとして扱うだけでよいのか。**カルテ制度の治療構築性は何によって担保するのか、考えないで済むわけはないだろう。内を外に開けばすむ話ではないことがこれでわかるだろう。カルテという制度を内で分析しておかないと、外へただ情報が漏洩するだけになるのだから。今こそ、カルテという制度について、単に電子化反対ということだけではなく、様々な観点から分析をし、それを共有する場を創設しなければならないだろう。**

B　インフォームド・コンセント（三脇）

1　ある病院での経験 ―― 精神科におけるインフォームド・コンセントの現状

精神病院の保護室に入っている幻覚妄想状態の患者さんに、私は主治医として治療計画書へのサインを求めたことがある。これがないと診療報酬が大きく引かれるということで、看護部の幹部からシステマティックにサインを求めるように指示された。任意入院でない患者から、なぜに治療への同意がすぐに取れるのか。まったくもって私には不可解であった。病棟にほとんど存在しない医者を当てにできない看護者にとっては、患者への働きかけの一つの目安やよりどころとして役立っているのかもしれない。「ここに書いてあるでしょ、休んでください」と患者にいいやすい、といったことであろう。しかし患者が治療を受け入れ、治療者となにがしかを共有していくプロセス、あるいは、治療者からいえば患者のニーズが明らかになってくるプロセス、そういったものとの関係では、どういうことになるのかまったく不明である。定式化されて、サインもされた、はっきりとしたものがある、ということが必要なのだろう。入院治療計画書は、精神科ならどこでも、義務づけられている。これがないと保険で診療費が払われない。機能評価とか、病棟の種類とか、そういったこととは無関係で、病棟の看護者の数や質とは関係はない。この制度を使っていない病院には、何年か前から指導が入っているはずだ。しかし少なくとも、この**制度の使い方**は、やはり病院全体の方針を変化させてしまっている。

しかたなくその制度に従って患者からサインをもらっていた私は、あの「精神科医療におけるインフォームド・コンセント」という大きな問題はどこに行ってしまったのだろうかと考え、呆然とした。サインをもらえない場合はしばらく時間をおいて患者からサインをもらうか、家族からサインをもらう。しかしサインをもらえばこちらのものという雰囲気があることは否めない。逆に、こんな状態でサインをもらってどうするのか。しかしそれを議論することは仕事を増やすだけであるという空気が存在している。精神科における、あるいは簡単に同意能力が措定できない医療分野におけるインフォームド・コンセント。これがまさにこの病棟ではマニュアル化されてしまい、患者の同意能力への吟味などは吹き飛ばされてしまっているのだ。患者からあるいはその家族からいったんサインさえもらえばそれでオーケーなわけである。インフォームド・コンセントすら、早い退院のためにスピーディーに治療する病院であるという看板に使われはじめている。インフォームド・コンセントのサービス化。これは字義矛盾も甚だしいものだろう。

元来、インフォームド・コンセントにある姿勢とは、患者をどうすれば大人扱いできるかという姿勢である。それが今では患者をサービスの対象たる子供扱いするために用いられているのだ。とにかくいうことを聞きなさい、ここにサインしなさいというわけだ。私がサインを求めた患者はサインをした。しかしそれが何を意味したというのだろうか。書類を作るために急かされた私の行為は、私のものではなかった。急いだ治療というかたくなな制度が私を動かしたのだ。**私は制度に使われたのだ**。患者も、書類にサインをする結果しか求められてはおらず、サインのプロセスはどうでもよいものとして扱われていたのだ。

2　精神科におけるインフォームド・コンセントの歴史

従来から、精神科の患者からインフォームド・コンセントを得る際には、次の二つの態度がありえた。

①精神科の患者に説明と同意を行う能力があるのか。インフォームド・コンセントが取れたと確定できる基準が明確ではない。その基準作りを行うこと。

②精神医療を患者からインフォームド・コンセントをとることそのものとして考えること。したがって形式的な基準作りにはあまり意味をみいださない。

しかし医療機能評価をはじめとする医療市場化が始まると、②の態度における建前が建前であることを超えて、機能評価を受けたという事実を看板化されてしまう危険性が発生している。これは危険である。

まず、病状の変化の側からは次のようにいえる。ここでインフォームド・コンセントという事態にどのような側面があるか分析した精神科医の加藤敏の言葉を引用したい。

患者の判断能力について臨床家が結論を書くときの、言葉づかいは注意するように勧める。カルテにいったん記入してしまうと、患者の判断能力についての判定は、不思議な意味を帯びてしまう。担当医は、判断無能力と評価された患者が現在も将来も、どのような状況においても、どのような治療についての決定にも参加することができないと、誤った考え方をしてしまうかもしれない。そのような誤解の可能性を低めるためには、その結論は、そのときのその状況に限定されるのだと注意することは有益であろう。（……）患者の意思決定能力の動的特質を強調することになる。[1]

さらに加藤敏の言葉を考察する。加藤はインフォームド・コンセントに関する次のような要素をとりあげている。すなわち、事実確認的発言と行為遂行的発言である。

インフォームド・コンセントには、病名告知には、事実確認的発言だけでなく行為遂行的発言の要素が大きくある。加藤は、やがて「今日の精神障害分類に対し、精神病理学、脳科学、および精神医学史の知見の吟味をとおして「脱疾患単位化」の作業を進め、まずは生物学的な病態に根ざして、精神疾患分類の大きな組み換えをしていく必要があると考え、もしこの作業がなされるなら、病名告知はもっとわかりやすいものになると考えられる」としている。[2] つまり事実確認的発言と行為遂行的発言の合流する地平が成立することが精神医療の目標として掲げられている。言葉と物が一致することを目指すという西洋の理想が加藤によって語られている。しかし科学が事実確認的要素の事実性を増すにしろ、インフォームド・コンセントには行為遂行的要素が大きく含まれることは予測できるだろう。言葉と物が精神医学のみにおいて一致するぐらい世の中が精神医学に比重をかけることは予想できない。

この加藤の記述に合わせて、精神科のインフォームド・コンセントについて先述した二つの態度を思い出そう。①は事実確認的な事象であり、②は行為遂行的な事象であろう。医療機能評価が始まると、②の態度における建前が建前であることを超えて、機能評価を受けたという看板へと「看板化＝事実確認」的にされてしまう危険性が発生していると感じられる。その事実をもたらすのは科学ではなく市場原理ということになる。機能評価は病院経営に間接的につながっているのはしかたない。市場抜きの精神医療は想定できないから。しかし、インフォームド・コンセントでは、事実確認を行為遂行の面が食い込み続けていることを知る必要がある。「患者の意思決定能力の動的特質」は、インフォームド・コンセントの事実確認的な部分と行為遂行的な部分の動態的な関係性からもたらされることになる。

ここで事実確認する側面を大人と呼び、行為遂行的な側面を子供と呼んでみよう。冒頭の症例でいえば、大人のふりをして私は、保護室のいる患者を大人扱いして、形式的なインフォームド・コンセントを行い、事実確認行為へ及んだわけだが、これはいかにも滑稽な大人の振りをする芝居であり、大人のふりをした子供の行為である。**精神科医療におけるインフォームド・コンセントは、患者を大人扱いし、スタッフも大人としてふるまうことの困難さを自覚するためにあったとさえいえる論点であったはずである。**それに対して、大人であることの困難さを知った上で、大人であることを試みることが、大人っぽい子供の所作である。

これは哲学的な、衒学的な言葉遊びではない。例えば『精神科臨床サービス』という雑誌で「失敗学」から学ぶという特集が組まれている。そこでは次のような指摘がある。

「失敗学を学び、失敗対策は万全」という失敗をしないためには、「失敗」をめぐるリニア（直線的）な因果関係を超えて、問い続け、考え続け、討論し続けることが必要なのである。恒常的に正しい答えなど、およそ臨床では存在しないのだから。(3)

精神療法家は何らかの失敗に直面せざるをえないことを述べた。ただ、その失敗とは単純に間違っているとか正しいと断じられるものではなく、力動的な過程の中で生じてくるものであり、その失敗を含めて精神療法過程を進展させるべく努力し続けることが重要であると述べた。ただし、必ず失敗するということは、何をしても自由であることとは異なることを強調し、精神療法家は失敗を最小限にとどめるために努力を惜しんではならないことを述べた。精神療法家は「唯一絶対的な正しい道」を与えられることもなく、かといって「何でもあり」を許されるわけでもない、という困難な状況に自らを置き続けなければならない。それでいて、治療過程の瞬間瞬間では精神療法家はつねに「何か」を選択して「何か」を行い続けなければならない。そして、その結果として現れる新たな状況を再び検討し、また新たな「何か」を選択していくのである。それが是か非かを決めようとするのではなく、この治療を進展させるにはどうしたらよいかを考え続けること、すなわち精神力動的な思考を続けること自体が重要である。(4)

これらの記述を参照すると、インフォームド・コンセントの失敗、つまり行為遂行性が事実確認性を侵食する不安こそが精神医療の本質を教えてくれるはずなのに、それを患者にサインさせることで跨ぎこすシステムを日本の精神医療は標準化しようとしていることがわかる。その際、診療報酬が脅しに使われている。医療者は脅されているが、同時に患者を脅しているのである。表向きはサービスという柔らかな顔をしながら、実は脅しているのである。

3　コンセントを取れたという確証なしにいかに医療を実践していくのか

ラ・ボルド病院で働いたガタリ（→第１章第１・２節参照）は哲学者のジル・ドゥルーズとともに次のように書いている。

たとえば人間―白人―大人―男性がそうだ。マジョリティは支配の状態を前提にしているのであって、支配の状態がマジョリティを前提にするのではない。問題は、蚊や蝿は人間より数が多いかどうかということではなく、「人間（男性）」はいかにしてこの宇宙における尺度を構成しえたのか、ということだ。すべての人間（男性）が必然的に（つまり分析的に）マジョリティを形成するのはどうしてなのかということだ。（……）人間（男性）の権利や権力があらかじめ所与として与えられていることを前提とする。女性や子供が、そして動物や植物、さらには分子がマイナー性だというのは、まさにこのような意味においてである。（……）しかし生成変化、あるいはプロセスとしての「マイナー性」と、集合、あるいは状態としての「マイノリティ」を混同してはならない。たとえばユダヤ人やジプシーは、ある条件のもとでマイノリティを形成しうる。だがそれだけで生成変化を生み出すことはできない。状態としてのマイノリティでは、進んで再領土化をおこなったり、再領土化されるにまかせる動きが出てくる。しかし生成変化にとらえられた人間は、みずから進んで脱領土化をとげるのである。（……）女性ですら女性に〈なる〉必要がある。ユダヤ人ですら、ユダヤ人に〈なる〉必要がある（一つの状態に甘んじているだけでは不足なのだ）。（……）

女性への生成変化は女性と同様、必ず男性にも効力をおよぼしていくだろう。ある意味で、生成変化の主体となるのはつねに「人間（男性）」である。しかし、人間（男性）が生成変化の主体となるのは、彼をそのメジャーな同一性から引き離すマイナー性への生成変化に、彼が組み込まれる場合にかぎられる[5]。

患者が患者に生成変化するプロセスにつき合うことがインフォームド・コンセントであるとするならば、医療スタッフがはじめから大人の顔をしていてつきあえるはずはない。医療者は**大人っぽい子供**にならなければならないのだ。患者の意思決定能力の動的特質に着目し、事実確認的な言語行為と行為遂行的な言語行為は簡単にわけることができないことを前提に精神医療のことを考えたのが、ガタリであった。事実と行為はわけることはできない。これは単なる相対主義を意味することになるわけではない。行為の結果が事実となるといういい加減な欲望主義を意味することになるわけではない。「制度を使った精神療法」のいい分を聞いてみよう。事実確認の線、硬質な線を引き切ることは、本当はできない。そのことを知ってあえて引くことが治療である。つまり失敗を覚悟して引くわけだ。ただし**失敗の分析や、そのプロセスの検討なくして覚悟はあり得ない**だろう。制度を使ってまともな方向へ治療を動かしていく覚悟なしには、失敗への覚悟はない。行為遂行性へいかにアクセスするべきであるのか。それは制度を用いてであると、「制度を使った精神療法」は教えてくれている。制度を使うときはいつも苦肉の策としてなのだ。それをわれわれは**肯定的に語れる**ように準備をしておくべきなのだ。**インフォームド・コンセントがとれたという事実確認をおこなう人間（男）の大人の主体性は、いつも子供の行為遂行性を含み込んでいる**のだ。精神医療とは、行為遂行性へと入り込んでいくことでなくして実行できない。インフォームド・コンセントがわれわれに気づかせてくれた倫理は重要であるが、それが成就し難いことに気づき、治療の体制を組んでいくことこそが求められている。もしこのようなことに敏感であるのならば、インフォームド・コンセントという**制度に使われる**のではなく、インフォームド・

コンセントという**制度を使う**ことができるのである。

4　インフォームド・コンセントという制度を使うための条件――内と外のつながり

コンセントとは構築されつつあるものであるというプロセスが重視されるのならば、コンセントをとれたという確証なしにいかに医療を実践していくのか考えることが医者のモラルとさえいえる。例えば、この不確かさをサービスという形ではなく倫理的空間感の判断にゆだねる、あるいはその倫理的空間へ主治医も入っていくということでゆだねることは可能だろう。ここで精神医療審査会という制度を使うことを考えてみることができる。本書でも取り上げている日本の医療審査会の研究を続ける精神科医の平田が、フランスの同種の機構の代表である精神科医のオラシウスが次のような指摘をしていたことを思い出してもよい（**→第2章第4節参照**）。

（……）精神医学の活動からは倫理的、法律的な考察を抜くことはできない（……）。そのような考察は、ユーザーや社会共同体のメンバーとの対話のなかでなされるべきことである。このことは、病院の中に「倫理空間（ethical space）」を開くことにほかならない。(6)

精神医療審査会を受け入れるために病院内部の「制度分析」を行うことが重要であろう。精神科医療には行為遂行性が満ちあふれている。それはよい意味でも悪い意味でもそうなのである。中と外の関連がいっそう緊密でなければならないのはそれゆえである。「制度分析」はこのような倫理的問題に接近している。

注

（1）トマス・グリッソ、ポール・S・アッペルボーム『治療に同意する能力を測定する』北村總子・北村俊則訳、日本評論社、二〇〇〇年、一四八ページ。
（2）加藤敏『統合失調症の語りと傾聴』金剛出版、二〇〇五年、八九〜一〇四ページを参照。
（3）『精神科臨床サービス』七巻二号、一七六ページ。
（4）同書、二〇一ページ。
（5）ドゥルーズ・ガタリ『千のプラトー』宇野邦一他訳、河出書房新社、一九九四年、三三四〜三三五ページ。
（6）平田豊明・三脇康生「精神科入院患者の人権擁護：その日仏比較」『日本精神科病院協会雑誌』二一巻、二〇〇二年、一一七六〜一一八四ページを参照のこと。

第2節

document

看護師という制度を分析する

ジャン・ウリ
吉浜文洋

「精神科リハビリテーションを考える・制度論的精神医療と環境療法」と題されたいずみ病院の院内ゼミナール（精神医療研修会 in OKINAWA 2005）でラ・ボルド病院院長ジャン・ウリが講演した。その後で、ウリは経験豊富な日本の看護師とじっくり話がしたいと希望し、当日いずみ病院院内ゼミナールに参加していた吉浜文洋（元いずみ病院看護部勤務）と対談することになった。以下はその記録であるが、看護の職という制度を、いかに分析し、いかに患者に対しても看護師みずからに対しても疎外的でないようにしていくかということが、みごとに語られている。

精神療法への看護師の参加

吉浜●三脇さんがラ・ボルド病院を取材され編集された『精神の管理社会をどう超えるか？』という本に何回か目を通しているのですが、完全には理解できているとはいえなかった。そのよくわからなかったことが、今日のウリ先生の講演を聞かせていただいて理解できた部分がありました。とくに雰囲気とか環境という切り口を強調されたところが、看護的な発想に近い部分があるなと思いました。

いちばん印象に残ったのが「アセプシー（asepsie）」とい

う言葉です。外科手術のアナロジーでいえば、手術の前提になる条件整備ということでしょうが、ウリ先生が問題になさっているのは、じつは精神医療のそういう部分で、治療が成り立つためのいちばんベーシックな部分なのだというこことがよく伝わってきました。

それで環境ということから連想したのは、ナイチンゲールの看護の定義です。看護という仕事は、要するに生命力の消耗を最小限にするようにすべてを整えることであると、自然治癒力がはたらくようにいろいろな条件整備をすることが看護の役割なんだということをナイチンゲールはいっていて、これは看護教育を受けた者は耳にたこができるほど聞かされているのですが、統合失調症の治療、精神科の治療全般といっていいかよくわかりませんが、この場合も、治療の前提となる治療環境を整えることが、精神科的アセプシーなのかという連想が浮かびました。

患者の回復力を底上げするには、条件整備をしなければならない。治療が成り立つための環境条件を整えなければならない。ナイチンゲールのいう看護のイメージと結びついて、精神科医療あるいは精神療法が成り立つ基盤をどのように整備していくかという問題意識が「制度論的」という言葉にはこめられているのかもしれない――このような理解のしかたをしたのですが、どのように思われますか。

ウリ●まず先ほどの講演で「アセプシー」といっていたのは、あくまでイメージですが、確かに自分自身が何をやっているのか、自分自身の状態に気をつける、それをいつも気にしておくこと、これが外科の無菌の状態と同じことだと思います。そういうことをしていないと、人間というのは、非常に偏見でいっぱいの危険な状態になっていく。自分につねに気をつけている状態というもの、つまり自分に対してつねに批判的であるという能力は訓練をしないとえられないものでもあるわけですね。

とにかく社会そのものというのは偏見に満ちていて、しかも今の社会ではどんどん偏見が増えている。とくにやはり狂気の問題とかいうことになりますと、社会のなかにはどんどん偏見というものが増えていっているのであって、そんな状況のなかで、自分の状態に気をつけていくということ、これが看護師の最初の仕事かもしれないと思うわけです。

看護師という人たちが精神療法の中でそれに参加するべきである、そして独自の立場をとるべきであるということは、一九五八年ぐらいから私たちの周辺でいってきたことです。看護師がそういうふうに精神療法に参加するためには、必要な条件というものがあって、それは看護師が「自分を表現する自由（liberté d'expresion）」というものをもっていないといけない。それがなければ、医者、看護師というヒエラルキーがあって、それによって言葉を閉ざされてしまうということがあります。

それからもう一つ重要な条件というのは、患者さんにいつもそばにいて役に立てる可能性、「ディスポニビリテ（disponibilité）」という看護師の仕事にとっては必要な条件です。この二つが非常に重要であるということですね。

そこでドイツの倫理学者マックス・シェーラーが「共感（sympathie）」という言葉を使っていますが、つまりこのディスポニビリテ、人のために自分が役立ちうる状態にしておくというのは、ほかの人の代わりに、自分がその場所に立って考える能力のことであるのだけれど、当然それは、相手

Profile

吉浜文洋
（よしはま・ふみひろ）

1973年、琉球大学保健学部保健学科卒業。入学の1969年には、琉球政府立であったが、卒業時は国立に移管していて、その一期生。沖縄がアメリカの施政から日本の1県に組み込まれた政治の時代に学生生活を送る。卒業時、社会の影の部分から世の中をみるのも悪くないかもしれないという思いで開設半年が経過したばかりの玉木病院に看護助手として就職。3年間勤務後、東京に出て松沢看護専門学校入学。看護師資格を取得。2000年から大学教員（精神看護）。日本精神科看護技術協会常任理事、政策業務委員長。現在、神奈川県立保健福祉大学保健福祉学部看護学科教授。

看護師資格取得後は1年間沖縄県立精和病院で働いたが、ほとんど民間精神病院勤務。1989年から2000年まで、いずみ病院に在籍。閉鎖病棟の看護管理者としての役割をにないつつ病床転換による認知症治療病棟開設、訪問看護ステーションの立ち上げ、急性期治療病棟の開設、入所授産施設開設等にかかわる。
精神科急性期看護の経験、病棟再編成のための退院促進活動などから多くのことを学んだ。回復過程のアセスメントと治療環境に関心があり、回復過程の指標としての睡眠、看護師自身の存在を示すことで安心感をかもし出す治療環境等について、いずみ病院での臨床の経験を整理したいと思いつつはたせずにいる。
ウリ院長のインタビューを看護の立場からと依頼を受けたが、気が重く断り続けた。結局受けたのだが、インタビューはつぎつぎ興味深い内容が展開され時間を忘れた。暑い夏の盛りで、ウリ院長の体調を心配した三脇先生、多賀先生らがドクターストップをかけてインタビュー終了となったのだった。

と自分を混同するとか同一視するということとはまったく違う。相手の立場にとって、それを共感できるということが非常に重要です。これが看護師の仕事の第一のものということができるのでないでしょうか。

「雰囲気」と先ほどからいわれていたものだけれども、これは多くの場合、誰かがとる態度によって、どういう態度をとるかということによって、それもその人の身体の内部にあるようなものから出てくるその人の態度というか、それによってつられることが多いのです。これを「運動感覚（kinesthésie）」という言葉でいうことができる。しかも意識にのぼらない、自分では意識していないような一つの自分の運動感覚のことです。自分の身体がどうなっているか、どういう形、どう動いているかということを自分で感じておくと。で、それに対していつも気をつけているということが、看護師の仕事の非常に重要な条件になるのではないでしょうか。

吉浜●身体感覚から思考におよぶ批判的自己点検、準備性——役に立てるように共感的な感受性をもって備えていること——そういう姿勢、そして表現すること、この三つの要素を備えていることが看護にとっては重要なのだと要約していいのでしょうか。

多賀●自分の感情というだけではなくて、相手がどう感じているかということもいっておられたと思います。そのへんをもうちょっと聞いてみましょうか。

ウリ●先ほどいわれた、自分の感情のもち方、そして身体の状況みたいなものをつねに点検して気をつけていくということと、自分の表現に対して自由に表現していくという、この二つの条件が看護師の仕事の最初であるという、その理解のしかたは、それでいいと思います。

さらにもう一つつけくわえていうと、先ほどもちょっといったのだけれども、病院の中にヒエラルキーというものがある限り、そういった自由な状況は作れないのであります。つまり、看護師には発言の権利がないとか、そういうようなことがヒエラルキーによって、とくにピラミッド型のものが存在している場合には可能にならないのであります。

看護の仕事と個人史

ウリ●看護師の仕事というけれども、看護師がたとえば病院で働く場合、その人物はまず何らかの免許というか証明書をもって仕事を始めるわけです。しかしその人物は、そういう国家の資格を与えられた人間である前に、まず一つの「ペルソンヌ（personne）」というか、一人の人間なわけです。

その一人の人間であるということは、自分自身のそれまでのさまざまな経験であるとか、自分自身の人生、歴史といったものをもっている。

ある人物を看護師として雇うというのは、ただ単にある特定の仕事、与えられた仕事を任せる、そういう人間、人を雇うということだけではないのだと。かつてどういうことを経験していたのか、職業として、あるいは職業以外の場所で、どういうことをやってきた、経験してきた人間であるのか、それを全部引き受けながら雇うのです。とりわけ精神科においては、その人物がそれまでにもっていた歴史というか、個人史が非常に重要です。

このことは、言語学でいわれる「能力」と「遂行」という二つの概念と比べてもいいかもしれないけれども、ただ単に何か与えられた仕事、機能をするという、そのことだけが求められているのではありません。その人がもっているすべての経験を生かして仕事をしていくというのが精神科の看護師に求められることであるわけです。

一つの例をあげてみますと、患者さんのなかで、もともと労働者であった人、工場労働者であったような人、あるいはまた、農家で働いていた人、農業をしていた人というのは、たとえば個人史、自分史のなかに、看護師さんで、工場で働いた経験がある、ないしは農業をやっていた経験があるという人と、やはり心が通じ合う、何かその二人のあいだで通じ合うということがよく起こるわけです。

たとえば一人の看護師さんを雇うということはじつは、ただ単なる道具を一つ増やしているのではなく、何かものすごく複数の層をもった一つの存在を雇っているわけです。それはたとえばミルフィーユというお菓子があるのですが、そういう何層にもなっている人間を雇っているわけです。患者に対して、そのいろいろな層のうちのどこが作動するのかと、そういうのをみていくことも重要なわけです。

結局、看護師の仕事というのは、自分の経験によって働くということ、つまり自分の歴史、自分固有の個人史を使って働いていくということなのです。

ところが、これはフランスでもそうなのですが、そのような仕事の仕方というのは、じつは国家的には禁止されているわけですね。だけど、それを禁止してしまうと、先ほどからいっているような、一つの共感にもとづいた仕事というのは、全然やっていけません。

ここで重要になるのは、患者さんの病気の意味というか、何か最初から定義された概念とか観念とか意義といったようなものではなくて、生きられた、何かそこで生じている意味というのもとらえていく、そういうことではないでしょうか。

ラカンも、その意味というものは、さまざまな言語、あるいは言説、語られた言葉、語られている言葉の多様性のなかで生まれてくるものだといっています。そして、これは古典主義時代——17世紀ぐらい——には、精神病の人たちは、「アンサンセ（insensé）」、「正気を失った人」といわれていたんですね。「正気（sens）」はフランス語でも英語でもそうだろうと思いますけれども、意味をとらえ、意味をもっているということです。だから「正気を失っている」というのは、意味を失っているということになるのだけれども、じゃあ、相手のもっている意味あいとか、相手が感じている意味の世界みたいなものをとらえるにはどうしたらいいのか。正気を失った人の世話をする人たちは、意味をとらえることができなければならないのです。

ところがヒエラルキーみたいなものにとらえられていては、相手がもっている意味世界みたいなものはとらえられない。そこから離れて、自分の歴史からそれをとらえていく、これが精神科における看護師の仕事なのであります。

吉浜●このあたりを看護の、精神療法のなかでの独自な立場というのは、いまお話なさったような部分をさしておられるのでしょうか——自分の全個人史が他者との関係において重要というか、関係してくるという。その意味では、医師でも同じだろうと思いますが……。看護だけにミルフィーユのような職業をはじめ、その人のさまざまな経験の層にすりあわされていく、触発されるような患者との関係、精神療法的かかわりが起こってくるのではないと思うのですが。

しかし、現在の職業選択は、一般的には義務教育を終え、高等教育へ進む段階でなされることが多いのではないかと思います。看護職なら看護学校に進学してほかの職業を経験せずに、すぐに看護職になるということのほうが、とくに女性の場合には多いわけです。日本の男性の場合には、いくつか職業を転々とした末に看護学校へ入ってくる方も増えてはいますが。女性の場合には、ほかの職業から移ってくるということは非常に少ない。このごろは就職難ですから、就職率一〇〇パーセントの看護職にほかの分野から移ってくる方も増えつつありますことも確かですが。看護学校に入りなおして、資格をとってというように。

ですから、その人がもっているすべての経験の重要性――いま一つの例として出された、そういう濃厚なミルフィーユみたいな積み重ねられたさまざまな経験というのは、意外と看護者はもっていないのでないか。医者も含めてですが。そういう意味では、精神療法にかかわるものとしては、若干貧しい経験しかないのではないかともいえると思います。フランスの場合には、看護者が精神医療にかかわるまでの経験については、また違う個人史、条件があるのかどうかについてお聞かせ願えますか。

ウリ●看護師で男性と女性の問題ですが、フランスではほとんど差がなくて、女性の看護師になってくる人たちも、わりとさまざまな経験を積んできている人が多いです。

いまいわれた日本の多くの女性の看護師さんというのは、そういう豊富な経験をもたずに仕事を始めると。フランスではあまりそういうことは問題とならなくて、女性の方もかなりいろいろな仕事をして、やってこられる人が多い。

たとえばラ・ボルド病院でやっている一つの実験というか、面白いことを紹介しますと、七人から八人ぐらい男女を混ぜたグループをつくって、そこに私も加わって、私の横にあともう一人か二人医師が加わったかたちで、なぜこのラ・ボルド病院へやってきたのか、どういう目的でラ・ボルド病院で仕事をしようとしたのかということを話してもらうという会をします。

そういうことの中には、看護師の仕事を自分の天職として考えている人もいれば、また偶然そこへたまたまやってきたというような人もあるわけです。ここで自分のこの仕事、看護師の仕事をやろうということに対して、どれほど自分からそれにかかわろうとしている意欲があるのかということを見極めていく必要があるということですね。

そこでは、単なる動機というよりは、自分がもっている無意識の欲望といったものを明らかにしていく必要があります。そういうことをやっていくと、非常にいろいろなことがはっきりとわかってくるわけで、単に失業していたからこの仕事についたという人もいれば、一方ではもともといた職業とか立場よりは給料も低くなる、安くなる、条件も悪いのに、わざわざラ・ボルド病院へやってきたという人たちもいるわけですね。

精神科の患者というのは、ある意味でそういう、自分の目の前にいる人物の無意識の欲望というのに非常に敏感な人たちが多くて、何かある種のアンテナのようなものをもっているわけです。医師や看護師の資格、そんなものが一〇〇あっても全然意味はなくて、やはりそういう無意識の欲望をもって、どうかかわっているかということが非常に重要な要素になってくるわけです。

そういう自分のいままでの生活、そして欲望によって、先ほどいった、他者の無意識にまた今後共感をもっていくと。これを「レゾナンス（resonance）」、響き合いという言葉でもいえるだろうし、先ほどから何度も話が出ているトスケイエスはそのとき、フランス語にはほとんど翻訳不可能なスペイン語で「ビバンシア（vivencia）」、つまりいま生きていること、生きられた経験、すでに終わったことではなくて、いま生きつつあるものだといっていました。

これは別のいい方をすると、どうやってそこに足を置くか、どうやってその場所に自分の足を置いていくかということですね。それはべつに頭で考えるのではない。それを考えるのは、まさに足で考えることなんですね。

そんなふうに、自分の人生を全部背負い込みながら、そして、その場所の歴史そのものにかかわって、自分の場所、そこに自分が入っていく立場、居場所みたいなものをみつける、これがじつは看護師の仕事なのです。

吉浜●私も三年ぐらい無資格で看護補助者として仕事をやったのですが、昔の無資格の男性たちは、じつに豊かな職業経験があって、学校で教えられた知識からは思いつかないような患者さんとの関係が展開されることがありました。ひとことでいえば、いろいろな意味で関係が豊かといってもいいと思うのですが、学問として学んできたような、ひからびたというか血の通わないというか――そういったものではない関係をかいまみることがあって今でも印象深く残っています。

多賀●それから医師と看護師ではどう違うのだろうかということを、ウリ先生は次に話そうとされているようですが。

ウリ◉医師と看護師というのが、いま言ったような自分の個人史全部を利用した場合、医師というのは看護師よりも能力を持っているものとみなされているわけですね。たとえば、薬理学であったりとか、生理学や病理学であったり、その面に関しては医者が能力を持っているのだと。ただ精神療法ということを考えると、それは決して一人ではおこなえないわけですね。誰かが一緒にいないと精神療法というのは不可能なわけです。ジゼラ・パンコフという人が、そのようなことを非常に深く追究したのですけれども。精神科医と精神科療法家だけが実際のその精神療法をやって、看護師は看護をやっていくだけだというようにわけているると、それはグループのなかに一つの亀裂を生じていくわけです。ラ・ボルド病院では、看護師の仕事も無資格の人が、ある面では肩代わりするというようなことがおこなわれているわけです。ただしそれを肩代わりするときには、注視はしています。看護師にしても、無資格で単に「モニター」と呼ばれる人にとっても、いちばん重要なことは、その場にいたいという欲望なわけです。これこそが別の言い方をしますと場への転移のプロセスの本質、そこにいたいという欲望ですね。

役割・機能

ウリ◉あるグループのなかで働いているときに何が一番大切かというと、「マイナス1機能（fonction moins d'un）」であると思います。私はこれをラカンから取ってきたのですが、実は「マイナス1」が意味しているのは、一つのグループで動いているときに、すべての人がほかの人とは違っている、一人ひとりがほかの人とは違って存在しているということです。それぞれの人が独自・独特・特異な点として存在しているということが、このグループにおいて仕事をするときに、本質といってもいいぐらい非常に重要であります。一人ひとりはほかの人とは必ず異なっているのだと。誰かと誰かが一緒とか、誰と誰とは同じとかいうことではなくて、一人ひとりが全部違っているということ、このことを「マイナス1機能」といいます。絶対に統合され切らない。

このことに関しては、フェリックス・ガタリがこのへんをちゃんと主張しなかった点に、私は批判的であります。この「マイナス1」というのは別のいい方をすると、病院のなかでのさきほどの話に戻ると、異質なものがそこにあると。同質性ではなくて異質なもの。一人ひとりがほかの人とは違った状態で動いている。だからこそ「制度分析」も生じえるのであって、この「マイナス1機能」ということこそが重要であります。

吉浜◉そうするとこれは、役割は一定交換できるけれども、機能は独自であるべきであるというような理解でよろしいのでしょうか。

ウリ◉いまおっしゃられた、役割は交換できるけれども機能は個人のものだというのも、ある意味ではそういえるかもしれませんが、事情はもう少し複雑であって、気をつけなければいけないことがあります。というのは、多くの場合、役割というものは、他人が自分に与えるものなんですね。患者さんが与えてくれるものです。

たとえば、ある統合失調症の患者の世話をずっとしている心理療法家、看護師が、あるとき非常に疲れて、いつも七分ぐらいの作業か何かをやっていたのを二分にしたら、突然その統合失調症の患者は「ほかの人とは、私はもう何もできないから」といって閉じこもって、急に暴力的になったということがあります。つまりそのスタッフは、自分も知らないうちに、その患者から役割を与えられていたということなんですね。

ところが機能はとくに、相手の世話をみる機能ということからいいますと、これは何人もの人間によってわかちあうものなんですね。そういう誰か、とりわけ精神病の患者の世話をみる機能、というものは、複数の人間でわかちあうものなのであります。たとえば、ある医者、あるいは看護師さんでも「私の患者」なんてことをいう、英語であれば「my」という人間がいるとしたら、その人は狂っている、「あほう」だといっていいのではないでしょうか。患者の世話をみるという機能をわかちあうことが、精神療法の重要なポイントになるのではないでしょうか。

三脇◉治療をする人も、地位あるいはステータスの点で、自分を相対化できる訓練が必要です。

そういう組織では自分の無意識の欲望を分析するためにも、ステータスとの距離感があるはずです。

やはり距離感がないと、統合失調症の患者さんにとっては、息苦しいのだと思いますね。そういうものを、患者のいちばん近くにいる看護師さん自身が、いちばん近いから逆に距離が取れるとか、そういうことが重要なのですね。医者は患者から距離が遠いですよね。だから逆に近づけたりとか。

吉浜◉距離感の問題でいうと、看護ではときにとりこまれることが必要なんだというような距離感も出てくるんですよね。近くに行って踏み込む近さ——そういうイメージでかかわることもときにはある。

三脇◉近さが必要ですね。でも近すぎても融合はだめだとウリ先生はいっています。

吉浜◉そうですね。踏み込むということは、あくまでもある境界を作り直しながらなかに入っていくというようなイメージです。融合という場合には、境界がわからなくなってしまっていてむやみに接近にしようとする感じ。そんなイメージがありますよね。境界は意識しておく必要がある。

「役割（rôle）」、「ステータス（status）」、「機能（fonction）」についていうと、ステータスとほかの二つとは区別できるのですが、役割と機能の区別があまりよくわからなかったので、お聞きしたいのです。ステータスは社会的な承認にかかわるものというか、外から規定されたある立場ということで、治療関係のなかでステータスが即有能さを保障するのではない、万能なわけではない。むしろ、ステータスが全面に出すぎると治療グループに弊害をもたらすこともある。ですから、ステータスが役割、機能とは異なるのはわかるのですが、機能と役割を区別することの意味合いが、私のなかではいま一つ明確にならないのですが……。

ウリ◉この役割と機能というのは、やはりまったく違うものであります。もちろん、ステータスというものに対立している概念であることは同じですが、機能というのは、病院という一つの組織体をつくりあげていく、さまざまな要素のことをいっています。

それにはたとえば、グループ療法という機能があったり、クラブという機能があったり、アトリエという機能があったり、あるいは生物学的な治療をしている機能というようなものとか、まさに複数の多様な機能が病院というのをなりたたせていっています。そういう病院を組織としてなりたたせているファクターみたいなものが機能なわけです。

当然、昔のようなピラミッド型の組織体をつくることはもうできなくて、ステータスに基づいたヒエラルキーから、機能にもとづいたヒエラルキーに、どんどん変えていく必要がある。

そんななかで病院という組織体は一つの中心、一つのトップがあってということではなくて、複数の中心、いくつもの中心があって、そしていくつものつながっていく結点というか、ある機能とある機能がつながっていく、そういうものが複数で存在しているような、そんな組織体になっていくだろうということです。

ところがさきほどもいったように、役割というのは、それほど大がかりなものではありません。いっぽう、さきほどの例でいうと、患者さんのほうが、「おれの治療者は、あんただよ」というように、患者が与えるものですから、機能に比べたら重要度は非常に小さなものであります。

多賀●役割は、相手が決める。こちらが積極的にそれを誰かに任せるとか、そんなことはむりやりにはできないのだと思います。

三脇●だからラ・ボルド病院では役割分担表をつくったんですね（**→第1章第1節参照**）。逆にいえば、自分では患者を選んでいるつもりでも、患者から選ばれている感じですかね。機能というのは、もっと複数の人や制度で構築するものであると。

吉浜●では現実の問題として、どうやって、どのような医師、患者の二者関係を築いて行くのですか。多くの治療関係の一つにすぎないといっても、現在の日本の精神医療では大きな関係だと思うのですが。

患者が役割は与えてくれる。医療者のほうが私の患者というような規定のしかたをすると、境界が不鮮明になって治療関係としてはいろいろな問題が発生することにもなる。これは理念としてはわかる気もするのですが、しかし現実には伝統的な主治医—患者という関係も厳然として存在し続けている。これは、特別な役割関係という感じがする。単純に役割は患者によって決められているというい方ではすまされないのでないですか。私は、他の職種と違う主治医—患者関係を組織のなかでの何かこう特別な関係だからこそ役割分担、機能というとき新たな工夫が必要なのではないかと思ってしまうのですが……。

既存のヒエラルキー構造をこわして、複数の中心、結節点をもつ新しい機能と役割を模索していく場合、実践レベルでは、主治医制の変革、あるいは医師と看護をはじめ他の職種との関係をどのように変えていくかということなしには不可能でしょう。そのイメージがいまひとつ思い浮かばないのです。

三脇●ラ・ボルド病院のシステムのなかで機能すれば医

者もステータスからはみ出さざるを得ないですが、なるほどラ・ボルド病院でも医者はドクターと呼ばれている。いっぽう、看護職は他の職と同じくモニターと呼ばれている。そこには医者もモニターも患者もみんな同じという悪平等におちいらない決意も読みとれるわけです。ステータスを崩すといっても、社会的な規範をぎりぎりで崩さない部分はあると思う。それをぜんぶ崩してしまえば単純すぎる反精神医学になってしまうというような線は、あえて崩さないのだと思います。そういうこともラ・ボルド病院で議論して選択したものだろうと思います。

ウリ●その通りです。機能にもとづいて、病院に複数の中心があるべきだとはまさにそのような意味なのです。ステータスをシニカルに受け止めることでもない。ステータスを字義どおり廃棄することでもない。ステータスの間の斜めの道（**→キーワード「トランスヴェルサリテ」参照**）を作り、ステータスを使い切ってみせることです。ステータスが無闇に生きのこって一種の陣地にでもなれば、またやり直しですよ。そんなことになったら患者は治療者に役割を与えてくれないでしょう。与える側の治療者と与えられる側の患者の二分化がはっきり**起きてしまうはずです。**

編者注

看護師を含む全スタッフのステータスをどう分析し、機能を重視し医療環境から疎外をなくすかということは、とりわけ中間部の対談（第一節）と比較していただきたい。ラ・ボルド病院は患者とスタッフの裸のつき合いがおきているような安易な場ではない。この誤解はこの対話を読んでいただければ消えないだろうか。

第3節

医療環境という制度を分析する

蓮見 孝
田村尚子
髙崎正治

A 環境デザインという考え方（蓮見）

そもそも、生きるということは何なのか。それは、「自らをデザインする行為である」という仮説をデザイナーの私は提示してみたい。絶対的な存在として構造化され制度化された社会を甘んじて受け入れ、それに自分を合わせていくのではなく、むしろ自分の存在や価値観を肯定したうえで、自分が納得できる構造を構造化するための努力を連ねていくこと、それが人生であるとする考え方である。つまり人生とは、刻々と変化する状況をとらえながら、それに自分を同期させ、さまざまな表現体を生み出し、ドラマとして編集し続ける「演劇的行為」なのであり、そのようなデザイン的行動（デザイニング）は、死を迎えるそのときまで続けられるはずなのである。デザイン的行動を本書では**「制度分析」**と**制度設計**と名づけている。

まるで研究所か大学の教室のような殺風景なしつらえのビルの中を、パジャマを着た入院患者がスリッパを履き、点滴棒をもちながら、冷たいリノリュウムの廊下をペタペタと歩いてトイレに行くというような情景は、家庭生活の中では決してみられないことである。決められた食事メニュー、ベッドで食べる食事、四～六人の相部屋生活などど、病院には、アブノーマルなモノやコトがあふれている。

病院は高度医療の恩恵を受けるための治療装置と位置づけられるが、入院患者にとっては限られた一生の内の何日かを過ごす貴重な生活の場でもあり、本来は、その二つの異なった要素がよりよく両立できるようにデザインされるべきである。このような問題意識が、欧米で積極的に実践されてきた「ホスピタルデザイン」につながる。単に病室をホテルのような豪華なしつらえにすればよいということではなく、検査室やＩＣＵ（救命救急室）にまでも、人の心をなごませてくれるきめ細かい配慮に満ちたデザインがほどこされるようになっている。まちに出られない入院患者のために、圧迫感のある天井を吹きぬけのアトリウムにし、病院内のショップをバスターミナルのキオスクにある売店のようにしつらえるデザインもみられる。このようなデザインの導入によって、入院患者の生活の質（ＱＯＬ、われわれはこれをQuality of Lifeではなく、Lifeのプロセス面を強調したLivingということばを用いてQuality of Livingとしている、そしてその訳は「生命の質」ではなく「生活の質」である）を高めることができるとともに、病院で働くスタッフやボランティアの**心の制度も外れる**はずである。

筑波大学では、二〇〇一年に博士課程の改編が行われ、芸術学研究科は、医学や体育科学、心理学、心身障害学、教育学という六つの研究科が統合された人間総合科学研究科に一体化された。医学と芸術・デザインがなぜ合体できるのかと不思議に思うひとも多いのではないだろうか。**本書の内容のようにそれぞれの「制度分析」の出会いの場がアドホックに作られることになればこの大学はすばらしい成果を出せると思える。**たとえば、新専攻の感性認知脳科学専攻を中心に、基礎医学、心理学、芸術学などが連携し、21世紀ＣＯＥプログラム「こころを解明する感性科学の推進」が五年間にわたって取り組まれた。

1　コロンバス子供病院見学といずみ病院ゼミナール参加から

アメリカ合衆国オハイオ州にあるコロンバス芸術大学（ＣＣＡＤ校）を訪ねたときに、大学の紹介で市内にあるコロンバス子供病院を見学することができた（図1、図2）。そこでは、病院という限定された特殊な空間にも、できるだけ日常の生活の時空間に近いしつらえを行なおうとする意欲的な取り組みがみられた。

巨大な病院の外来棟を訪ねると、四人の女性スタッフが出迎えてくれ、病院のすみずみまで案内してくれたのだが、子供病院の見学は、日本の病院に慣れている私には「目からウロコ」の連続だった。たとえば、外来病棟の隣に大きな教育棟があり、「病院の重要な機能の一つは、教育です」という説明を受けた。「病院で教育？」といぶかしく思っ

Profile

蓮見　孝
（はすみ・たかし）

筑波大学大学院教授・人間総合科学研究科芸術専攻。博士（デザイン学）。
1948年生。1971年東京教育大学教育学部芸術学科工芸工業デザイン専攻卒業。同年日産自動車株式会社造形部入社。20年間にわたり、モデル課長、チーフデザイナー等を歴任。Royal College of Art校（ロンドン）社命留学。1991年筑波大学芸術学系専任講師、1993年同助教授、2000年同教授。
主な著書・論文に、『マルゲリータ女王のピッツァ：かたちの発想論』（筑波出版会1997年）、『ポスト「熱い社会」をめざすユニバーサルデザイン：モノ・コト・まちづくり』（工業調査会2004年）、他分担執筆多数。また現在の社会活動等として、日本デザイン学会理事・副会長、日本感性工学会会員、他。経済産業省　地域中小企業サポーター、グッドデザイン賞審査委員、茨城県生涯学習審議会委員、他。

フェリックス・ガタリの思想に共鳴し、「制度分析」的視点を地域づくりに取り入れながら、多様なソシオデザインを実践中。個人に潜在するパフォーマンス（名人芸）を導き出し、プレゼンスし合う場づくりを試みている。

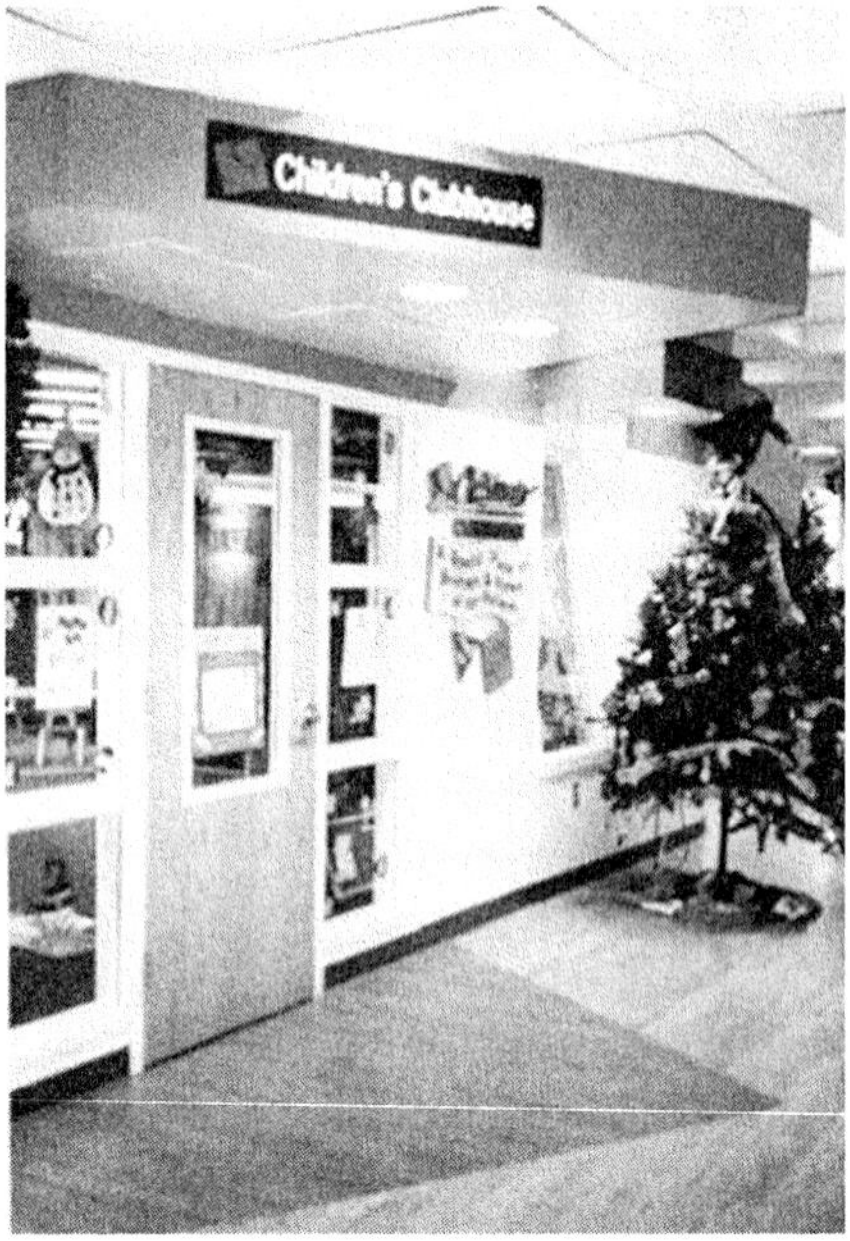

図1　病院では通常、入院している子供の患者のためにプレイルームが設置されている。コロンバス子供病院では、子供の患者が家族やお見舞いの人を招き入れるためのクラブハウスとしてしつらえられている。入院患者への、きめ細かい配慮がうかがい知れる。

たのだが、やがてその必然性が理解できた。教育ユニットは、入院中の子供たちの学校教育を代行するだけではない。治療を医師や看護師に丸投げしたり、医療スタッフと患者という強者と弱者の対の人間関係に限定したりすることなく、患者本人とその親・家族、多様な役割を分担する病院スタッフ、そして六五〇〇人もの病院ボランティアたちが、患者である子供の病気の状況や正しい医療の知識、医療方針を共有し、力を合わせて病を克服していくために、なくてはならないユニットなのである。**子供の気持ちを支えるべき親や家族が、イライラしたり疲れ果てたりしてはいけないという配慮から、病院内にはホテルのような宿泊室（無料）が用意され、さらに病室に附随してカウンセリングや仮眠室として使える小部屋が点在していた。すばらしい「制度分析」の成果だと思われた。**

みあげると、吹き抜け天井のアトリウムが続いている。隣接して建っていた二つの建物の間に屋根をかけ、床をフローリングにすることによって、薄暗い裏道を病院のメインストリートに変える工夫がなされていた。病院内には、このアトリウムだけでなく、中二階や出窓、階下に向かう道など、変化に富んだ三次元的空間や道がしつらえられている。**屋外に出にくい入院患者のために、できるだけ開放感が感じられ、市街地の路地裏を歩くような実感が得られ**

るものにしようとする工夫なのである。清涼飲料の自動販売機が一つもみられなかったのは、生活文化の違いを示すものとして興味深いものだった。**「ガラガラ、ガシャーン」と大きな音で飲料缶が落ちてくる自販機は、痛々しさを感じさせるだけでなく、それは一般家庭には絶対に存在しないものでもある。**そのかわり、各所にミニキッチンが点在し、コーヒーメーカーや電子レンジが設置されていた。「できるだけ自分の家にいるような感覚で過ごせるように工夫するのが私たちの仕事です」というコメントに共感を覚えた。子供のプレイルームは「子供たちのゲストハウス」と呼ばれ、その部屋は入院している子供がホストとなって親や友人を招き入れ楽しむ家としてしつらえられている。そういう**制度**が作られているのだ。そこにも専用キッチンやトイレがあり、家族と団欒する部屋の暖炉には、暖かい火（さすがに絵ではあるが）が燃えていた。

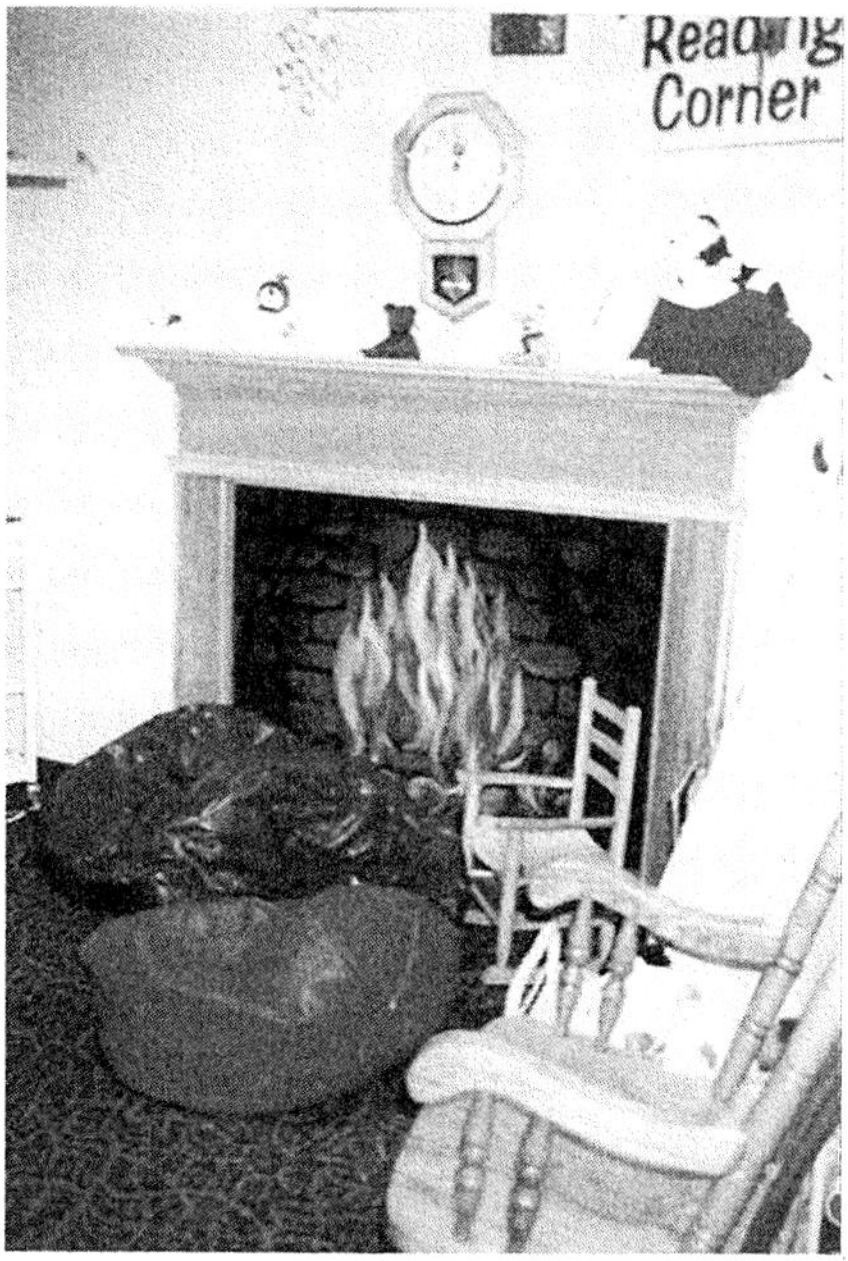

図２　ゲストハウスの中には、ロッキングチェアや暖炉（もちろん絵であるが）があり、家庭的な雰囲気が味わえるようになっている。

壁には大きな絵画がかけてある。ボランティアスタッフが運営するワークショップに参加した患者たちが協働して制作した作品である。美術大学の学生たちやアーティストたちの作品も病院の各所に展示され、彩りを添えていた。新生児ＩＣＵの室内デザインにも建築家たちのアイディアが盛り込まれていた。大部屋の中でも個人の生活エリアを暗示させるやわらかな木のアーチ、授乳のためのここちよいロッキングチェア風の椅子、外の生活音を赤ちゃんに伝える小さなスピーカー……。アートとデザインによる人間性重視のキメ細かな配慮、そして病院環境のノーマライズの実践など、病院の隅々に**脱制度化**を発見することができた。

2　ホスピタブル・イン・ホスピタル

筑波大学附属病院は、毎日二〇〇〇人近くの市民が行き交う、大学でいちばんひらかれた施設である。しかしキャンパス内にありながら、学生は、普段はその施設に行く機会がほとんどない。病院は、多くの人々が長い時間を過ごし、ときには生活し、さらに人生における長い時をここで暮らす場所であるにもかかわらず、**きわめてアブノーマルな空間**なのである。**しかしノーマルな空間をいきなり目指すのは不自然である。ともかくアブノーマルであることを話し合えるための場が欲しかった。**

二〇〇五年にキャンパスリニューアルプロジェクトの中で発足したチーム「asparagus」は、まずアートやデザインを手段として、病院に学生がかかわるきっかけづくりを行った。「つながる」をキーワードにアートワークショップを開催した。これは、学生と病院内の人々が交流することで、院内に医療サービスを行うだけでない新しい雰囲気と変化をつくりだす試みとなった。この活動を通して学生たちは、病院において、様々な活動が交流する場とその拠点をつくる必要性を感じ、外来診療棟と入院病棟を結ぶ渡り廊下を改修して「アートステーション」をつくることを提案し制度設計した。アートステーションというのは、ナースが滞在しているナースステーションにちなんで、そこにいけばアートがあるというステーション的な空間を目指したものだ。私が注目する概念は、「ＱＯＬ（生活の質）効果」である。それは医療で用いられているＱＯＬの評価軸である「フィジカル・アクティビティ」だけでなく、それに「ソーシャル・コミュニケーション」と「ライフスパン・マネジメント」という新たな評価軸を加えた三軸で評価されるべきだと私は考えている。そこで、アートステーションを拠点にアートの種まきをし、それが病院全体へと育ち広がっていくことで病院空間を新鮮にし、病院における「QOL＝生活の質（Quality of Living）」の向上をはかろうと意図し、その場所を「SOH（Seeds Of Humanity）」と名づけた。**病院の施設環境課と協力して、渡り廊下への行き来を阻んでいた重厚な扉を内部がみとおせるガラスの扉にしたり、天井にはアート作品などの展示のためのピクチャーレールやアンカーボルト穴を設置したりしてリニューアルを行った**（図3）。二〇〇七年には、完成したアートステーションSOHを活用して、約一カ月間学生スタッフが日中滞在し、アートワークショップ「co-more-bi（こもれび）」を開催した。ここを訪れた人々に参加を呼びかけ、カラフルなフェルトを使って思い思いの「つた」をつくってもらった。みんなのつたをつなげて窓にはわせながら成長させることで、大きな一つの木にしていったのである。カラフルな「つた」によって、白く無機質な病院空間が彩られ、いきいきとした生命感が生まれた。**空間は脱制度化されたのである**。また「つた」の影は窓から差し込む光によってみごとに美しい「こもれび」をつくりだした。SOH内は、いつのまにか病院における工作教室のような場所になり、外来患者として病院を訪れていた方から、「あなたたちがこの場所にいるから病院に行くのが楽しみになった」と声をかけられた。また、毎日のようにここに遊びに来てはさまざまなアイディアと作品をもってきてくれる入院患者の方や、連れ立って来てくれて素敵な作品をたくさんつくってくれた整形外科医の方々、また、ワークショップに参加しなくてもこの場所で待ち時間を過ごすと心が落ち着くといって私たちとおしゃべりをして帰られる方や、気分転換の散歩にといって遊びに来てくれる看護師と入院患者の方など、たくさんの人々にとってこの場所は病院におけるオアシスのような空間になっているようにみえた。この場所において人は患者対職員という関係から解き放たれ、ワークショップに参加して楽しんだりこの空間をつくったりする一人のひとになるというような、普段の病院ではみられない**脱制度化されたアクティビティ**の発露が観察できた。asparagus のメンバーは、病院で活動するときにはフェルトでカラフルに飾った白いつなぎのユニフォームで病院の

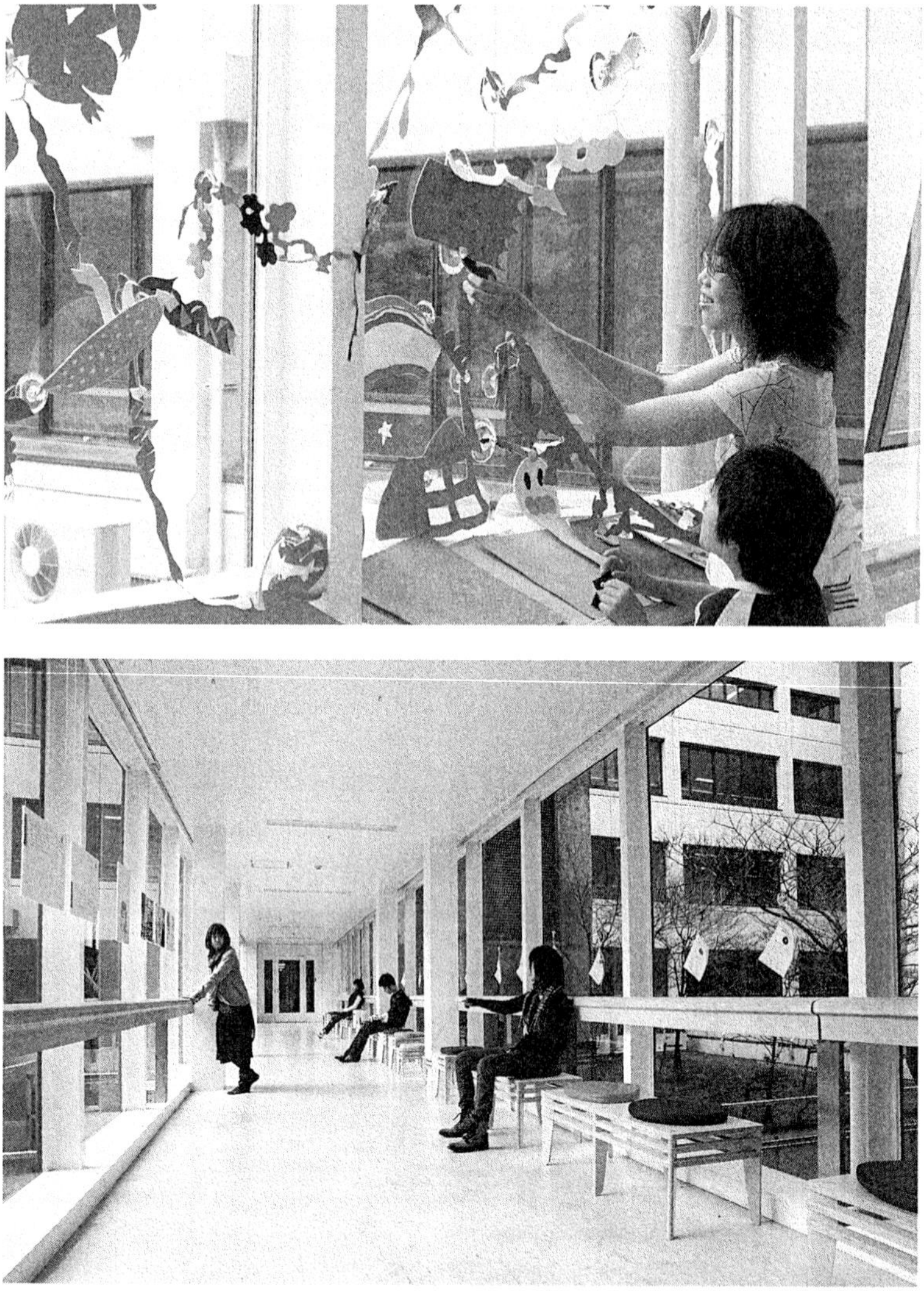

図３　筑波大学附属病院の外来待合いスペースの一角に整備されたアートスペース「SOH」。芸術の学生集団がつなぎのユニフォームを着て、患者や医療スタッフとともに、カラフルなフェルトをさまざまなかたちに切りぬきながら、つなげていくワークショップを行った。閉鎖的な院内に新鮮な「風」や「ノイズ」を吹き込もうとする試みである。右側に並ぶ木製のスツールは、学生のデザインによる。

中をかけまわる。自分自身が病院空間に彩と変化を与えることを目的としているからである。機能と効率を重視してつくられた病院には、日常生活には当たり前のように存在しているものがない。そういうものを病院空間にもち込んだり、作り出したりすることによって、病院に人の対流や賑わいをつくりたい。**このような活動が病院の中の「制度分析」になるのだと私は確信している。**

3 地域への応用＝ソシオデザイン

「制度を使った精神療法」との接点を得ることによって、デザイナーとしての私の活動は、単なるモノづくりやバづくり・コトづくりを超えて、社会のデザインへと広がり始めた。地域づくりという課題を通して、ソーシャルセラピーとしてのデザインを実践しようとするものである。**これはガタリがラ・ボルド病院の方法を社会へもち出そうとしたことと重なると思われる**（**→第6章第2節参照**）。地域で暮らす人びとが日常生活の中で行っている「生業性《なりわい》」という普遍的行為に着目し、人びとが潜在的に有するデザイン力を発見・発掘し、日常生活の場でさまざまなデザイン的行為を実践し合いながら、生活の場を整え合っていこうとする「参画型デザイニング」の実践を試みているのである。住民が日常的におこなう生業性をもったデザイン的行為を通して、住民が主体的かつ自立的に協議し、ビジョンを共有しながら公共性のある諸活動をおこなう状況のことである。「生業性」というのは、生業という生産行為の特性を有する日常的なさまざまな表現行為のことで、とくに人が生業を通してつちかってきた**得意技や知恵**が生かされるような行為や活動を指す。**得意技や知恵を伝えるためにお互いが自分の属している制度を分析する必要があるのだ。ここに制度論が地域づくりのソシオデザインと結び合う地点がある。**筑波大学が位置する茨城県内においてさまざまな地域づくりのプロジェクトを立ち上げ、実践的な研究をおこなってきた。**これは「制度分析」と制度設計の事例である。**

企業は今までの習慣を分析しなければならないし、地域もそのはずであろう。二つの例を紹介しよう。

①「石材業者との連携による「石材業活性化」プロジェクト」：二〇〇三年に結成された石材業活性化をめざす組合と大学が連携し、衰退が深刻化する地域伝統産業の振興をはかるコラボレーション型の参画型デザイニングを実践した。「大学が多様な製品デザインを提案し、組合員が分担して試作する」という連携のかたちを基本にし、さまざまなイベントへの組合ブースの出店や、パンフレット、ホームページの製作など、石材の魅力や地域石材業の存在を広く社会広報する諸活動をおこなってきた。

②「玉里村（現・小美玉市）との連携による「都市・農村交流拠点づくり」プロジェクト」：都市・農村交流拠点づくりに際し、かたちだけの住民参加ではなく、公共施設の「使い手」である住民自らがその企画・デザインに参画するプログラムを運営した。「うさぎまつり」というまったく新しいまつりを企画し、その実践を通して、住民が必要であると実感できる施設の総合計画・基本設計を進めたもので、「トライアル型」の参画型デザイニングとみなすことができる。

このような参画型デザイニングのプロジェクトを参与観察することにより、現代社会の諸特性とは異なる参画型デザイニングの特質がみえてきた。**それは「制度分析」同士の出会いが生じるか否かである。**またその効果として、「生業性の再生」、「生きがいの生成」、「コミュニティ力の育成」がみられた。**これが地域における「制度分析」と制度設計の効果であろう。**

「制度分析」は連携先をみいだしたとき、とてつもない力をもたらしてくれるのだ。

地域社会の再生に果たす大学の役割については、大学がその使命として地域貢献をおこなうのではなく、地域と大学が一つになって地域を学びの場にし、地域の尊厳を高めていくような「ソシオデザイン」としての参画型デザイニングのプログラムやプロジェクトの実践が必要であることを痛感している。**地域と大学の「制度分析」同士が出会うことでそれが可能になるだろう。**

B　病院という空間を変える――写真家と建築家からの提言（田村、髙崎）

京都とフランスを中心に活動を続けている写真家の田村尚子は、二〇〇四年四月から一年あまりにわたって京都大学附属病院の喫茶・軽食スペースで「眼の森」写真プロジェクトを行った。これは、通常の写真展示の枠を越え、スペースの全壁面に写真を点在させることによって、空間全体のあり方を一年間あまりという長い期間にわたる時間の中で生成変化させるというプロジェクトであった。また田村は、その間二回にわたって大学教授・研究者・建築家らを交えた座談会を開き、病院の空間とアートや建築の関係について議論を深めた。本書の編者二人はその二回いずれにも参加したが、二回目には世界的に著名な建築家、髙崎正治が参加した。建物の中で生活する主体が、いかにその環境を意識し、自らを変革していくかを追求する髙崎の建築もまた、環境に対する新たな目を見ひらかせてくれる。

ふだんあたりまえだと思っている空間の様子が、知らない間に抑圧的になっていたりすることがある。芸術療法ということ以前に、自分たちの周りにある空間に対して違った眼差しを向けてみることが、そんな環境の病に対するひとつの療法にもなる。壁に掛けられた一枚の写真が、建物の壁や階段や窓の造り方が、そんな力をもつこともあるのである。田村と髙崎の作品と活動については、それぞれのホームページをぜひご覧いただきたい（田村：http://www.visunao.com/ 髙崎：http://www.takasaki-architects.co.jp）。本来医療関係者ではないアーティストや建築家の活動や意見もまた制度の分析として機能する可能性があるということをぜひ考えてもらいたい。（編者）

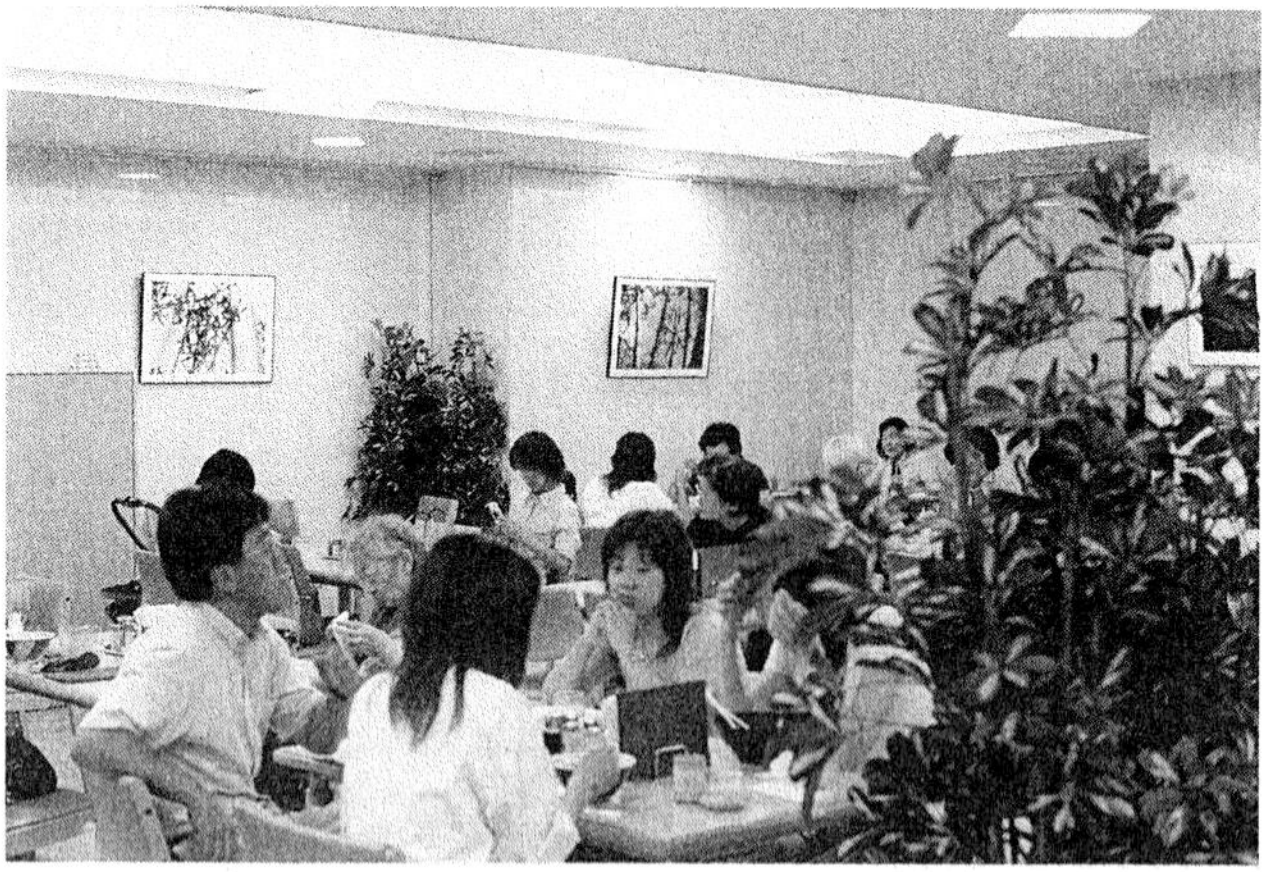

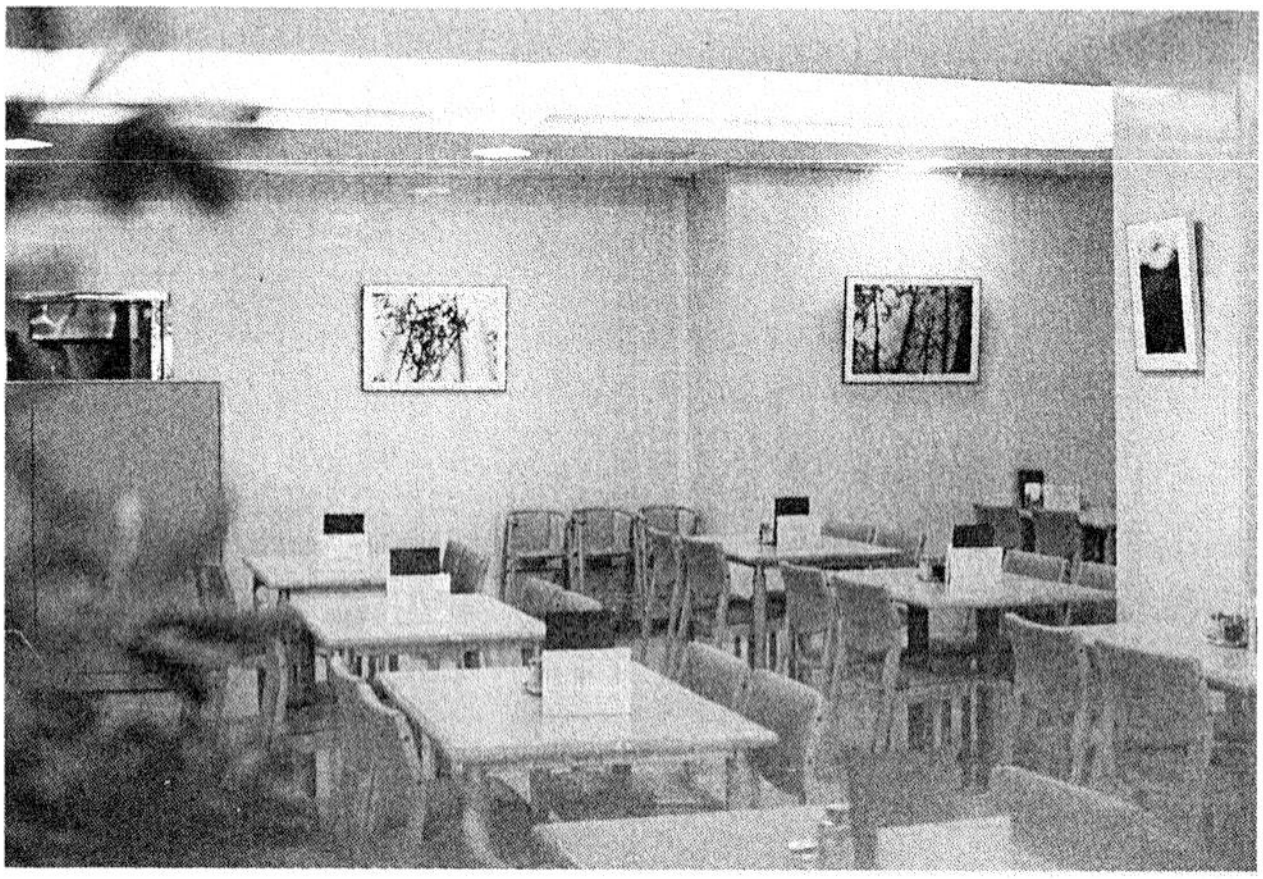

会場風景
神経の行き届いた展示によってスペースの「雰囲気」は一変した。(→キーワード「コレクティフ」参照)

ここは病室でも一般の食堂でもない。

患者さんや家族の方をはじめ、様々な人がしばらくの間留まる場所です。

その周りの壁に写真が掛けられている。人と写真が共に同じ場所にいるという地点から出発したい。写真は病院の「うち」と「そと」をつなぐ窓のようなものになるかもしれません。人がものを見て何かを感じる可能性にこの場所で向きあいたい。(「眼の森」写真プロジェクトDMより)

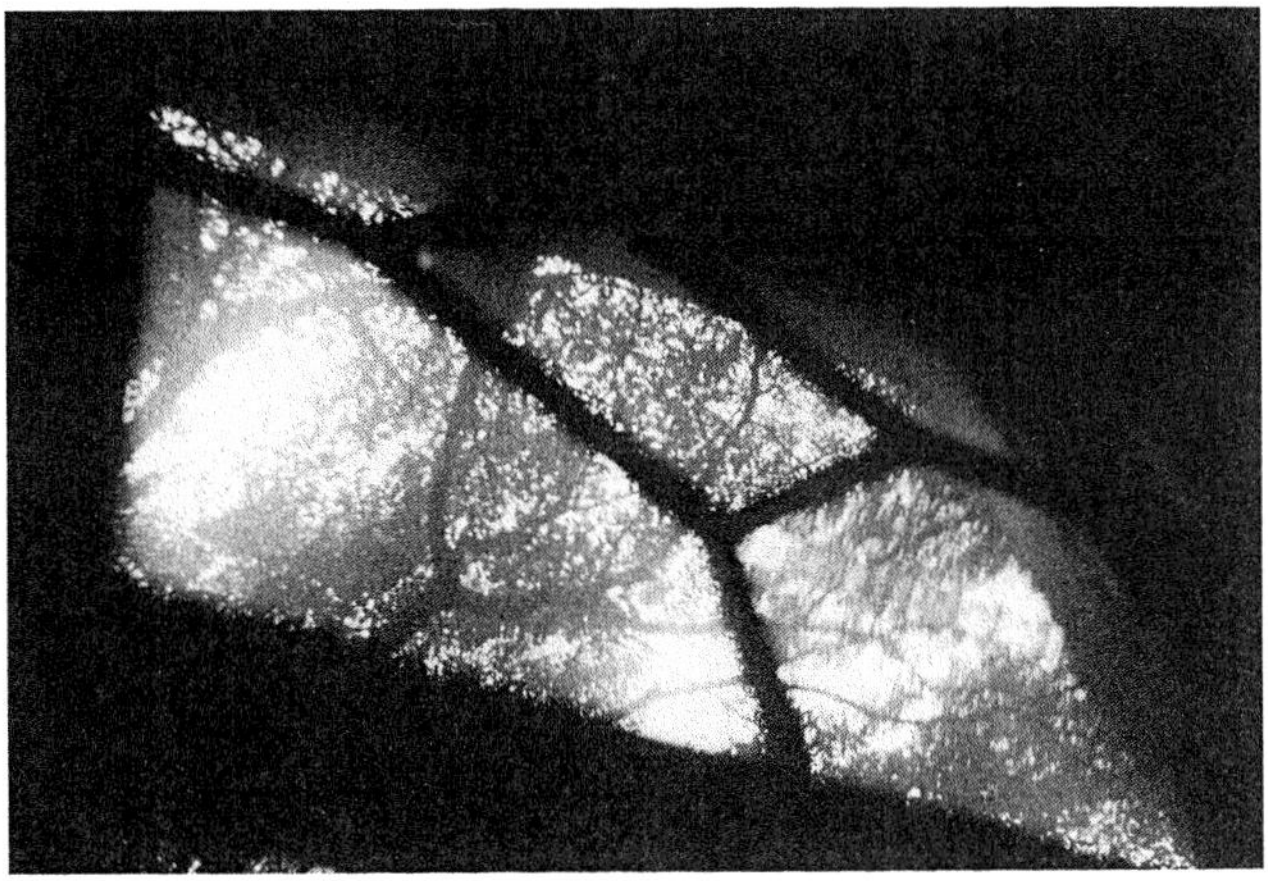

展示写真
「大げさにいうと、"外へつながる窓"というようなことを考える。病院の中にとどまっていても、外の空気を感じたり新たなイメージをふくらませたり、私の写真がひとつのきっかけになれば、とても意義があるなと思う。」(田村、「眼の森」写真プロジェクト座談会より)

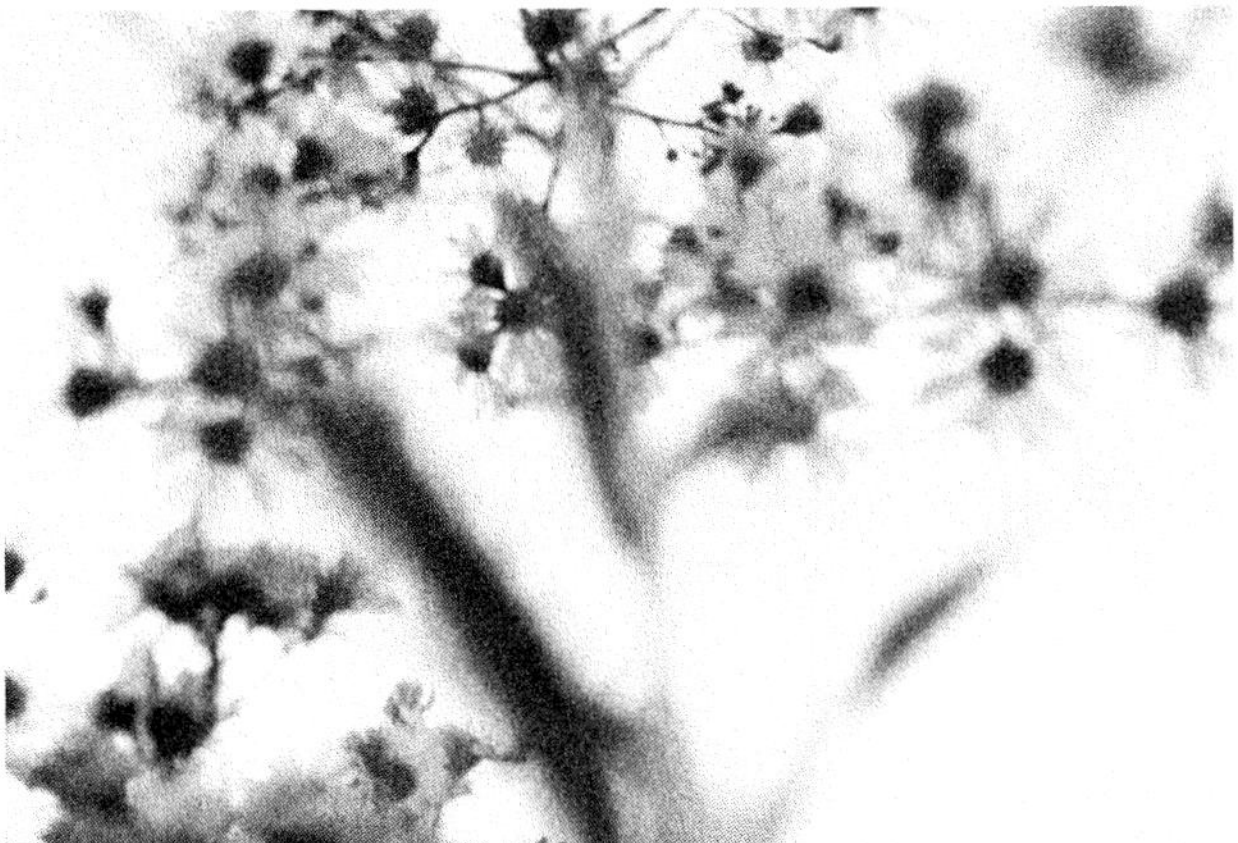

展示写真
「小さな道端に咲いている花すら目にも留めない。多忙な毎日の中で溜まりに溜まって病気になる方もいるだろう。何かものすごくさりげないというか、日常の中で、どこにでもみかけられるようなものからスタートしたいということがすごくあった。」(田村、同上)

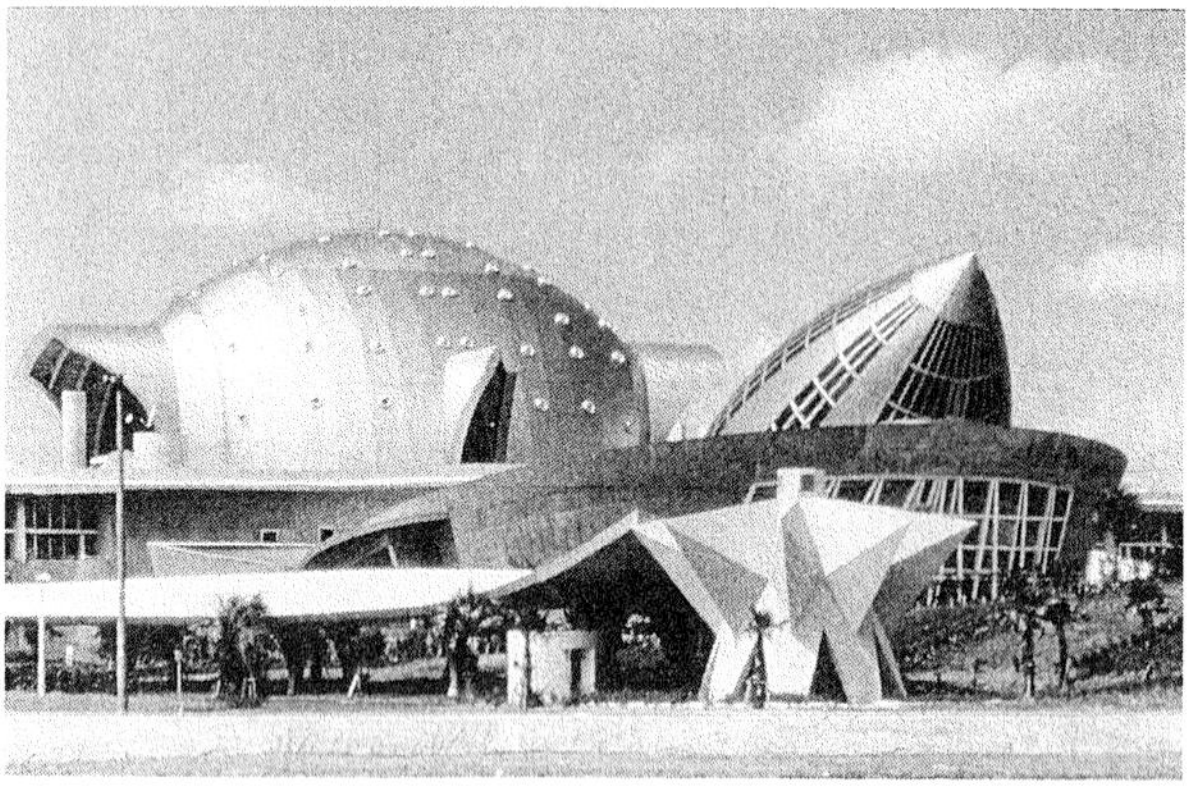

なのはな館

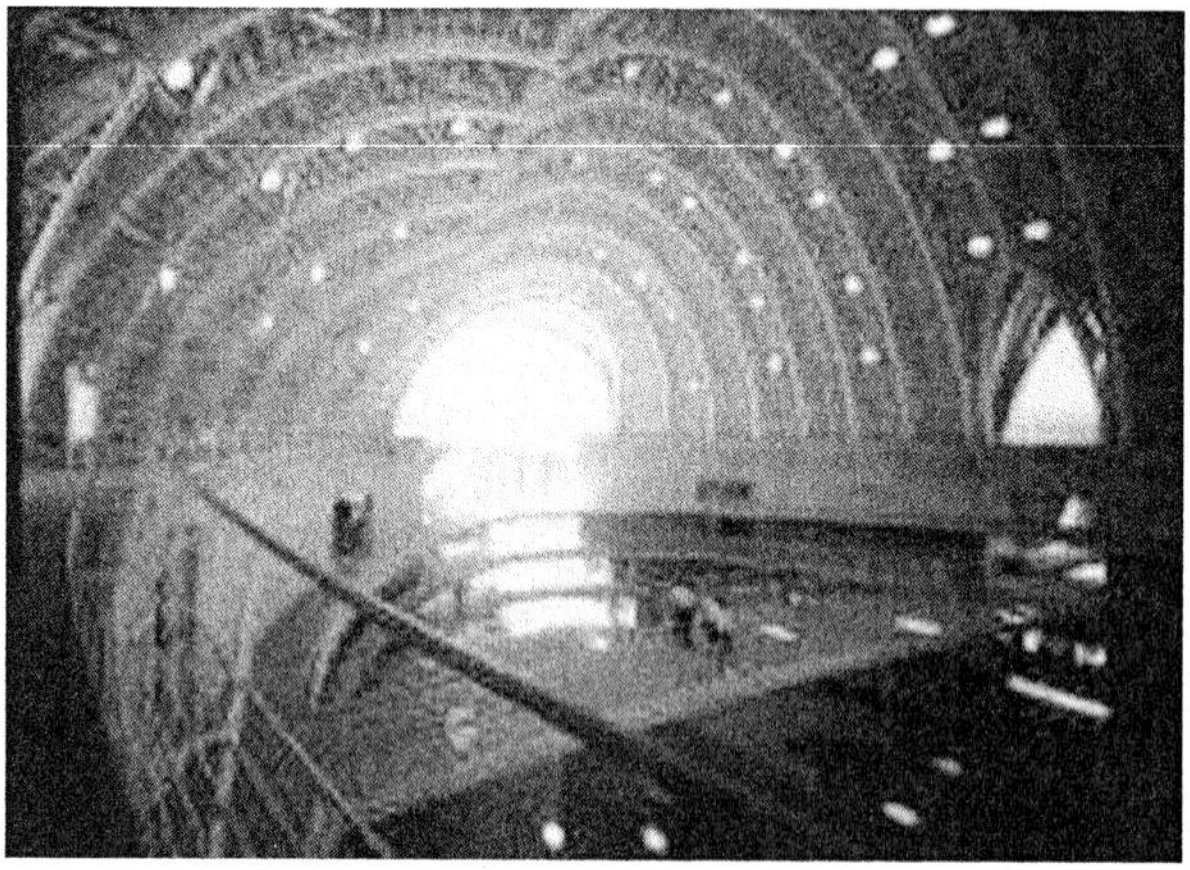

なのはな館内部

「本来は、病院というのは、病人が主役なはずなのです。病人が主役となった場合に、例えば玄関ホールから、それから廊下、病室のあり方というのは、根本から変わっていかなければいけないのです。その視点を取り戻さない限りは、病院そのものは変わらないですね。高齢者だから、高齢者にふさわしい建築、子どもだから子ども用の建築という考え方が、基本的に間違いではないかと思う。」（髙崎、「眼の森」写真プロジェクト座談会より）

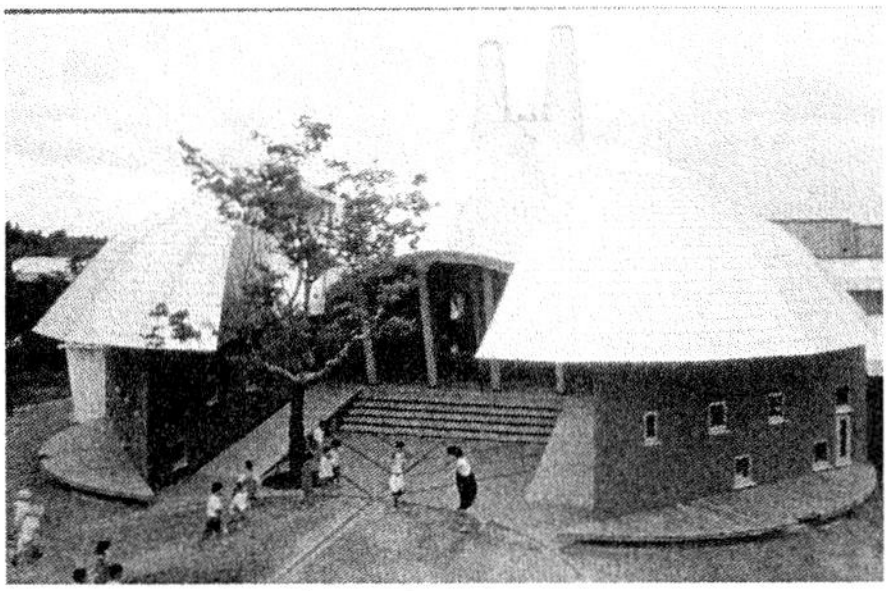

照明保育園外観

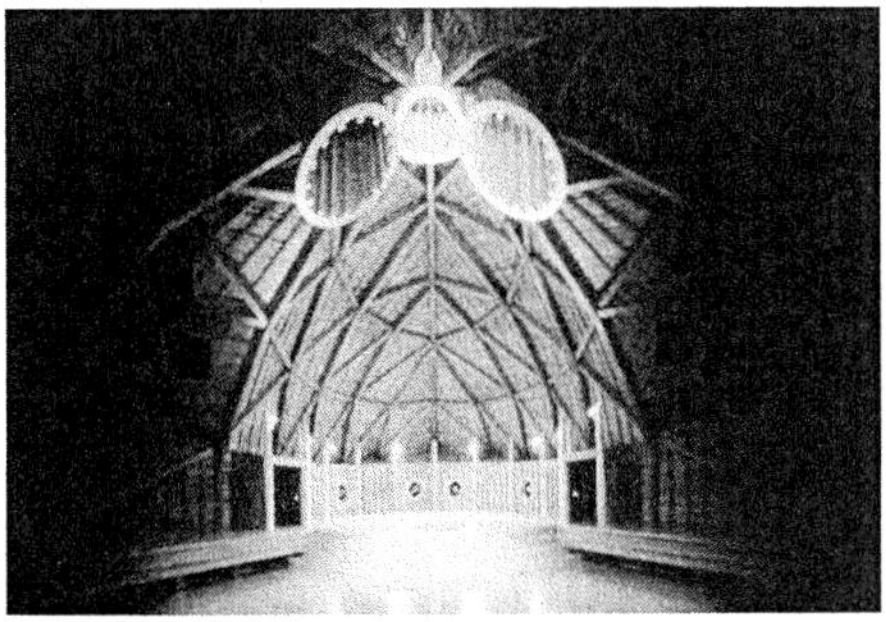

照明保育園多目的ホール

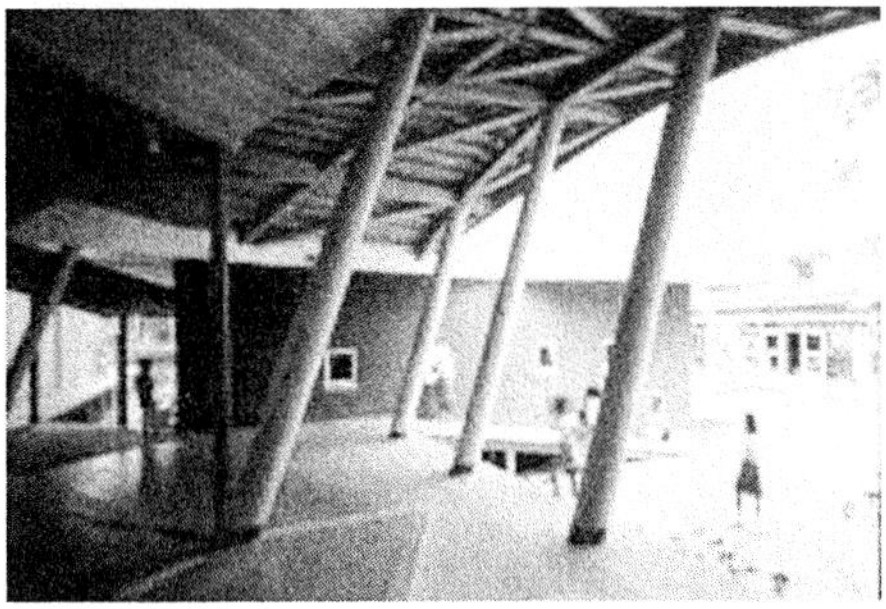

照明保育園エントランス

高崎の建築は、わざと階段をゆがめたり（高齢者用施設 なのはな館）、木の質感をむき出しにする（照明保育園）ことによって、住む人の感受性を常に刺激しようとする。こうした高崎の考え方は、ここで紹介した例のみならず、茶室の建築から、日用品としての茶器の設計に至るまで、彼のすべての作品を貫いている。

第4章

日本の精神医療と「制度を使った精神療法」はなぜ今まで出会えなかったのか

実践編のまとめとして

三脇康生

1 今までなぜ制度を使えなかったのか —— 内と外の切り分け

今の日本の精神医療の現状についていうならば、病院の中を民主的にしようとする努力が行われた治療共同体運動から病院の外へ出すことで援助しようとする脱施設化運動への移行が市場主義にも後押しされて起きている。最近では、急性期治療に代表される入院の短期化の奨励によって、長く病院にいても病院のもうけは少なくなるようになっている。それに何の疑問にも感じないでよいのだろうか。そもそも施設の中を整えられなくて、いったいどのようにして施設の外で人を支えるネットワークを張ることができるのか。金儲け主義の大きな精神病院を叩くことが自分たちの存在意義であったような新左翼の精神医療は、とうとう小泉改革に代表されるような市場主義に飲み込まれた。今の日本の精神医療はなるべく患者を外には出すが、その外にはじゅうぶんなセーフティネットは張られていないのである。病院の外の施設がじゅうぶんな数あることは確かに重要だ。しかし本書で大きく取り上げたフランス（**↓第1章参照**）やあるいはイタリア（**↓第6章第3節参照**）では、病院の中と外をつなぐ思想なしには、責任をどこかに仕事をかぶせて終わりになることは許されていない。そうならないようにするには病院の中と外に存在する制度の見直し、「制度分析」こそが必要になる。病院内の「制度分析」なしに病院外の施設が作られても仕方がないのだ。これは学校教育でも同じことがいえるだろう。日本は中と外をつなぐ思想や実践をもってこなかった。だから制度を使えなかったのだ。しかし今から「制度分析」を行いつつ制度を使えば変わっていく可能性は残されている。(1)「制度分析」が行われない場合に生じる疎外された雰囲気しかない病院。そのガラクタを磨き上げて機能評価してもらっても、なんの意味もないだろう。最低限のリスクマネージメントはできるかもしれない。日本の精神病院といえばその閉鎖性が自明視されてきた感があるのに、制度化された外部評価が導入されたのだから、大きな変化があったということもできる。怠け者である病院はつぶされることになるから。患者も患者様と呼ばれるようになり、一見は患者本意の医療が展開されているような気もする。しかし外部から、良い意味では導入され、悪い意味では押しつけられたノルム（規範）を鵜呑みにし、それに憑依するかのような運営がなされていたのでは、かたづかない問題が存在している。つまり「制度分析」は誰も肩代わりしてくれないのである（**↓第7章参照**）。

2　二人の例外

▼松本雅彦の場合

八〇年代の日本にはポストモダンの嵐が吹き荒れる。ドゥルーズ＝ガタリという名前もこのとき、新しい思想をもたらすコンビとして一世風靡する。しかしながらラ・ボルド病院はフェリックス・ガタリの働いた病院として名前は知られていただろうが、そこで行われていることには日本の精神医療はほとんど関心をもっていなかった。唯一、京都大学で学んだ精神科医、松本雅彦がフランス留学の際にラ・ボルド病院を訪れ、医者ではなく、一スタッフとしてラ・ボルド病院で研修したことぐらいしか実質的な交わりはなかっただろう。「実は一九七六年か一九七七年にラ・ボルドで三週間ほどお世話になったことがあります。当時、ラ・ボルドの病院の発想がテレビで放映されまして、それをみて、多くの人が勉強したいと思って来たわけです。先ほどおっしゃいましたように、最初、おまえは精神科医としてここに滞在したいのか、それとも一種のモニターとして滞在したいのかと、いろいろ聞かれまして、私はモニターとして滞在したいといいました。すぐさま役割分担表に入れられ、一週間で一回、何かの役割にはめ込まれました。」と（**↓第1章第2節参照**）松本は語っている。ちなみにこの研修を患者さんの松本への被害妄想のために中断せざるを得なかった松本に、ガタリは来日の折にわざわざ訪れ、満足な研修にならなかったことを謝ったという。こんな逸話は誰にも知られることはなく通り過ぎられてしまった。もちろん、哲学を好む精神病理学者が、むずかしい理論に憧れガタリがドゥルーズとともに作った概念を使おうとしていた形跡はある。例えば、「分裂分析」(スキゾアナリーズ)という概念を紹介されて興奮を覚えていた精神科医はいたはずである。いっぽう、それはあまりにもいい加減すぎると敬遠した医者たちも多かっただろう。**精神病理学があくまでも患者と治療者の二者関係の考察にとどまり、治療論として治療環境を考察することには松本をのぞいて**[2]**およぶことができなかったことは大きな欠落を生んでいる。この点を考察していったのが本書に寄稿している高江洲(第2章第3節)と菅原(第2章第1節、第3章第1節)であると思われる。実は日本の治療環境論者(もちろんそれは治療論そのものにもなっている)としては中井久夫という天才をもつことにはなったが、「制度を使う」といういい方には中井自身は接近してこなかった。**松本が第1章第2節で質問したように、よき治療環境はマニュアル化できないという悟りも先駆的な仕事をしている者の間にあったのだろう。それやこれやで、制度というかにも七〇年代風の概念を使った「**制度分析**」という概念が八〇年代のポストモダンのお祭り騒ぎの日本に受け入れられる可能性はほとんどなかった。フランス現代思想の幻惑を左翼的な精神科医が嫌ったこともあるし、あるいはポストモダン好きな精神科医が一知半解に引きつけられてしまったこともある。しかしガタリがドゥルーズと作った概念は当然のことながら、六〇年代、七〇年代の問題への窮余の策として出てきたはずであり、なにかそれをブレークスルーするようなミラクルなものではなかった。端的にいえば、スキゾアナリーズのスキゾばかり日本では流行語とされたが、重要なのはアナリーズの方だったのだ。(**→中間部第2節参照**)ガタリを敬遠した医者たちはラカンに逆戻りする感も強い(そのわりには、ラカン派の情報が大変に偏っている)。しかしガタリが臨床に関して書いたことを理解できないのは、あくまでも日本の事情(たとえばラ・ボルド病院の紹介や臨床家ガタリの紹介がポストモダン騒ぎの時期にまったくなされていなかったという事情)のせいなのである。

▼武井麻子の場合

私が編著者の一人であった『精神の管理社会をどう超えるか?』の中の拙論「精神医療の再政治化のために」でも書いたように、日本の精神医療における新左翼運動は病院派の治療共同体（↓**第2章第3節の病院設立の主旨参照**）か、あるいは反病院派の脱施設化を目指してきたといってよい。ただそれら二つの流れがどのようにしてつながるのか示されたことは厳密にはなかった。まさにガタリが、たとえセクター制度が作られていっても、それに対して「制度分析」が欠けてはならないと注意したように、治療共同体と脱施設化の間をつなぐのは「制度分析」という方法である。にもかかわらず、制度という言葉はもはや新左翼運動の内ゲバに疲れ果てた当時の精神科医たちの心性には飽きられた言葉だったのだろう。その結果、治療共同体か脱施設化という問題は中途半端に捨てられたままになった。

日本の治療共同体としては有名な海上寮療養所で、有能な看護師そしてソーシャルワーカーとして働き現在は看護学の大学院で教える武井麻子は、最近さかんに感情労働について記している。これは当然の帰結のように思える。治療共同体で考えられたことが脱施設化された地域精神医療でも使えないならば、そのとき、治療共同体は閉鎖された偽りのパラダイスに化すだろうから。

武井は次のように書いている。「精神科医の中井久夫は、対人的な感受性を「心のうぶ毛」と呼んでいます。「自分の表面にあった柔らかな層」と似た表現です。人の気もちを感じ取り、反応する場所、自分の内なる世界と外界との境目にある感性の部分とみることができます(3)」。治療共同体でも脱施設化された地域精神医療でも中井久夫のいう「心のうぶ毛」を使ったような対応が望ましいが、この際の「気働き」の無支払い労働は多くの人で担わないと、人を燃え尽きさせる。この無支払い労働を感情労働と社会学で呼ぶことを知った武井は、燃え尽きを生じさせないために、治療共同体がもっていたシステムに似ているデブリーフィングの可能性を指摘している。

(……)エイズのコミュニティケア・システムで、受けもち患者が亡くなったときに、ケア・ワーカーに事務所に必ず来させて報告させるというのも、デブリーフィングのためです。デブリーフィングはとくにグループでおこなうことで、つらい思いをしているのは自分だけではないということを知ることができます。素直に語ることで互いに助けになることもでき、自分たちがただの無力な被害者なのではないという実感を得ることができるのです。グループ・デブリーフィングは、共感ストレスや共感疲労におちいりやすい教員やセラピスト、そして研究者といった職種の人々にも用いられます。私の研究室では、大学院生はたいてい精神科の病棟で毎週一回、約一年にわたってフィールドワークをおこなうのですが、毎週一人あたり九十分のデブリーフィング・セッションをおこなっています。一人で現場に入っていき、自分を孤独な異邦人のように感じながら患者と密接にかかわる大学院生は、共感疲労や二次的ＰＴＳＤの危険性も高いからです。デブリーフィング・セッションでは、現場での体験を詳細に記録したフィールドノーツをもとに、院生や教員が集まったなかで、フィールドで観察し感じたことを逐一報告してもらいます。ここでは客観性よりも主観性を重視し、患者に対する否定的感情も、現場への怒りも、そして自分の弱音も、すべて語って吟味します。とくに、患者やスタッフに否定的感情が湧いたときには、無意識のうちに嫌な面をみないようにしたり、まったく反対にいいことばかりを記録に書いたりすることがあります。そしたら感情を語ることによって現実をみる目、記録する手にバイアスがかかってしまうのを防ぐことができるのです。また、こうしたかたちで誰かに話を聞いてもらい、受け入れてもらう体験は、ケアされる体験でもあります。学生時代にじゅうぶん聞いてもらったので、病棟ではほかのスタッフが怖がって避けようとするような混乱した患者の話も、辛抱強く聞けるような気がするといってくれた卒業生もいました。ケアすることを本当に学ぶことができるのは、みずからケアされる体験を通してだけだと信じています。こうした自分の体験を語る場は研究者だけでなく、感情労働に従事する者がバーンアウト（燃え尽き）せずに生き延びていくためにも不可欠なものです。ところが、効率を優先する職場では、必ずしも問題解決をめざすわけではないこうした話しあいは無駄話とみなされ、話しあいの場や時間が削られる傾向にあることは、残念なことといわざるをえません。(4)

しかし、武井は実はこのようなデブリーフィング・セッションやミーティングの導入だけでは満足しているとは思えない。たとえば、精神科看護の研修に出る大学生へのパンフレットで武井は次のように書いている。

精神科ばかりではありませんが、看護には自分と異なるものにも共鳴できる感受性が必要です。自分の中の「常識」や「固定観念」に挑戦し、疑いをもつこと。それは、これまでようやく築き上げてきた自分自身を、いったん崩すようなものですから、不安になって当然なのです。そこで、指導教員や実習指導者のサポートが必要になります。でも教員や指導者といえども、超能力者ではありません。あなた方がこれまでどんな体験をしていて、何に悩んでいるのか、何を不安に感じているのかを、黙って見抜くことはできません。あなた方が、どうにかして自分の困っていることを話し、助けを求めてくれなければ、教員や指導者は力を発揮できないのです。学生同士も同じです。ほかの学生のほうが一歩先に進んでいるようにみえるかもしれませんが、みな「これでいいのだろうか」という不安を抱えながら、実習しているものです。率直に話しあうことで、お互いに支えあうことが大切です。短い実習期間のうちに患者を変えようなどと考えて、成果をあげることに必死になるより、誰かの助けを借りながら、自分の問題や限界に正面からぶつかる体験をしたほうが、これからの看護師人生にとっても意味のある、充実した実習となるのではないでしょうか。(5)

ここには「制度分析」を行うことが推奨されている。武井には治療共同体でのノウハウから「制度分析」へと考えを進めるチャンスがあったのだ。感情労働が「制度分析」を行うことだとして、この不払い労働の価値を治療論として展開するチャンスが日本にもあったのだ。しかしそれに気づいていた人は、武井に代表される何人かだけであったと思われる。**地域精神医療へと流行が変化すると日本の精神医療はやすやすと病棟での試行錯誤を論じなくなった。**それはやはり医者と比べて女性的な職種である看護職として働くことや実際に女性であるから、武井が獲得できた可能性のように思える。それに比べて、男性的な精神医学、「論理的＝男性的」な精神病理学はどうであっただろうか。おそらくは中井久夫という異才を除いてはそのようなことは難しかっただろう（**→第6章第2節参照**）。

日本の精神医療は松本雅彦や武井麻子の仕事に辛うじて残る努力と、それを受け継ぐことのできるいくつかの仕事が日本にはある。そのいくつかの試みを第一部実践編では紹介したつもりである。

3　「制度分析」にどう出会い、どう制度を分析しつつ使うのか

ここで私が非常勤の精神科医として勤務した病院の看護師の勉強会の様子を紹介したい。研究会の立ち上げの際、私は、常勤職としては大学の教員であり、非常勤医として勤務していたことから、同僚というよりもやや外部からこの研究会のアドバイザーの役割を求められた。しかし、実は私は、チーム医療の同僚として、この勉強会を切り口に病院の治療環境を整える役割を果たしたいと思っていた。このような試みは、上から命じて行われるものではなく、下からプロジェクトの形で発生するべきものである。いわば外にいるふりをしながら内部に私は働きかけようとしていたのだ。裏工作をしていたということではない。内部の中心は案外、外部に近いところにあるからなのだ。そのようなことを私に教えてくれたのがこの本で詳説する「制度を使った精神療法」である。

元来、この病院では新入りの看護師には、先輩の看護師がプリセプター（指導者）としてつく。一年間はそのプリセプターが毎月勉強会を開き、担任のように教育し相談に乗る。二年目からはそのままの形で勉強会が継続されるこ

ともあれば、オプションで別の形にすることも可能である。しかしなかなか既成の形式と別の勉強会を組織しようとするスタッフは出てこなかった。このグループは、病院が用意してきた既存の教育システムを選ばなかった。この時点でこの制度に分析が加えられているのである。

この病院では毎年一回、看護職全員が行っている院内ゼミがある。しかし、このゼミが良い意味の内省の機会になっているかどうかは疑問だった。たいていは、患者への思いがせつせつと綴られる私小説のような発表が多いからである。私の聞いた範囲では、二つの発表が優れていた。この二つの発表では、患者の抱える問題、医療チーム（医療チームとは一人の患者さんに関わる種々の専門職種の人たちの形成するチームのことを指す、つまりケースカンファレンスに参加するべき人たちの形成するチームのこと）の抱える問題、看護者である自分の抱える問題の三つの論点で考えられていた。つまり①自分、②患者、③チームを振り返る分析だった。それは振り返る分析、つまり**事後的な分析**だった。事後性にポイントを置いた分析活動を精神分析という。精神分析は普通、分析家と分析を受ける人二人で行われ、ひたすら自分の問題にかかわるもので、普通の精神分析を純粋精神分析とすれば、この病院の院内ゼミのように、集団で行う活動を**応用精神分析**と呼べる。先ほどの二人の看護師の発表がよかったのも、応用精神分析ができていたからではないか。病棟でのできごとを考察する時に、患者の問題、看師自身の問題、チームの問題の三つの論点（医者なら、患者、医者、チーム）から考えてみる必要は確実にある。結論として、次のように私はこの勉強会でいった。「看護スタッフの院内ゼミという大きな振り返りの場、それを応用精神分析的な自省の場にするべきではないか」。

この看護師達はこの意見に従い実際に症例の研究発表をしたが、その後さらに日常の臨床を改善するための研究がしたいといい出した。そして患者への「陰性感情」の研究を始めた。そしてこの感情には実はスタッフの協力体制に大きな原因があることを考え始めていた。そして次の年には、陰性感情と治療体制についての発表を行った。陰性感情は看護師として成長すれば制御できるという上からの意見も発表の際に出た。これも正しいだろう。しかしこのメンバーたちは陰性感情を乗り越える方法について考察し、その結論は「看護者は自らを振り返る、チームにも振り返りを求め、また必要に応じて患者にも振り返らせる」というように、上記の三点を堅持した上での分析、つまり応用精神分析が必要であると主張した。看護職としてじゅうぶんに成長しても、なお必要なことを、この研究グループのメンバーたちがいっているにもかかわらず、ベテラン達はこの研究グループの結論をやや軽くみすぎていたように私には思えた。

この後、勉強会が総まとめをするというので私はそこに出席して、次のようにコメントした。「実は患者が自らを振り返ることが難しいのと同様にチームの振り返りも難しい場合が多い。振り返りを促進するような研究チームをプロジェクト中心的に立ち上げていくべきではないでしょうか。これは、上から（管理職から）命令できることではなく、下から立ち上げるべきことでしょう。上はそれを認めるか否定するかの機能しかないと思います。看護の院内ゼミのレベルではせいぜい事後的な反省ができるだけでしょう。それは重要ですが、日常業務の中にあらかじめ、分析行為を組み込んでいくことが必要でしょう」。

治療の決まりごとを分析しながら決まりごとを動かしながら治療チームとして機能すること、治療チームとして決まりごとを動かしながら治療の約束ごとを分析すること、これをこの本では「制度分析」と呼んでいる。「制度分析」という概念の生まれは、この本で紹介されるようにフランスなのであるが、日本で仕事をする我々の日常業務に関係している。あるいは病院でなくとも、教育の現場でも企業でも同じことが考えられるべきなのだ。応用精神分析が①自分の問題、②患者の問題、③チームの問題の枠組みの三点を確保しているとすれば、さらに実践の中で着目されるべきなのは①、②、③の間に置かれた媒介項である。①、②、③の視点を堅持しての分析のほかに媒介項の設定についての議論が欲しい。それこそが**「制度分析」**なのだ。「制度分析」とは①、②、③からみるのではなく、それらを媒介しているものの側から分析し、状況を動かしていくことをいうのだと考えていただきたい。「制度分析」することで、治療の場は（そして教育の場も働く場も）動きうるということなのだ。

私は、上記の三点にもとづく応用精神分析と「制度分析」の関係を明確にするために、杉万俊夫の編集した本[6]から図を再構成して、以下のように説明した（**図1**）。

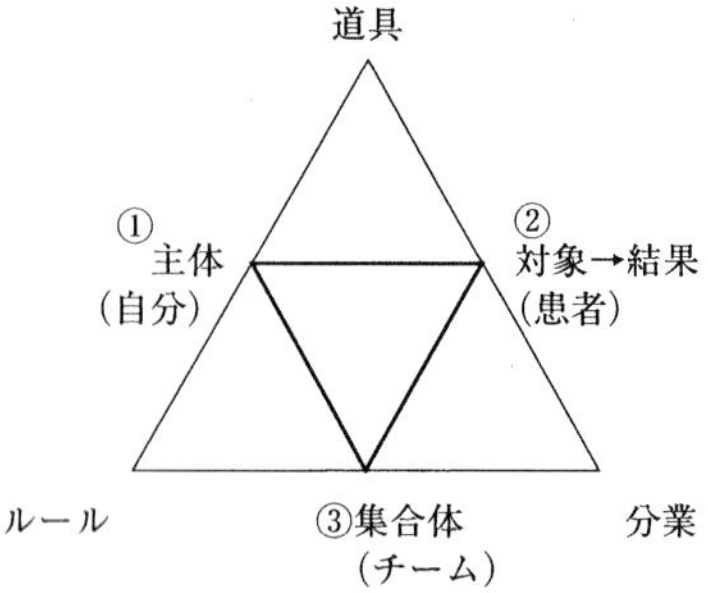

図1 「制度分析」の対象を示す図

いままで私が述べてきた、①自分（**図1**では主体（個々の成員））の問題、②患者の問題（**図1**では対象）、③チーム（**図1**では集合体）の問題の枠組みの間に、道具、ルール、分業という媒介項が杉万によって明確に与えられている。応用精神分析が行われるような、最良の院内看護ゼミが、①自分の問題、②患者の問題、③チームの問題の枠組みの三点を確保しているとすれば、さらに実践の中で着目されるべきなのは①、②、③の間に置かれた媒介項である。理想的には、院内看護ゼミのような改まった場所では①、②、③の視点を堅持して分析を行い、日常のケースカンファレンスでは媒介項の設定についての議論が欲しい。それこそが「制度分析」なのだ。**杉万が指摘したような媒介項の首尾は、それをじかに使っているスタッフの使い心地として感得され得るだろう。使い勝手の悪い媒介項は設定され直されるべきである。あるいは媒介項そのものになって機能しているスタッフの居心地として感得されるだろう。居心地、使い心地の悪さは媒介項の再設定を要求する。「制度分析」とは①、②、③からみるのではなく、それらを媒介しているものの側から分析し、状況を動かしていくことをいうのだと考えていただきたい。**どのような道具を使うのか、どのようなルールにするのか、どのような分業体制にするのか。このことを考えることで、治療の場は動きうるということなのだ。ただ、それでも陰性感情は消えるものではないだろう。応用性精神分析はそのとき、大きく振り返るカンファレンスを開く際に必要かつ有効であるだろう。この意味で「制度分析」と応用精神分析は両立させる必要がある。しかし二つを混同することは混乱を招くだけである。

しかしこのような研究グループの研究成果は、それだけで孤立させられてしまうと実りは少ない。労多くして実りは少なくなってしまう。この勉強会につき合って多くのことを学んだ私は、残念ながらこの病院の看護職の幹部に、この研究グループの研究主題の重要性をじゅうぶんに説明することができなかった。その点でまだまだ課題は残ってしまった。この病院は、開かれた雰囲気のある病院として日本でも特色のある病院のはずだった。患者の早期退院を目指し、患者の病状維持のために濃厚な外来診療も行われて、スタッフ連携の素晴らしい病院のはずだった。しかしだからこそ逆に、看護職として精神科のみを専門としてたたき上げて来た幹部には、かえって育成途中の人には通じる話が通じ難いこともあり得るということなのだろう。私は、優秀な精神病院だからこそかえってできないこともあるのだなと実感した。しかし、重要なのは上につくことでもなく、下につくことでもない。上にも下にも働きかける必要はあるが、それは単にヒエラルキーを崩して平等であると（想像できる程度の）関係性をスタッフ間で作ることで満足してはいけない。そこに留まらない第三の道が作られるように働きかける必要がある。

その第三の道は、制度分析を重要視するフランス人たちの間では、「斜め性、**トランスヴェルサリテ**（transversalité）」と呼ばれている。それは階級の上と下の間で発生する垂直性（トップダウンやボトムアップ）の問題を克服した時に出て来るような、平等な関係性をも水平性として嫌うような姿勢からしか生まれないものである。垂直性、水平性とは違う第三の道のことを考えたい。平等になったという幻想をもったまま何もしなくてよいという逃げ道と「制度分析」は正反対のものである。「制度分析」とは、垂直性を崩し、水平性以外のマイナーな流れ、方向性を作り出すための分析である。「制度分析」の目的は斜め性を生み出すことにある、そして斜め性が予め潜在的にある場ならば「制度分析」はどこでも行える（**→キーワード「トランスヴェルサリテ」参照**）。

日本の精神医療は垂直性をくずす時に発生する水平性を前にして制度を分析しつつ使うという所作を獲得できなかったのである。このことを証言できる者として、松本と武井の名前を我々は記憶しておくべきだろう。

ない機械。そして「欲望する機械」という概念は、その後の彼らの著書『千のプラトー』において、活動を展開する際のハード的な側面であるアレンジメントと、ソフト的側面の抽象機械（この二つが機能するときわれわれは人＝場となる）へと、さらに分別された。

しかしこれまでの精神科臨床においては、「アレンジメント」にしても「抽象機械」にしても、その意味がじゅうぶんとらえられてこなかった。「アレンジメント」ばかりしようとすると、医療者が優位なまま、やや卑怯な雰囲気をもった治療しかなくなる。しかし思わぬタイミングで、患者さん自身が治療構造の見直しに入り込んできてくれる場合がある。病状の悪化と改善のあいだで、「凪」のような地点が患者にみいだされることがある。そのような場合、居心地の良さを確保しようとする患者さん自身の力が働いている。若い力のあるケースワーカーさんのやる気であったり、患者の家族が病気を正面から受け止める勇気であったり、それらを受けて患者さん自身が自分のリズムを保持する力が機能する。このような時、「アレンジメント」が「抽象機械」を現実化する。

たとえば精神科医の私は、次の主治医へ患者を引き継ぐとき、病状の経過説明や、患者さんの生活の様子をまとめて記述する。患者さんへ主治医が変わることを説明しながら診察するのだが、ここでは担当者が去ってしまう（マイナス1）ことで、おたがいの役割や機能が検証され、それが治療のチャンスになりうる。担当医の変更が、マイナス1性を治療のしくみにもたらし、「制度分析」への入り口となりうるわけだ。不在は欠如ではない。

くれぐれも患者自体に接続するのではなく、それぞれの治療機械＝治療のしくみに接続してくれるように次の主治医へ伝えなければならない。たとえば、あの患者さんがなぜ寅さんの映画を見たがっていたのか。そのしくみを「制度分析」しつつ説明する。そのしくみへと次の主治医の「制度分析」が接合してくれるように。

（三脇康生）

key word

抽象機械（定常状態を「制度分析」によって打ち破りながら作動しさらに展開をもたらす）

ガタリが哲学者ドゥルーズとともに作った概念 machine abstraite については、訳語として「抽象機械」という言葉が選択されてきた。「抽象」という形容詞がついているのは、人間のいうことを聞く機械、人間の使いこなせる機械を意味しないからである。抽象とは abstrait の訳語だが、ab とは分離を意味し、strait とは引っ張る、つまり拘束状態を意味するから、abstrait で定常状態からの分離を意味している。そしてこの抽象性は、本書で繰り返しふれている「制度分析」のプロセスが持つ特性である。つまり、ルーティンの状態を人間が便利に作る機械ではなく、ルーティンの状態を「制度分析」により打ち破りつつ機能するしくみのことを machine abstraite と呼んでいるのだ。「機械」とは machine の訳語だが、デジタルな機械というよりも、むしろアナログなしかけやしくみというニュアンスもある。

「抽象機械＝制度分析」を組み込んだしくみが機能する場にわれわれが入り込むためには、なにが必要だろうか。それは、ウリが第 3 章第 2 節で話している「N － 1」の「マイナス 1 性」である。マイナスといってもわれわれ人間が、自分を犠牲にすることではない。集合を作っているときに、そこでボスのように振る舞うのでもなく、集団に単に飲み込まれるのでもなく、「制度分析」によって、いつもとは違う別の人間へと少しだけ変化する小さなプロセスが存在する。そのプロセスを大切にする場で機能するのが抽象機械である。抽象機械が作動するためには、集団に、集団を構成する人に隙間があることが必要である。マイナス 1 性は、この「隙間＝開かれ」のことであり、「制度分析」によってうがたれる。

人間中心主義の密集集団の悲惨な結末（ホロコースト、原爆、テロ等々）を逃れるためにも、われわれは人間を突き抜ける必要があるだろう。しかし、人間を超え超人化するときがわれわれに訪れるまで待たないといけないのか。そうではなく、別の人間へと変化する小さなプロセスが潜在的に存在すること。そのプロセスの現実化にかかわっていくこと。そのために「制度分析」を機能させること。それは孤立していて機能するものではない。

まず単純な精神分析を否定し現実に機能しているのは「欲望する機械」であるとガタリはドゥルーズとの著書『アンチ・オイディプス』で書いた。相互にいかなる関係ももたないものを結合する機械。人間に固執したら機能し

注

（1）なお病院の内と外がいかに思想的につながっているのか、フランスの実情については第1章第3節の和田・ヘルド論文を参照し、イタリアの実情とその思想的背景については第6章第3節の松嶋論文を参考にしていただきたい。
（2）松本雅彦は一九六四年京都大学医学部を卒業し、大阪・阪本病院などに勤務し、京都大学医学部精神科講師をつとめたあと、京都大学医療技術短期大学部教授を経て洛南病院院長をつとめた。松本は雑誌『精神医療』第七巻第四号（一九七八年）において、フランスの精神医療について大変詳しく説明している。これが筆者が『精神の管理社会をどう超えるか？』を編集する際の大きな参考となった。セクター制度が整備されていくプロセスやラ・ボルド病院の様子も研修し学んだうえで、うわべの目新しさにだまされない精神医療とは何かを考え続けたのが松本である。松本雅彦『精神病理学とは何だろうか』（星和書店、一九八七年）を参照のこと。フランス精神医療に近づいた日本の精神科医のうちで、目新しさにだまされなかった松本は特異な存在である。この点については拙論「いつも「新しい」精神医療のために」『ドゥルーズ／ガタリの現在』（平凡社、二〇〇八年）を参照のこと。我々の参照点に常になって下さった松本雅彦氏に深謝する。
（3）武井麻子『ひと相手の仕事はなぜ疲れるのか：感情労働の時代』大和書房、二〇〇六年、三六ページ。
（4）同書、一八〇〜一八一ページ。
（5）武井麻子「精神科看護への興味と不安」『魅力ある精神科看護』社団法人日本精神科看護協会パンフレット、二ページ。
（6）杉万俊夫『コミュニティのグループ・ダイナミックス』京都大学学術出版会、二〇〇六年、六九ページ、七一ページ。

中間部●対話編　制度という論点をめぐって

私たちが本書の編集作業を続けている過程で、私たちが扱っている主題に強く関心をもってくれた方が二人いた。一人は看護の領域で、独自の観点から看護職そのものあり方について問いかけ続けている野沢典子、もう一人は、社会的ひきこもりという現在大きな社会的関心を集めている問題に、当事者として積極的な関与を試みている上山和樹である。本書の実践編と思想編をつなぐ対話編として、二人と私たちが行った討論の内容をここに紹介しておきたい。

第1節

document

常識を外すことで看護システムを動かす

野沢典子

中間部

二〇〇七年九月二〇日大阪のホテルで多賀、松嶋、三脇は野沢典子にインタビューした。野沢は精神科の看護師として働きながら、様々な現場でグループ・ダイナミックスの研究を行っている京都大学大学院人間・環境学研究科教授、杉万俊夫とともに、看護とは何かを考え看護師の仲間に問い続けてきた（**→キーワード「グループ・ダイナミックス」参照**）。その正直な歩みは、現代の医療現場における看護職という制度にかかわる論点を明確にしてくれるだろう。

精神科との出会い

野沢●ある病院の看護部長が、看護協会の講習会に来られたときに、私が講習会を担当させてもらっていたのが精神科との出会いです。「うちに来てください」といってもらって。でも、私は精神科のことぜんぜんわからない。師長さんたちも、患者さんたちも三〇年、四〇年、五〇年いらっしゃる方もいらっしゃる。「だからこそ、来てほしいんです」といってもらえたんです。「野沢さんの目で、一年目・二年目の人達と一緒にここの看護がどうなのかなというのをみてほしい」とのことでした。

統合失調症で水中毒の患者さんがいました。多量の水分摂取により一日の体重が五キロとか一〇キロとか変動してしまうんですね。毎日尿失禁してしまい、布団がビショビショになってしまいます。それで彼のお小遣いから、尿失禁したら一〇〇円、没収していたんですよ。患者さんの布団を替えたりとか、洗濯代にあてるようにするのですけど。私は、そんなことをするのかとショックで。涙が出そうだったんです。

懲罰というかね、罰でしかないような印象を受けてしまった。悲しかったので、この事例が発表されたときに、発表者に対して「私は理解できない、理由を教えてほしい」といったんですね。そしたら、そこの病棟の師長が出てきて、もうそれ以上聞くなという感じで、コメントできないようにしたのです。

落ち着いて考えたら、治療の一環なのかなとも思いますが、ただ発表が終わった直後は、腹が立っていて部長に、「どういうことなんですか。お金を徴収しても怒らない患者さん、何もいわない患者さんだから徴収するんですか、これが看護なの」と、駄々をこねてみたのです。治療・看護の一環だった……そういい切れるのか、今でも私、自信はもてないです。事例研究を、いくつか毎月やる中で、陰性感情に関する発表（**→第4章参照**）もあったような気がします。三脇さんがガタリを参照し『精神の管理社会をどう超えるか？』で書いているような、垂直型の権力関係が分析を止めさせているというか。結局、下に位置していて、訳がわからない私とかが「それはいいね、それは悪いね」等と、しゃべるのはいいらしいのですね。でも一線を越えると、それを師長とか部長が止めてしまう。

三脇●それは精神科へ転向なさってすぐですか。

野沢●半年ぐらいでしたか。陰性感情を、私は、自分と同じ職種の看護師に感じてしまうほうだったのですね。

三脇●私の勉強会（**→第4章参照**）に参加していた看護師もそれをいいたかったのだと思いますよ。野沢さんが今いわれている陰性感情ということを。この看護師さんたちも三年目ぐらいだったので、患者との陰性感情に絞っていますけども、そういう陰性感情にフォローがあるかないかということを書こうとしている。患者さんに向き合うときに、たとえばこんなトラブルがあって大変なのだということを、看護の同僚とか、先輩とか、主治医とか、ＰＳＷにいったときに、自己責任でどうぞとかといわれるのとね、あるいは、同じ先輩からの話を聞くにしても、その先輩が上からばかりいってくるのではなくて、自分が三年目とか五年目のときにどうだったかなという観点から言葉を発してくれる、いまの自分と、自分の三年目、五年目をふり返りながらいってくれる人がいる場合とで、ぜんぜんフォローの仕方が違うじゃないですか。今度は自分たちが働きはじめて五年目ぐらいになってくると、下に入ってくる人たちにフォローしないといけないから、どういうフォローを自分たちが、今度やればいいのかということも知りたいのだと思います。だから陰性感情といっても、たとえば、患者と看護師とか、患者と医者とのあいだで発生しているだけでなく、実は、そのなかにいろんなものが入っていると思うのです。もちろん、それはステータスを平等にすることで解決はしませんが。

野沢◉中井久夫先生の本で読むと、やっぱり、ナースもプロじゃなきゃいけないというふうに書いてあるんですけど、私はプロ意識がそのときはなかったというか、患者さんに興味があったというか、患者さんの世界というか、もっている世界を知りたかったんですね。まず知って、じゃあ私たちはどうケアしたらいいのかなというのを考えたかったですね。でも、みんなが、よく怒るんですよね、患者さんをね、子どものようにいいますよね。えっ、どうしてこんなことがいえるのというのが、まず最初、不思議だった。患者さんも嫌悪感を感じてるけど、明日もまた、お世話してもらわなきゃいけないからと、患者さんってそ

Profile

野沢典子

(のざわ・のりこ)

看護師。国立横浜病院（現国立病院機構横浜医療センター）附属看護学校卒業、佛教大学社会学部社会学科卒業、追手門学院大学文学研究科修士課程（社会学）修了。大阪府立病院（現大阪府立急性期・総合医療センター）、看護学校専任教員をへて、大阪府看護協会（教育担当）、八尾徳洲会総合病院（副看護部長）、他病院勤務。

1996年、看護職として人間である患者、そして自らも含めて、人間を理解したい人間を見る眼を豊かにしたいと実習指導者講習会修了の有志と「楽学舎」を結成。設立当初の2年間は杉万俊夫先生の講義が中心となった。現在も活動中。精神科看護歴2年。精神を病んだ患者にとって医療従事者は治療・療養の場を提供するとともに環境でもある。フランスの制度論は精神科医療のみならず医療にかかわる者に必要な知見を示唆しており、「制度分析」はいまもっとも興味ある領域である。ガタリのいう「垂直性と水平性に収束しない関係性を、患者もスタッフも一人一人がもてるようにすること」（三脇他編『精神の管理社会をどう超えるか？』松籟社、2000年）について模索していきたい。

こはしたたかでかしこいと思う。看護師さんの思いを傷つけないように、患者さんもナースにアプローチしてきますよね。「あの患者さんはだから自立できないのよ」ってナースが何度もいっているのを聞くのですけども。自立するためには、その人が、その人として存在するというかな、眠れないとか、ご飯が食べられないとか、相当に不安だっていう症状があるんだけど、その症状以前に「そこにいてくださいね」と患者さんの存在を認めたいと思っていたのです。

患者さんは、あ、僕には、ここにいてもいいんだとか、なんか不安だけどどこうやって話しに行けばいいんだと思ってもらったら、それから治療に入っていくのじゃないかな、と。そしてなによりもまず、その人が今日一日をどう過ごすかということが大事なような気がしたんですね。

いわゆる役割があるじゃないですか。厳しく指導するナースと優しいナース。私はどちらでもないというか、いつも患者さんにただ遭遇しているだけのナースで、私はまだ新米だったから、あんなにきつくいえないのだろうかとか思いました。看護師さんの対応はプロなんですよ、もう五年とか一〇年とか勤務されている人たちは。でも新米の私はできない、あんなにいえないし、でもたぶん私は、一〇年たっても二〇年たってもいわないって、いえないって自分では思えるのですけど。

三脇●患者さんの中には年齢が不明な感じの方もいらっしゃいます。たとえば、二〇歳で発病したら、二〇歳ぐらいの様子のままだったりする。すると看護師さんは、何とか君とかって患者さんを呼びますよね。あるいは何とかちゃんとかって。私が勤めていた病院の看護部長は、それを注意していました。あの人もう三七歳なんだから、苗字で何とかさんと呼べと、スタッフに注意していました。

野沢●たぶん私、孤立していたんだなぁと、そこでは異質だったのかも知れません。きつくはいえないんですよね、患者さんに。

三脇●野沢さんのその違和感というのは、すごく重要だと思うし、その違和感をまた、いい形で受け取っていく現場は伸びていく可能性があると思う。

野沢●ただ一人、精神科二〇年ぐらいやっている男性の方で、五〇代後半の方ですけど、彼の看護というのはダイナミックで、患者さんを暖かくみまもりながら、患者さんに変化を、いい意味の変化をね、起こさせてくれるような人がいました。彼には私の戸惑いや悩みもきっとみえていたのだろうと思いますし、話し合いもしました。

トラブルに意味がある

多賀◉いま野沢さんの話を聞いて思ったのは、「君」とか「ちゃん」とか、そういう呼び方を患者さんにしていいのかと自分に自分で問いかける。それが、患者さんとスタッフとかの関係を動かしていくということの一つになると思うんですね。内を動かすというのは、三脇さんもいっていたように、ステータスを平等にしろとか、そういう昔ふうの理論をいっているわけでも何でもなくて、当たり前のことを当たり前としないということなのです。

松嶋◉僕の経験で面白かったのは、イタリアのグループホームの例なんですけど、患者さんの方が、よくわかっているわけですよ。どの役をやっているというか。だから、ケースワーカーや看護師の思いを壊さないように患者の方が気を遣って、それを壊さないようにやっている。面白いことに、それがやっぱり、あまりにもはまって、スムーズな日常生活になると、絶対それを壊すようなことが起こるんです。完璧にスムーズにいっているときに限って絶対、どこまで意識的にやったか知らないですが、でも昼飯一緒に食べるところでもめごとが必ず起こったりとか、スムーズに行っているのを、絶対、ずらすようなことが起こるんですよ。スムーズに行き過ぎているときって、逆に何でこれをやっているのかというのが、わからなくなる。だからそういうのを、逆に患者さんの方が敏感に感じて、ちょっとしたところで、食べるときの位置とかでもめて、そこから患者も含めたカンファレンスで、じゃあ、食事のときの机を、でっかい机でみんなで食べるのをやめて、もうちょっと分けて、小さいグループで二回に分けてやるかとか、そういう議論になって。別に、ちょっとした話ですが、役割でスムーズに行っているのがずれるようなことが起こるのは面白いなと思う。

病棟での経験

野沢◉私が勤務していた病棟は保護室が四つあり、半閉鎖病棟で、朝九時から夕方の四時までは開放。だから外出許可がもらえたら、自由に外出できていました。患者さんの社会復帰を目指し、自宅で暮らせるようにかかわっていました。大きい病院ですのでマンションをいくつか借りていて退院後は、そこで生活されている患者さんも多かったですね。生活保護も申請が終了し部屋がキープできたら、担当の看護師と勤務が終わってからも買い物したり散歩したり、地域での生活の第一歩の練習を一緒にしていました。もちろん許可をもらって。

ただ、四〇年も五〇年も、最高で五四年間かな、入院していた人がいらっしゃった、私はその人たちには会ってないんですけど。その人が、その人らしく生活をそこでできることが、治療なのかも知れませんが、ゴールって何だろうと、ふとね、いろんな患者さんと出会ったときに、自分の中で思ってしまいますね。

私は時間があったら、患者さんと一緒に散歩に行くようにしていました。三一歳の男性で、体重は一〇〇キロぐらい。歴史の本が大好きでした。一五歳で印刷工場に就職。でも、動作が鈍いということで首になってしまい、父親が母親に「おまえのしつけが悪いから、この子はこんなに動作がのろくて、ちゃんとできない」と怒鳴り、父親が母親を殴ったんですね。それを見て彼は怒りはあるけれども、表現ができなくて、大きなタンスを倒しちゃったんですね。それで統合失調症という診断で、入院されているんです。言葉はでないのですが、いつもじっくり自分のペースで生活されていました。彼は副作用で便が自然排泄できなくて、毎週日曜日の午前中に浣腸を二本するんですね。ある日「今日は野沢さんの当番ですよ。大仕事ですよ」とのことで、新聞紙を保護室いっぱいに敷いて、便器をもってきて、彼に浣腸をして、排便が終わった後から一緒にいるんですけど、私半日、彼と保護室で臭い仲になったんです。そのとき、彼に、「今日、私初めてなので、教えてくださいね。上手にできるかわからないけど、一所懸命やりますね」っていって挨拶をまずしたんです。浣腸をしたあと、二〇、三〇分待つんですね。一週間に一回だけの排泄なので量が多いし、ポータブルトイレがいっぱいになっちゃうんですよね（みんな馬糞馬糞っていうんですよ）。排便後、トイレットペーパーを手に巻いて、何回も彼の肛門を拭いたんですね。便の付着がなくなったから、もうこれできれいになったかなと私は思ったんですけど、彼はトイレットペーパーを広げてきちんと折り何回も何回も、拭くんですね。申し訳なくて「あー、ごめんなさい。きちんと拭けていなかったんですね。ごめんなさい」と謝ると彼はゆっくり頷いてくれました。彼と一緒に二、三時間そこにいました。それからも彼と接したかったので、他の人が散歩するときに「一緒に行きませんか」と誘ったら、着替えて待っていてくれたんですね。三人で病院を後にして散歩しました。近くの大学の付近には大学生がたくさん行き来していていました。もう一人の患者さんに、「ここ何ていうのかな」と私が尋ねたら、彼が「『△△通り』というんです」っていってくれて、初めて彼の声を聞きました。そのときは飛び上がりそうでした。帰院後、チームリーダーにそのことを話したら「○○さんに、うわーっと大声でしゃべってもらう場をつくりましょうね」って、いってもらえて。それから彼は話してくれるようになったんですよ。単語だけなんですけどね。ああいう貴重な体験は、看護師にとってプラスになると思います。そういう体験があったら、失敗したこともいっぱいあるんですけどね、モチベーションは維持できる。それは私が新米の看護師だったからなんですね、きっと。

三脇●ビギナーズラックというか、野沢さんのいまのご経験というのは、すごく重要だと思うんですけど、問題は、そういう野沢さんのご経験なり、ご苦労なりというのを、そばでサポーティブにみてくれている上司とか、同僚とかがいるか、いないかということです。私が本書の第4章で書いた事例みたいに、孤立してしまうと……。

野沢●チームでやっていました。暖かなみまもりというものはあったんです。意図的に、私は若い人たちに、こうだったんですというようにしていました。たぶんそういう役割だったんだろうなって。看護部長が私に求めていたのは。

三脇●野沢さんは若いスタッフに、ご自分の失敗もお伝えになっていたわけですね。

野沢●そうです、失敗も。時間がなくっても、病棟の申し送りが終わったあと、チームカンファレンスをやるので、そのチームカンファレンスのなかで、昨日こういうことがあって落ち込んでいるなどとぶつけていました。

三脇●若い人は、それを受け取ってくれていましたか。

野沢●何々さん教えてほしいんですけどっていったら受け止めてくれますけど、ただ独り言みたいに私がいっているとき、あ、野沢、またいっているみたいな感じでしたね。でもあえて、意図的に報告していました。

訪問看護での経験

三脇●そういう病棟のご経験というのは、大変に制度論から見て貴重なものでしたね。そしてそれから野沢さんは訪問看護のほうに移られたのですね。

野沢●はい。精神科をしばらく離れてみようと思いました。そうしているうちに某病院からの誘いがあり、教育担当ということで就職しました。とても忙しい病院でした。そのうち訪問看護ステーションの所長はじめ六名の看護師さんたちが辞めちゃったんです、突然に。あとは常勤一名とパートの方が三人だった。患者さん一〇〇名が在宅でいらっしゃるんです。それで看護部の仕事をしながら兼務で訪問看護ステーションの所長をしました。いちばんたいへんだったのは、二四時間看護をしますというふうにすれば、ひと月に五四点かな、五四〇円つくのですね。訪問してもしなくっても。介護保険のほうから、それがおりてくるんですね。だからそれも収入になっていました。

突然の兼務で、訪問する患者さんやそのご自宅のこと、地域のことを私はまったく知らなかったんですね。それで、二四時間、どうやってみるんだろうって、患者さんを知らないのに。すごく不安でした。こんな無責任なことができるかって思いました。看護部長に「二四時間体制を廃止させてください」と、お願いしました。患者さんから夜間電話が来たときに対応できるんだったらいいんですけど「自宅まで来てください」といわれたときに、場所もわからないんです。とりあえず「今はもう二四時間は廃止するということを、大阪府へ申請し直してください。でないと責任ある看護はできません」とお願いしました。でもその患者さんたちを放り出すわけにはいかない。

退職された所長たちは、なるべく迷惑がかからないようにということで、何人かは減らしてくれたんですね。他のステーションに。いまコムスンがほかのところに依頼しているような形で、患者さんをふり分けて、受けてくれるケアマネジャーさんを探して、だから七〇名ぐらいに最終的にはなったんですけど、たいへんでした。

それからしばらくして看護部長が「二四時間を廃止していい」と返事をくれたんですね。それで大阪府へ、二四時間はしませんということで届け出てもらいました。だから、私はマイナスになることをやったんですね。また、その病院は看護学校をもっていまして、その頃看護倫理の講義に行ってほしいという依頼を受けていたんですね。そして病院の管理当直もしていて辛かったですね。さらに、介護サービス情報公表制度へ向けての審査の準備もあり、その書類も仕上げなきゃいけない。一月、二月、三月はほとんど休みもないような状態で。その情報公表を終え次期の所長を募集してもらい決まり、スタッフにも患者さんたちにも申し訳なくて自分自身が情けなかったんですけど、退職させていただきました。

三脇◉なるほど。医療崩壊の現場ですね、今度は。

多賀◉所長は二四時間、ずっと緊張感のなかにいるわけでしょう。

野沢◉いました。なんか信じられないようなことがいっぱい、だからみんな辞めちゃうんです。そして今どの病院もそうですけども、七対一看護を始めようとしていますよね。厚生省の人たちって、みんな何も考えていないんですね。たとえば日本という国に一〇〇人ナースがいたとするじゃないですか。今一〇〇人しかいないナースを大病院に全部集めて、七対一看護をやったら、残りの病院には看護婦が不足してしまうということが、どうしてわからないんだろうと思います。実際にもう閉鎖してしまっている病院もありますよね。なぜそんな単純な計算ができないんだろうって思います。

多賀◉ここ最近はやりの言葉で、拠点という言葉ありますよね。その拠点というので、ある一点になにかすばらしいものを作ると、それで日本全国がよくなったみたいなイメージをもつんですよ、官僚がね。そこにいる私たちは、いいものを全部集めているんだと。そこがよければ、みんなそこへ来ればいいじゃないかみたいな。

それって全体で使うお金の量は、ほとんど同じか、逆に減らしてでも、いくつかの拠点だけ素晴らしいものを作ると、全体がよくなったみたいなイメージができる。

野沢◉そう。どうしてこういう単純な計算ができないんだろうって。だから、紙の上だけとか、頭の上だけなん、頭の中だけの計画ですよね。

三脇◉今日、野沢さんのお話を聞いていて、二つのことを経験なさっていると思うんですよ。一つは、熱心な精神科の病院のご経験です。精神科の病院の看護のレベルとしてはすごく高いレベルのお話だと思うんです。約束のみなおしとか、決まりごとのみなおしとか、それは杉万先生が、看護師としてプロになっていくときに考えなきゃならないことだし、もうプロになった人も身につけた約束ごとを再考察するべきだと、いわれ続けていることですよね。そういうことを、私たちも本書で議論してきたつもりです。

もう一方で、医療に市場原理が小泉改革と称して入ってきています。我々の議論の内に、制度、インスティチューションという問題、約束ごととか、暗黙のルールまで含めて、それをどう変えていくかという問題と、同時に、もう一つは、市場をここまで持ち込んでよいのかという話も出てこざるをえない。野沢さんのお話は、後半は医療崩壊の話になっています。医療崩壊のなかで、どう制度を作るかという議論がいまこそ必要になっている。合理的に判断をしてものを買ったりとか、合理的な判断をして医者を選んだりとか、いつもいつも合理的な判断をする人はいないから市場の原理にまかせましょうという市場原理主義がある。しかし制度を打ち立てて、制度設計をして、不合理な判断をしてしまう人間、人間というのはそういう面もあるんだからこそ、市場に任せるのではなく制度を作っていきましょうという考えも出てくる。ところがいまのお話を聞いていると、その制度が過労死すら生むものになっている。

二四時間、所長として二カ月も三カ月も携帯もっていたら、病気になると思います。

多賀●しかもね、実際、何かあったときに対応できないシステムでしょう、それ。

野沢●はい。でも、対応できるようにね、病院側が考えてくれましたね、事務局長とか。夜間の訪問を中止したときには。救急病院ですので、訪問看護を受けている人は、夜、何かあった場合に「訪問看護を受けているAです」といってもらえば、優先的に受診できるという方法を、救急委員会が許可してくれました。そしてそのことを患者さんに理解して頂くために、事務局長が全訪問先をまわってくれたんですね。私もお願いにまわったりとか。だからその点に関しては、病院が動いてくれました。

多賀●抱え込むだけ抱えてね、実は、本当は何もできないというんだったら、詐欺みたいなものになりますからね。

野沢●そうならないように緊急時訪問看護加算（自己負担額五四〇円）はもう頂きませんということにしました。

三脇●二カ月、三カ月もつだけのスタッフをうまく使って、派遣システムみたいなものを要求している感じがしますね。そこで、野沢さんは市場に対抗する制度設計をしていったわけでしょう。無茶な制度を崩壊させたともいえますが。

七対一の看護と病院機能評価を超えて

三脇●七対一の看護を実現した病院というのが、ジャン・ウリのいう「正常病」（**→第5章第1節参照**）にかかった病院になると思うんですよ。七対一を実現され安心しきったら、トラブルから何かを学ぶことなど消えてしまう。

野沢●大きい病院は七対一にもうなっているんですよ。でもいいケアができるように、自分たちが思うケアが、本当にできるようになったかなというのをね、聞いてみたいんですよ。パソコンや電子カルテが導入されたときは、みんなが患者さんのそばにいける時間ができるだろうと思っていたんですね。でも、そうではなかった部分もあったりして。それと同じような、似たような現象が実際にありまして、パソコンばっかりみている医者は患者さんの顔をみないままで診察・記録するということが、最近よくいわれています。医者も最近、看護師もそうですけれども、人と人との関係性が希薄になっていますよね。

三脇●精神科で、なぜステータスを崩した方がいいかというと、やっぱり情報を集めやすいからです。医者が威張っているということになると、情報が流れてこないんです。低いところに落ちた方が、情報が集まりやすい。たとえば、売店の店番の人から、この患者さんこうですよと日々聞くと、ああ、そうなのかと。そういう意味でステータスを崩しているんであって、ため口きく態度になってもらうためにステータスを崩すわけではない（**→第3章第2節参照**）。

野沢●私は医者というのは嫌いだったんですね。看護学校卒業後、大阪府下の公立病院に就職したんですけれど、膵臓癌の患者さんがいらして。今でも、はっきり覚えているんですが、深夜勤務のときに、血圧が四〇ぐらいに下がったから、当直の先生を呼んだらね、六人ご家族いらしたんですけど「まだ生きているじゃないか、死んでから呼べよ」って、ご家族の前で。私、ああ、医者って、こういうふうにしかみないんだと思いました。そして私が怒っていたものですから「人間は死ぬんだから、そんなね、感情的にならなくっていいんじゃないの」と。それがトラウマ。そういうトラウマ的なものが自分のなかにあるけれど、逆に素晴らしい医者もたくさんいるんだということがわかってきたような気がします。固定化してしまっていたんですね、医者というのは、こういうものなんだと。このような決めつけも制度を固定させますよね。それで七対一を実現させても仕方がない。

多賀●ところで病院機能評価って、患者さんが、病院へ入っていい気もちでいられるようにとかね、矢印がきちんと付いていて、誰が入ってきても間違わなく、ある病棟へ行けるようになっているかどうかだとか、細かなところまで全部みるんだけども、全部の病院、画一化しちゃってね、結局、誰が来てもいいような、一般性をもっているかチェックしている。ミスがないかチェックしているんですね。

野沢●そうですね。機能評価といっても、書面での評価じゃないですか。だからあわてて、機能評価を受けるっていったら、看護手順がきっちりできているかとか。インフォームド・コンセントはちゃんとできているか。そのための書類はどういうふうにそろえているか。書類になっているじゃないですか。じゃあ、患者さんはそれで、本当に、今度もまた身体が痛くなったら、ここの病院に来たいかどうかの評価、あるいはもう二度と来るかとかね、患者さんの思いだとか、あるいは看護師や医者への思いを評価してほしい（↓**第7章参照**）。

多賀●このあいだ、私、ある病院へ行ったときに思ったんだけど、機能評価を受けた病院って、全部同じ空気の味がするんですね。それをものすごく単純化して、ひどいい方をすると、マクドナルドと同じなんですよ。あるいはディズニーランドと一緒なんです。もうね。オブラートに包まれたように、絶対ミスはないと。危険もないと。しかしレールに乗せられたまま動いてくみたいな感じがあるんですよ。

野沢●だって、あれレールですもん。だから、レールに乗せるから……。

多賀●ある程度の満足度が得られるんですね。

看護学という制度を分析する

松嶋●看護学だけで患者を看ないということを、野沢さん、おっしゃっていたんですが。

野沢●私だけなのかも知れませんが、たとえば胃癌の患者さんが来たら、胃癌のＡさん、昨日入ってきた胃癌の

Aさんというふうに、自分でこうすり込むんですよね。胃癌の看護もするし、一所懸命、オペ後のケアもするんですけども、その人が何か悩んでたりとかしたときに、悩みがあったりとかしたときに、悩みまで変えようとは思わないんですけどもね、悩みがあるということをわかるというかな。

たとえば不安だといわれたときに、経済的な不安なのか、家族関係についての不安なのか、痛みについての不安なのか、いろんな不安や悩みとかがあったときに、疾患だけをみる看護ではなくて……。その人を丸ごとというかな、オーバーですけども、一緒に感じられるというかな、そういう看護でありたいなって。胃癌の看護ではなく胃癌を患っている人間の看護をと、とても抽象的ですが、思うんですけれども。

ゆっくりした看護をしたかったんですけれども、現在は在院日数短縮ということで、在院日数はアメリカみたいにどんどん減らしていっているんですね。だから放り出したような状態も、看護でしかないんですね。

三脇●何年か前、杉万先生の「かや理論」（**→キーワード「グループ・ダイナミックス」参照**）について、ある病院で、野沢さんにも来ていただいて、看護師さんたちの前で説明してもらったんです。すると私の普段とどう関係があるんですか、結局どうすればいいんですかって、優秀な人でも疑問を持ちました。そのとき、私はこういいました。

Profile

杉万俊夫
（すぎまん・としお）

京都大学大学院人間・環境学研究科教授。1951年生まれ。九州大学大学院教育学研究科博士課程修了。学術博士（大阪大学）。専門分野はグループ・ダイナミックス。1994〜1997年日本グループ・ダイナミックス学会会長。
著書に、『よみがえるコミュニティ　フィールドワーク人間科学』（ミネルヴァ書房、2000年）、『コミュニティのグループ・ダイナミックス』（京都大学学術出版会、2006年）、*Meaning in Action: Constructions, Narratives, and Representation* (Springer, 2008) など。

技術的にも制度的にも高度化した近代医療で失われた医療の姿を、「住民主体の地域医療づくり」の中で取り戻すべく、医師、看護師、住民との協同的実践を行っている。患者の症状のみならず患者という一人の人間を、同じ人間としての医師が対等な立場で見つめる医療━そんな医療を創出するには、医療の受け手である患者（住民）も受動性を脱し、「住民による住民のための住民の医療」に向かって能動的な運動を展開する必要がある。

「みんながこうやっているから、こうすればいいというふうに思わないで、みんなというときに、みんなって誰かと疑うことではないですか」と。杉万先生に聞いたら、それでいいんじゃないですかという返答があった。そういうところから始める。自分たちが具体的にやっていることですでに決まっていることや動きは、誰が決めたんだろうと、もう一回考え直してみようかと思ってもらいたいわけです。

松嶋●教育ってのは、何かをプラスしていくという、普通そういうふうにイメージされるかもしれないけども、何か新しい知識を確保したりとかね。そうじゃなくて外していくほうの教育、反教育みたいだと思うんですよ。

たとえば看護学、つまり看護がサイエンスになるときに、何をどうやったらサイエンスになるわけですか。ある種のアートとか、技としての看護がサイエンスになるときに、どうやってサイエンスになろうとしたかということの、いわば逆、逆というか、そういうものを、いかにはずしていくかという方に、看護というものの、たぶんエッセンスみたいなものがある。看護をサイエンスにして、看護をちゃんと核にして、看護師のまたステータスもちゃんと認めさせていこうみたいな方向になると思うけど、野沢さんがやることを聞いていると、逆だと思うでんすよ。

野沢●正解、逆ですね。

松嶋●マネジメントを勉強して、管理職になるとかいうことじゃなくて、いわば若い人に対して、ずっとやっている長いプロの人も含めて、いわばそれを三〇年やって、経験あるのはいいけれど、それをまたどう外していくか、そういうつねに反教育みたいな場所に立ち続けることが重要ではないかと。そもそもあるもっと大きい制度のなかには、我々は投げ込まれているわけだから、ゼロから何かを構築するということじゃなくて、投げ込まれているなかで、じゃあ、どう外していくか、どういう別の考え方ができるか、その外していく技だという感じがするんですよね。だから、それはある意味で、「かや理論」という形で、なんかポジティブなものとしてとらえると、でもわかるけど、そうじゃないみたいな感じがする。

多賀●杉万さんのグループ・ダイナミックスというのは、結局視点がどんどん違う方向へ、もう違うレベルのところへもっていく、そのための方法だと思うんですね。「かや理論」というのも、一人で悩んでいて、どうしようもないというときに、いや、実は「かや」のなかにはいるんだよということで別のところへ、自分の目をぽんともっていくと。別のところ、道具だったら、道具をみてみましょうというふうに、どんどん、一つのところでもう固定化して、腐ってしまわないために、ほかへ、ぽんぽんと広げていく（**→第1部第4章の図1参照**）。それって結局、いま松嶋さんの言葉でいうと、外していくことだと思う。たとえば看護学の科学性であるとか、あるいは、医療と同じ、医療のなかでの一つの専門職、プロとしての看護学というのにこだわって、こだわっていると何もみえなくなる。

三脇●「制度分析」というのは、いま多賀先生がおっしゃってくださったように、一つのもののみかたに固まってしまうのではなくて、現場にあるアレンジメントを動かしていくということなんですけど、そのことで煮詰まった関係性というか、枠組みというのは、外すということにもなるんですよね。制度を使おうといっているフランスの人たちの書いた文章をみていたら、精神分析というのは、時間かかり過ぎ、その間にもののみかたが固まり過ぎちゃったりするので、もっと介入しろといっている。介入というと、精神分析をやっている人からみると、性急すぎるというか、そんな、はしたないことをするなみたいな感じになっちゃうんですけど、今語られている「外す」という意味の介入だろうと思うんです。

多賀●「制度分析」でいおうとしているのは、それ別に言葉でいうんじゃなくて、たとえば、クラブ活動をやってみようとかですね、そういう勉強会をやってみようとか、役割を交換してみようとか、実際の何かの行為が分析なんですよ。ただ単に頭のなかだけの話ではなくて（**→第1章第1節参照**）。

松嶋●野沢さんだって、どんどんこうずれていく、ずれていく人だから「制度分析」にはもってこいの素質がありますよ。

多賀●野沢さんは、ある面でいうと、ガタリに似ているところがあると思うのですよ。

三脇●似ていますね。頑張りながら外す。外しながら頑張る。想像力を前にも後ろにも使おうとする。

多賀●そのフェリックス・ガタリという人間も、やっぱりいろんなところへ行って、介入してね、またどこかへ行くという人でしたからね。

野沢●すごい看護師さんって、「私は二〇年経験があります」「三〇年精神科で看護しています」とか、よく聞くんですけど、そうなると、私、何もいえなくなってしまうんですね。尻軽で。

多賀●いや、それこそやっぱり一人一人、自分の役割みたいなものがあってね、ずっとひとところにいて、そこの世界をきちんとつくりあげていく役割の人がいる。これはまあある意味でいうと天職というかね、そういうスタッフの人がいるとすれば、動きながらいろんなところに影響を与えていくという人もいるし、人、それぞれだと思うんですね。

野沢●だからね、もう看護職を辞めましたといえなかった。もう看護から足を洗おうと思ったりしたことも、この時期ありました。でも振り子の揺り返しも待って、粘って粘って、看護のことをもう一度考え直したいと思います。

key word

グループ・ダイナミックス（かやと集合流）

グループ・ダイナミックスとは、人間の行動や心理を複数の人間が形成する集合体（グループ）として考えていこうという心理学の一分野であり、人間が集まっているそうした状態すなわち集合体には、それ固有の特質があると考える。したがってグループ・ダイナミックスは、「制度を使った精神療法」でいう「コレクティフ」という概念と非常に近接した考え方である。ただし「コレクティフ」の方は、集合体において個人がこうむる疎外をいかにして解消するかという実践面に重点が置かれている（→キーワード「コレクティフ」参照）。以下、この集合体固有の特質を分析するための2つの概念装置として、「かや」と「集合流」という考え方を紹介しておきたい。

集合体は「かや（蚊帳）」にたとえることができる。今ではほとんど使われなくなり、なつかしい郷愁の世界に没してしまった、あの「かや」である、それでも、「かやの外」といった表現は、読者のボキャブラリーに含まれているだろう。

集合体は、なんらかの「かや」に包まれている。インターネットを日常の道具にしている人と、パソコンなど触ったこともないという人は、おそらく異なる「かや」に包まれている。太平洋戦争を経験した人と経験していない人も、異なる「かや」に包まれているだろう。私には意味不明の若者ことばを使う学生と私も、異なる「かや」に包まれているようだ。

同じ「かや」に包まれていることは、必ずしも、「かや」に包まれている人々が協力的な関係にあることを意味しない。憎しみや対立抗争の「かや」もある。たがいに悲惨な殺戮を繰り返すふたつの集団は、それぞれ別個の「かや」に包まれていると同時に、ふたつの集団とも大きな「かや」にも包まれている、その大きな「かや」は憎しみの「かや」であり、ふたつの集団をひとつの集合体としてみたときの全体的性質、があるからこそ、とめどなく殺戮の応酬が続いていく。

ひとつの「かや」にしか包まれていないということはありえない。われわれの周りには、多くの「かや」が存在している、上に述べた殺戮の「かや」のように、集合体Aと集合体Bを別個に包むふたつの「かや」があり、それに加えて、ふたつの集合体をともに包み込むもうひとつの「かや」があるという場合もあるだろう。あるいは、A、B、Cという3つの集合体があって、Cの「かや」は集合体AとBの一部の人を含み、かつ、それ以外の多くの人々

る。ものごとを変化しない安定したものとしてとらえがちな思考のくせに抗するためにも、集合流という概念を使用していきたい。

ここで、集合体を、空気の流れ（気流）の中を飛んでいる飛行機にたとえてみよう。飛行機は集合体のたとえであるから、飛行機には集合体の環境も包含される。飛行機は、気流の中を飛んでいる。しかし、飛行機の中のだれにも、飛行機を包み込んで動く気流の全体像をみることはできない。それに、気流は無色透明、そもそもみることはできない（実際は、気流に関する情報が管制塔から送られてくるが、それは考えないことにしよう）。

しかし、飛行機のパイロットが、気流について何の手がかりもなしに飛行機を操縦しているのではない。多くの計器をみながら操縦している、また、乗客も、窓をつたい走る水滴をみながら、気流について何かを知ることができる。

集合体は、気流ならぬ、変化する規範の流れの中にある—これは、直接みることはできない。しかし、他方では、集合体の人々には、変化する行為の場（人々や環境）がみえる形で広がっている。集合体の動態（集合流）は、みえる側面（観察できる側面）とみえない側面（観察できない側面）のそれぞれから理論的に把握することが必要だ。

みえる側面の理論は「デシジョン・メーキング（decision-making）」のための理論、みえない側面の理論は「センス・メーキング（sense-making）」のための理論といってもよい。協同的実践は、意識的、無意識的なデシジョン・メーキング（意思決定）の連続だ。みえるものを徹底的にみ抜いて、それらをどうするか、次の一歩を定めていく。そのためには、いかにみるべきかを教えてくれる理論が必要だ。

いっぽう、現在までをじゅうぶん理解、納得すること——センス・メーキング（腑に落ちること）——も重要である。決して、後ろ向きの話ではない。過去から現在に関する「腑に落ちかた」は、将来に向かっていかに進むかを大きく左右する。昨日までなんの気なしにとっていた行為が、実は障害者を傷つけていたと腑に落ちれば、明日からの行為はおのずと変化するだろう。「そうか、自分たちがやってきたこと、やっていることは、そういうことだったのか」と、目から鱗が落ちるようなセンス・メーキングをもたらす理論も必要だ。

（杉万俊夫）

と、A、Bにはない独自の環境を包んでいるという場合もあるだろう。このように、多くの「かや」は多層的な重複構造をなしている。私たちはだれでも、多層的な重複構造をなす多くの「かや」の結節点に位置しているのだ。

ここまでは、グループ・ダイナミックスのグループ、すなわち集合体の説明であった。グループ・ダイナミックスは集合体を基本的に動いていく存在、変化していく存在としてとらえ、その動態（動き、変化）を研究する。集合体に限らず、ものごと動くものなりととらえておけば、かりに動かず止まっているもの、安定しているもの、に出会っても心配ない。なんとなれば、それは変化のスピードがゼロというひとつの特殊ケースとしてじゅうぶん把握することができるからだ。しかし、逆は真ならず。ものごと動かず安定しているという前提でスタートすると、変化するものには、ただただ驚くばかり、手の出しようがない。

私たちは、「ものごとが安定した性質をもっている」と考えがちである。そのような思考のくせがある、ある人がすばらしい仕事をしたとしよう。私たちは、ついつい、「それは彼の能力や性格がすばらしいからだ」と、その人の能力や性格など安定した要因に原因を求めて、なんとなく一件落着、理解できたようなきもちになってしまう。しかし、現実には、彼にタイムリーな助言をした人がいたのかもしれないし、たまたま通勤電車の中でみたつり広告がいいヒントになったのかもしれない。集合体をみるときにも、思考の癖にとらわれることなく、変化の動態をとらえるよう注意したい。

先に集合体のメタファー（比喩）として「かや」を使ったが、このメタファーは集合体の動態を表現するには少々向いていない、集合体の多層的重複構造をイメージするのにはよいのだが、どうしても静的なイメージになりがちである、実際には、「かや」の重複部分が起爆剤となってふたつの「かや」が相互に影響を及ぼしながら変化する。ある「かや」が他の「かや」を包摂するまでに拡大する、ある「かや」が他の「かや」との接触によって崩壊するなど、「かや」は相互に影響を与えつつ、時々刻々と変化している。

そこで、集合体の動態を「集合流」という用語で呼ぶことにしよう。一群の人々とその環境があいまって動いていく、その動き（流れ）が集合流である、私たちはさまざまな集合流の中に身を置いている。どんなに単純にみえる行為も、いくつかの集合流が合流してできる複雑な集合流の中で可能とな

第2節

document

制度を使うとはどういうことか

上山和樹

中間部

二〇〇七年九月二九日、多賀、三脇、松嶋の三人は、ひきこもりに関する自身の経験を基盤にさまざまな活動をしている上山和樹を、京都大学の多賀研究室に招き、長時間にわたって議論をした。以下はその一部である。

順応

上山●ひきこもりは、〈動機づけと順応〉が問題の核心です。就労や人間関係、もっというと人生そのものに対して。最近冗談めかして、「順応フォビア」といういい方をしています。不登校でもそうですが、決まりきった順応の枠組みに対して、制御できないような不安がある。

意外に思われるかもしれませんが、仕事でお金をもらうのを怖がる人がすごく多いんです。時給八〇〇円ももらってしまったら、かえってどうしようもない。「時給一〇〇円なんだから、とりあえず来てみろよ」といったら、来てくれたりする。こうなると、既存の労働運動と全く話が合わないわけです。反体制的な運動からも逸脱してしまう。反体制には、反体制としての順応がありますからね。つまりひきこもってる人は、単に社会性がないというういい方も一方でできるんですが、むしろ順応を意識しすぎてできないという方が当たっている。

そこで一九八〇年代からの支援運動のロジックでは、

「ありのままでいいよ」というわけです。それが自由と解放のスローガンになっているんですが、これでは当事者を特権扱いすることになるし、実はこの「ありのままに」が、すごく抑圧的なんですよ。

松嶋●それはだって、自由であれという命令だから。

上山●それどころか、社会順応できないことが理想化されたりもします。そんな状態で「何をいっても受け入れてくれる」というのは、実は逆に悩んでいる本人の話を全く聞いていないんですね。「当事者」という役割を与えられているだけです。私自身は、単なる社会順応にも、単なる「ありのまま」にも耐えられない。制度を使った方法論では、「順応」そのものに対する不安や困難を、本人側から直接問題にできると感じています。

不適応と分析

上山●社会に順応できないでひきこもるというのは、実は自由でも何でもなくて、自意識の地獄です。私はよく、「二四時間オンだ」という説明をしています。ずっと家にいるので「ずっとオフ」にしかみえないんですが、社会的な承認がまったくえられない状態というのは、四六時中、ずっと針のムシロの上です。スイッチが切れない。

そういうとき、実は左翼というのはある意味わかりやすくて。イデオロギーを共有すると、共同体に入れてくれる。「資本主義はだめだよな」「はい」「今度おいでよ」と。孤立しちゃった人は、そういう誘いに乗る。承認されることで、一瞬は楽になるんですが、左翼は左翼で共同体の順応儀式がありますから、それに疑問をもち始めた瞬間にトラブルになる。やっぱり順応の問題は残ります。

三脇さんと議論を共有できたのは、実は体験したトラブルのタイプが同じだったというところがあるんです。これまでに、制度論のお話が劇的に理解できたキーワードというのがいくつかあるんですが、決定的だったのが、分析の「コンシステンシー（consistency、一貫性）」。これで、自分がどうして逸脱していくのか、あるいは私がついもらしてしまう考察の言葉がどうして怒りを買うのかを、ずばりいってくれたという気がして。

弱者支援の構図というのは、非常にわかりやすいわけです。敵対する相手のことは無条件に全否定だし、逆に自分の側は無条件に全肯定で。そしたら、どっちに対しても分析しなくていいでしょう。支援者自身が、自己陶酔にひたってしまうわけです。そこで守られる側が抵抗しちゃうとロマン主義のネタにならないから、支援される側からの批評的な分析はできない。それに対して「分析のコンシステンシー」というのは、分析のプロセス自身がつねにお互いの陶酔に亀裂を作っていく。実は支援される側は、硬直したロマン主義の構図でけっこういい思いができるんですが、それにも安住しない。

三脇さんは精神科医で、私はひきこもりの経験者だというので、私が三脇さんとのやりとりを周囲に紹介すると、やっぱり「精神科医と患者の関係」と思われるんですね。

三脇●私の方が患者かもしれないけどね。

上山●いや、だから三脇さんがいうとき、あながちそれは冗談じゃないでしょう。

三脇●冗談じゃないですよ、「制度分析」から考えれば。

上山●一般的には、それは医師としての権力的な立場をごまかすための、卑下したジョークにしか聞こえない。でも三脇さんの場合は、すべての人の課題としての「制度分析」の問題をおっしゃってるんでしょう。

三脇●そうです、そうです。そうでないと安物の反精神医学です。

上山●結局それは、「現在機能している関係のフレーム」と、それをメタにみるという話ですね。「医者と患者」というのは、ベタなレベルでの関係性の共有です。ベタな関係性の共有ということは、これは分析は共有していない。「先生、治してください」「そうかね、じゃ、これでも飲み

Profile

上山和樹
（うえやま・かずき）

1968年生まれ、フリー。10代より不登校・ひきこもりを経験し、「当事者」という立場を分析しながら発言を試みている。
著書：『「ひきこもり」だった僕から』（講談社、2001年）、ブログ：『Freezing Point』。

1980年代以来、社会参加できない若者は、治療対象になるべきか、全肯定されるべきかで対立を生んできた。いずれの場合も「当事者」は、支援の枠組みに働きかける権限を持たない。甘えとして否定されるか、社会批判の参照項（アリバイ）として不当に特権化されるか。しかし社会的な逸脱や排除は、それ自体が「関係の膠着」として成り立っている。役割固定は、臨床的・政治的に有害でありうる。必要なのは、支援や扶養の場自体を論点化し、関係者の全員を交渉当事者にすることだ。いわば動態的な当事者論としての「制度を使った精神療法」は、ひきこもり支援に「応用される」というよりは、最初からそれ自体がひきこもり支援の形をしている。

なさい」というのは、関係はあるんですけれど、関係への分析がない。その違いは、「風通しの有無」というのが、ぴったりくる表現なんですが。

「制度分析」は、スタッフ間だけでなく、支援される側とも共有する必要があって。それがひきこもりにおいてきわめて重要で、精神疾患の重篤な方とは、たぶん話を分けなきゃいけないと思うんですが、逆にいうとひきこもりにおいて、よりわかりやすく先鋭的にみえてくる。精神疾患じゃないのに社会参加できないという状態があるとして、それは本人自身も、ある意識の枠組みで硬直しちゃってるんです。自分のいまの状態に対して、分析的に風通しを作れなくなっている。社会からは逸脱しているけれども、一個の硬直した制度を生きちゃってるんですよ。そういうふうに理解したときに、みえてくるものがある。そういう認識のレベルで人と話ができるというのがすごく重要で、そのメタが共有できなかったら、「きみは社会から逸脱しているから早く戻っておいで」と、そういう話しかできない。これじゃあいつまでたっても「順応するか、それとも反体制か」という、幼稚な二項図式になってしまう。

三脇●反体制派の人たちの一部がひきこもりを全面肯定

しているようですが、ひきこもる本人は自意識地獄で硬直した制度を生きざるを得ないという上山さんの指摘が、理解されていませんね。

上山●ひきこもれとか、ひきこもる情熱とか。「このままではどうにもならない」と苦しんでいる方にとっては、金策も臨床論もない単なる全面肯定は、イデオロギー的なアリバイ作りにすぎない。

関与する手続き

上山●制度を使った方法論の話は、ひきこもりに内在的じゃないかという気がしてしょうがないんです。「応用する」とかいうのでもない。ひきこもってる本人が硬直した制度を生きていて、まわりの人も、本人を扶養する形で一個の制度を作っている。それを斎藤環さんは、「ひきこもりシステム」といわれるんですけれども。個人・家族・社会がシステムを成していて、それぞれのシステムが切り離されているというものです。それは、一つの説明としては適切だと思うんです。でも、その説明でちょっと途方に暮れるのは、「だからどうしたらいいんですか」といったときに、わからない。いっぽうで、制度論でメタな話をしてもいいというのは、私にとっては、「自分でかかわっていい」という話なんですね。いま現在の状態を静止画像として描くのは、斎藤環さんはすごくうまいと思うんですが、着手の仕方の部分では、あまりヒントがもらえない。

　システム的にいまの状態が硬直しているといったときに、苦しんでいる本人としては、その状態に関与する手続きが欲しいんです。その手続きとして、単にイデオロギーを共有するというのも一つのスタイルでしょう。あるいは、何かの専門家を目指す手続きにハマれる人は、それでいいかもしれない。妙な回路で社会につながる事例も聞いています。でもそれもできないとなったときに、ヒントというか、手続きが必要です。制度論というのは、参加の手続きでありつつ、その手続きは、単なる順応というのではない。むしろ「分析してもいい」という批判的検証の手続きになっていて、それが危機的な主体に対して、一定の方針になる。

　たとえば、体験したトラブルを事後的に分析する、というのも、重要な契機だと思うんです。ひきこもっている人には、トラブルへの耐性が極端に低い人が多いんですが、トラブルで単に落ち込むのではなく、「何がどういう事情だったのか」を、自分自身をも対象化しながら、冷静に分析してゆく。その分析のプロセス自体が、また新しい参加の手続きになり、治癒的なプロセスそのものになる。トラブルの分析だからこそみえるものもあるでしょう。逆にいうと、その場で体験するトラブルに大切さや必然性を感じられなければ、そこには転移がない。ならば、場所（職場など）を替えた方がいいかもしれない。今から考えると、これも制度論的な理解だったんじゃないかと思います。

分析の有無と、独特のしんどさ

上山●今回の本で論考を寄せておられる先生方は、どういうスタイルで参加なさっているのかが、とても気になっています。いつもと同じスタイルで、追加的に一つの業績を付け加えるだけなら、わざわざ制度論というフレームでなくてもいいじゃないですか。

　私は、知り合ってすぐの頃に三脇さんの「精神医療の再政治化のために(1)」を拝読したんですが、最初は何をいってるのか全然わからなかった。ある時点で、「え、そんな話をしていたのか！」と気づいて、今では基本文献と感じているんですが、制度論の話は、読むのが本当にしんどい。そのしんどさが、単に知的に難しいのとは、ちょっと違うんですよ。

今日私はどうしてこの座談会に入れていただいているかというと、学者だからとか、患者だからということではなくて、「自分の足元について考えている」という、その一点でしょう。

本を読んでいて、「あ、これは自分と同じひきこもりだ」というのも、自分の問題をそこにみいだす一つのモードですね。でも、それはカテゴリー化して鏡像をみているにすぎない。制度論の話がすごくしんどいのは、「なるほどな、これは自分に関係あるな」と思ったあとに、そこから始めなきゃいけないでしょう。じゃあ自分の場合はどうだろうという。……私は、大学の舞台裏の話を聞かせられると、けっこうゾーッとすることが多くて。パブリックに出てくる出版物には、知的業績の部分しか出てきませんよね。でも本当に考えないといけないのは、その人がどんな手続きでそこにいて、どんなトラブルを経験されているのか、だと思うんです。それは、単に素人でいいということでもない。

松嶋●ひきこもり当事者として自由に話してくださいと。そういうフレームの中で全面肯定されて、ということは逆にいったら、ひきこもり当事者としての役割を完璧に演じるように要請されているわけじゃないですか。

上山●それが参加資格になってるんです。

松嶋●そう。それに対して、「専門家」が分析をする場合は、たとえば僕は、人類学でイタリアのことをやっていますというと、それが参加の資格になって、「イタリアのことについて書いてください」といわれる。これは人類学の場合だとありがちなんだけれども、それぞれの国の話がバラバラに単独で扱われて、それがいま自分らが生きていることの生きづらさとかにつながらない。たとえば「イタリアについて書いてください」というのを、その通りのものにはしたくない。そうすると、そこでいろんなレベルでまさに分析しなくちゃいけないと思うんです。専門性といってもいいし、当事者性といってもいいと思うけれども、そこはやっぱり無視をすればいいという問題でもないし。全面肯定をすればいいという問題でもなくて、そこをうまくつなげていくとか、いい落としどころをみつけていくとかいうこと自体が「制度分析」という行為になっているから。
　だからこそこの本を作ること自体が「制度分析」のプロセスになるように作らないと。「制度分析」についての本じゃなくて、「制度分析」としての本というふうになって初めて、この本を作る意味があるんじゃないかなというふうに僕は思っていて。
三脇●「制度分析」についての本は、むしろ最も「制度分析」から遠いものとなるでしょう。それだけは避けたい。
松嶋●でも自分のことについて語れというのも、さっき上山さんもいったけれども、どのレベルで自分を出すかというのは、やっぱりいろんなレベルがあると思うんです。それがベタに「自分語り」になると、また楽屋話みたいに理解されてしまう。どのレベルに分析を入れているかというのは人それぞれでいいと思うんですが、いかに客観的にみえるものであっても、そこに自己分析が入っているものがあるし、逆にいかに自分について語っているセルフドキュメンタリーであっても、自己分析が全く入ってないものがある。セルフドキュメンタリーと客観的なドキュメンタリーという線じゃなくて、分析が入っているドキュメンタリーと、そうでないものというふうに分けないと。僕も三脇さんの制度に関した文章を読んでいて、しんどいです。現実とのざらざらした接触面みたいなものに直面することを強いてくるところがあるから。正直、できればみたくないというところもある。それはできればみたくないけど、みることをどこかで強いるものがある。

場所やかかわりの分析

多賀●自己批判という言葉があるじゃないですか。これは一時期すごく流行って、自己批判というのは、結局自分の役割を知れということで、全員が構造の中に入れということ。入ってないなら、その枠からずれている自分をみつめ直して戻せということなんだけれども。いま制度論でいっている「分析」という言葉で自己分析といったときは、全くそんなことじゃないわけね。関与する手続きの方法という言葉を使うと、わりとよくわかるかなと僕はいま聞いていて思ったんだけれど。
　自己分析をするときも、自分対自分みたいにみつめ直して、自分のどこが間違っているかとかそんなのをやっていたらメチャクチャしんどくなるじゃないですか。制度論の

場合は、自己分析といったって、また周りとつながってい
く自分のなかの触手というか。この言葉はこの人の問題と
つながっているなとか、こう僕が思っているのは、この人
のことと反対だなとか、何かそういう周りへとつながりな
がら関与していくんです。その手続きや方法がどういうふ
うにあるのかということを、制度論はいろいろ実験しなが
ら貯めてきていると思うんだよね。だから自己分析といっ
ても、自分と周辺とのかかわりの分析であって、内へ内へ
と入っていくもんじゃない。

上山●心理学化とは違う形の自己分析ですね。制度論は、「制度分析」と自己分析というふうに二本立てですけれども、私は最初にそれを聞かされてもさっぱり意味がわからなかった。自分がやっとわかってきて、じゃあ今度自分が説明しようとしたときに、やっぱり自己分析というしかない。ところが自己分析といったら、やっぱり「心理学化したらダメだ」と返ってくるわけです。なんでもかんでも心理学に落とし込んでしまう議論の中では、社会的な要因を強調する必要がある。一方、今おっしゃった「自己批判します」といういい方もあって、それって今度は、アリバイ作りなんですよね。「自己批判します」といったら、それ以上自分を分析しなくていい。もっというと、自己分析の拒否です。主張のアリバイで正当化して終わってしまう。

松嶋●いや、だから自己分析といったときは、自分の置かれている場所みたいなものの分析だから。

上山●そう、場所。場所という言葉が重要。場所のメカニズムの分析なんですよ。

多賀●場所と自分がどうかかわっているかをみてみるということ。その「みてみる」というのが、さきほどからの「メタ」という言葉が指していることなんです。それは別に、上に立つということではなくて、自分と相手の視点を変えたり。

上山●自分たちのこの場所での、かかわり方の話をしようということですね。

三脇●しかもその場には絶対に自分も含まれている。決して他人事ではない。

上山●そうです。ところが、何かへの批判という意識をもつ人は、いっている自分自身が分析対象であることを拒否するわけです。私は、「ひきこもりの経験者」という枠組みでグループを作ろうとしても、無理でした。それが今おっしゃった通りのことで、メタにちょっと一歩引いたと

ころで、あるいは自分のいる場所について、分析的な目線を共有できないと無理です。

制度を使う

上山●私は友人たちと、ひきこもりや就労に関する討論サークルを全く自主的にやっていたんです。月に一回集まって、五年半くらい。肩書きの垣根を越えてということで、支援者もいれば、ひきこもりの経験者もいれば、新聞記者もいればみたいな感じで。それは、自分の日常生活のルーチンからちょっと離れたところで議論をしようというサークルなんですけれども、やっぱりいつの間にかそこで、私みたいに声の大きい人がヘゲモニーをもつことになって。そうすると、お前ばっかりしゃべるなといわれるけれども、逆に私の側では、「俺がしゃべらないと、この場はもたないのかな」なんて使命感が出たりして、運営がすごく難しくなった。そのときに出たアイデアでヒットだったのが、キッチンタイマーを置いて、どんなにいい話になっていても、たとえば二〇分のもち時間が来たら、ちんと鳴って切っちゃうんです。これは劇的にいい設定でした。私はずっと気づかなかったんですが、これってまさに、「制度を使って」いますね。まったく対等な立場で自主的に集まっていると、「完全な自由」は、逆にすごく抑圧的になっていく。そこで人工的に、機械的にルールで切断すると、来ているみんながすごい楽になったんですよ。

多賀●制度を使うとはというのは、まさにそれです。同じタイマーが、学会のときだったら非常に抑圧的に働く。

上山●これを使うと、今まで話せなかった人がそれなりに話せたり、逆にしゃべりたくない人は来ただけでもいいとか。最初は話すつもりでいたけど、「君の話が面白いから、僕のもち時間をあげる」といってもいい。要するに、もち時間を設定せずに自由討議にすると、みえない配慮や力関係が働いて、かえって不自由になるんですよ。これはすごいうまく機能したんです。

多賀●しばらくやり続けていると、それがまた抑圧的になっているかもしれない。そしたらまたそのタイマーをちょっとやめてみて、自由討論にしてみると。また動かしてみてとかね。まさに制度論でやっていることを、少しずつ体験されたんじゃないかな。

受傷性のジレンマ

三脇●私の働いていた精神病院は、真面目さを超えたセンスのいい看護部長がいて、システムがまわっていたんだけれども、その看護部長がいなくなって、非常に人間的で強迫神経症的にまじめな人たちが管理職につくことになると、トラブルが発生したときに、「どう枠組みを動かすか考えましょうよ」という話ができなくなってしまった。治療の枠組みという制度の話をするには、それぞれの人が、自己分析をしようと思ってミーティングに来てくれないとできない。既存の枠組みを動かす気がないと、分析同士の出会いなんてことは起きない。

上山●私が三脇さんと話をしていてすごく気になったのは、かつ私も身に染みたのが、あまりに受傷性が高いということです。開放的な態度を維持しようとすることにおいて、あまりに傷を受けやすいメンタリティになっている。制度論的な問題提起では、ほぼ確実にあつれきが起きるわけですが、そうするともう、みるも無惨にズタボロになる。私はインターネットでそういうことを経験したんですけれども。ブログという、ネット上の個人的な意見表明の場所で、必死に書くわけです。ブログにはコメント欄というのがあって、読者からコメントを付けてもらえる。私はもう、自分の誠意をここに賭けようという、ちょっと鬼気迫る気もちになっていたので、もらうコメント全部に対して、一〇〇パーセントの誠意をこめて返事をしようとするわけです。そうすると、ものすごい議論というか、どうしようもないトラブルになって、ズタズタになる。それですぐに気づいたのは、これはエネルギーにみあうだけの実りがないということ。それから、人は説得しても無理だということ。つまり、コミュニケーション・コストの費用対効果として無理がある。

結局そこで覚えたのは、弁の閉じ開きというか。三脇さんのご論考[2]だと、リズムという言葉が使ってあったり、あるいは一定期間ここが必要だと思ったら制度を構築し、持続させるべきだとおっしゃったでしょう。それは、誰かに呼びかけられても知らんぷりを、自分の側がすることかもしれない。自分の側の有限のコミュニケーション資源からして、しょうがないんです。

そう考えると、つねに一〇〇パーセントのコミュニケーションの態度をしているというのは、逆に怠慢だと思うんですね。だって、タイミングをみてないんだから。神さまじゃないんだから、全部のコミュニケーションにつねに一〇〇パーセントというのは無理です。
制度論の話をする以上、弁を開くというか、自分のいる場所を開きましょうよというのが基本のメッセージだと思うんですが、状況や出会い次第では、完全に行き詰まるかもしれない。

三脇●そういう危険性は感じています。制度を使うための「使用上の注意」までを議論できるとうれしいですね。不在はけっして欠如ではないのですから。

松嶋●制度とか体制というのは、それ自体が全面的に悪であるみたいなことではなくて、制度自体は、「使いよう」でしょう。置かれる文脈によっても、使う人によっても違うわけだから。もうちょっと開いた方がいいとか。上山さんがいわれた「タイミング」ということですよね。

上山●私はそれが、社会参加にめちゃくちゃ重要なスキルだと思うんです。そこが本当に難しい。ひきこもっている人は、一〇〇パーセント開くか、一〇〇パーセント閉じるかしかできない人ばっかり。

松嶋●自転車に乗るとき、構造ばっかりみていても乗れないのと一緒で、その場に置いてやってみる中でしか制度には乗れない。「分析」といったら、どうしても「分析して、それを現場に応用しましょう」みたいに聞こえるけれども、そうじゃなくて、ちょっとこっちの場所に置いたら、この弁は別様に機能するんじゃないかと、実際に場所に置いてみるということ自体が分析になる。今の時代の問題というのは、べつにいわゆる狭い意味でのひきこもり当事者だけに該当するわけではなく、僕らが社会のなかで生きている以上、いろんな意味での制度のなかで生きざるを得ないし、そこに投げ込まれているわけだから、我がごとです。この本のなかではとりわけ医療ということを中心にしているけれども、逆にいったら、ひきこもりが精神疾患ではないというところを社会状況とこの本の蝶つがいにできるでしょ。

強制力と、制度論の実態

上山●さっき松嶋さんが制度論に関して、「できたらそんな話はしたくない、しんどい話だ」とおっしゃった。本当にそう思うんです。制度論は、たいていは歓迎される話ではない。三脇さんがご経験なさったように、あるいは私も日常的に経験するように、制度論的な問題意識というのは、帰属場所からはじかれて、孤立することが多い。周囲の方々にとって、制度論というのがあまりにわからない話なので、たいていは既存の猜疑心の解釈に落とし込まれてしまいますよね。「難癖つけやがって」とか。そうしたときに、単に弁を閉じるか、あるいは辞めるしかない。

そこに、私の制度論に対する質問もあるんです。制度論が、ある場所に参加している各人の役割とか権力を問題にして、そこに介入的に機能するものだとしたら、やっぱり一定の形で、強制力をもたなければ無理だと思うんです。制度論という志をもった人が過剰に傷ついてしまうしかできないんだったら、それは本人の側にいくら高邁な理想とか、倫理的な英雄性があっても、事実として単に敗北するしかない。

制度を使った方法論が一つの倫理的な方針としてあるとしたときに、強制力というのは、どういうふうに機能しうるんでしょうか。それが機能し得ないんだったら、これはやっぱり、ナイーブな倫理意識のもち主が傷ついていくというだけの話なんではないか。デリケートな要因に敏感になればなるほど、主体の側の受傷性は高まると思うんですよ。

三脇●そのへん非常に鋭い指摘だと思います。制度論的な施設とか場所だといわれているところには、確かに「カリスマ」が存在している。私の場合もセンスのいい看護部長さんがいた。彼女が看護師の上層部から相当の敬意を集めていた。看護部長へのいわゆる転移が発生していた。その看護部長さんと僕はコラボレーションできていると思っていたのだけれど、実は看護部長さんの手の平の上で踊っていただけなのかもしれない。

その看護部長さんが退職されると、次の幹部は「私は生真面目に制度を固めるのだから、もうその分析をやめてください」と、ごろっと雰囲気を変えていく。それでコミュニケーションが不可能になった。それでも経験の少ない看護師さんを集めて勉強会を開き、そこからスタッフに働きかけをしましたが、幹部にはどうしても伝わらず結局は働く場所を変えました（**↓第4章参照**）。あのまま下から「制度分析」への誘いかけを続ければよかったかもしれませんが、幹部や中堅からの反発も発生し、やはりだんだん孤立していきました。

昔から精神病院というのは、敷地内に院長宅がありカースト制度みたいなものがはっきりしている。医者が病棟に上がってきたら、みんな「はっ！」と態度が変わる。精神科の病院というのはそういうことで成り立ってきた。今はそういう普通の一病院で患者さんとかかわって、患者さんと一緒に絵を描いたりしています。医者がわざわざ患者と一緒に絵を描いているわけだから、看護師さんも仕事が増えても一応つき合ってくれる。逆にいうと、医者のステータスが、物理でいうと位置エネルギーに使えるというか（**↓第6章第1節参照**）。

先進的な病院は、もともとその位置エネルギーがない（上下関係がない）から、運動エネルギーだけで勝負しないといけない。ところが、運動エネルギーも止まってしまったら、本当に固定してしまうわけです。こういう先進的病院では、プロジェクト中心にグループが生成し続けないと動きは止まります。カーストに収まり全然動きがないという場合は、フェリックス・ガタリにいわせればそれは垂直性で固まったということです。しかし水平性という方向で固まってしまう危険性がある。水平性というのは、先進的な病院でもおちいる危険性がある。平等なんだけれども、そこでつなぎ変えたりすることの可能性が著しく減ってしまう。トランスヴェルサリテ（斜め性）（**↓キーワード「トランスヴェルサリテ」参照**）を得るチャンスがあったはずなのに恐ろしいことに反転してしまうわけですね。そこに病院機能評価が入って「この通りやったら一人前の病院だと認める」と外からの枠組みが押しつけられてしまったりすると最悪なわけです。病院機能評価では「制度分析」は排除されていますから。つながる先をなくしてしまった私自身、心身ともにかなり厳しかったです。上山さんが、ブログの返答をやめる判断をされるのと同じ状況だったのだろうと思います。でも今、上山さんは、つながる先をまたゆっくりとみつけようとされている。私も単に病院を転々と替わるのではなくて今度こそ「カリスマなき制度使用」をゆっくりと実践していきたいですね。不在は欠如ではないのですから。

スキゾ礼賛ではなく、「分析」こそ重要

上山◉医者にもカウンセラーにも、仕事のルーチンというか、フレームがあるでしょう。ひきこもりの話は、その既存のフレームに乗っかれない。ひきこもりというレッテ

ルすらなかったときには、苦しみに名前がなかった。私はちょうどバブル全盛期に二十歳ぐらいだったんですが、マネーゲームや消費文化の中、どうやって自分を成り立たせていいかわかりませんでした。そこで、思想としてのポストモダンに接したんですが、本当にガッカリして。ドゥルーズ＝ガタリというのは、多様性を礼賛するだけのナルシストだと思った。バラバラに分裂した主体のあり方をそのまま肯定する「スキゾ（分裂）分析」（**→第5章第2・4節参照**）とか、本当に下らないと。三脇さんと知り合ったあとも何年間かは、ガタリの関係している「制度論」なんて、せいぜいポストモダン開始以前の反体制的な精神医学だろうぐらいに思っていました。ところが、なんだか話がちがうわけです。「制度論を成立させるために何よりも重要なのは、平凡さに向き合う勇気と粘り強さである」と三脇さんは書かれているんですが[(3)]、大事なのは、新奇な単語よりもむしろそっちでしょう。文脈の勉強として単語や思想家の名前が必要なのはわかるんですが。

三脇●そもそもガタリなどが概念を作り出したのも、もとは彼らの置かれた状況に取り組む中での「苦肉の策」だったはずなんです。「スキゾ分析」というのも、スキゾの人が耐えられる環境を作るための分析という意味で、スキゾよりはむしろ「分析」に力点があった。バラバラな状態を理想化してそれに順応するということではなくて、その状況に耐えられるように、分析的に介入していく（**→第6章第2節参照**）。

上山●スキゾの全面肯定じゃないということですね。そこはもう、脱力するぐらい「話がちがう」。どうやら制度論やスキゾ分析というのは、主体の立ち上がりの、そのプロセスに焦点をしぼった話らしくて。状況の組み直しや分析労働がフレームを与え、それがそのまま本人にとっての治療過程になっている。その「本人」というのは、論じているスタッフでもありますね。徹底して「プロセスの危機」に照準した、非常に独特な疎外論だと思うんです。

三脇●ラ・ボルド病院の院長のウリにまさにそういう趣旨の博士論文があります。「美的努力に関する試論」という論文です。美的努力つまり制作プロセスを継続するためには「患者もスタッフも美に飲み込まれてしまわないように、「制度分析」を継続しなければならない」という結論に至る論文です。制作プロセスというのは芸術領域だけではなく、生活領域でも同じことが考えられます。過程は結果に着地しますが、そこからまた過程につながっていく。そこで発生する種々の「トラブル＝疎外」を分析する姿勢こそがよきユーモアを呼ぶと思うのです。自分もそこから逃れられないわけで、「トラブル＝疎外」を「自罰＝他罰」的に書くと左翼的になり、無視してしまうと表象文化論になる。

上山◉私は、アカデミズムと支援現場、双方のフィールドの方とお話させていただく機会があるんですが、お互いの間で、「言語」が違ってしまっていますね。これでは、単にベタに交流しても駄目で、さきほど三脇さんがいわれたように、それぞれが自分の場所を分析した上で、「分析同士が出会う」必要がある。(4)

三脇◉八〇年代になぜその議論が日本で本格化しなかったのか不思議で仕方ないけれど、ともかくこの本は、そうした出会いの触媒になることを目指しています。長時間、ありがとうございました。

追記（上山）

編集過程で生じた気づきを放置することは、事後的な分析をないがしろにすることであり、「分析について」ではなく分析「として」触媒になることを目指す本書の方針を裏切るように思われた。そこで、座談会をもとに記した私なりの単独論考を以下に提示する。

▼「場所を変えること」と、「場所を替わること」

座談会では、「制度を使った方法論」に対する私の疑問の核心部分であった、受傷性と強制力の問題を展開できていない。勤務先の病院で制度論を試み、結果的に病院を替わらざるを得なかった三脇康生の体験を参照しつつ、やや詳しく検討してみる。

ふつうの労働では、何をしなければならないのかは、雇用契約やサービス契約に書き込まれている。しかし、制度を使った方法論、とりわけそこで必須とされる「制度分析」においては、契約に書き込まれた労働のルーチンを単に踏襲するのではなく、むしろそれを対象化して検証することが要求されている。つまりそこでは、単なる順応は仕事をしたことにならない。「何が仕事なのか」をリアルタイムに探りつつ、自力で労働のあり方を作り出すことが求められる。とはいえ、だとすれば、そもそも契約に書き込まれていないことを要求する精神療法は、いかにして職場や臨床現場で機能しうるのだろうか。

「制度論的な施設とか場所だといわれているところには、カリスマが存在している」という三脇の証言は、制度論の避けて通れない事実を指摘してしまっているように思われる。そもそも、「制度を使う」という今回の三脇の概念提示は、かつての職場から重鎮の看護部長が抜けたことによる、苦肉の策だったらしい。

倫理的要求が、他者の内面作業と、社会的強制力の両側面から問題になるとすれば、マックス・ヴェーバーによる「合法的・伝統的・カリスマ的」の支配の三類型が参照できる。三脇は、まずはカリスマ的な看護部長のおかげで、その力の庇護に気づくことなく、みずからの制度論的野心をスタッフたちと共有できた。過酷な分析労働を試みようとする方針は、「あの部長さんがおっしゃるなら」と受け入れられた。ところがこの部長がいなくなると、内面的服従の理由が失われ、そこで三脇が試みたのは合法的（合理的）説得による制度論の継続だったが、もはやそれは「わけのわからない話」としかみなされなかった。

途方に暮れた三脇の、「ミーティングに集まりはするが、自己分析をしてくれない」というつぶやきは、よく考えてみれば、スタッフの心の中についてまで、「制度論の思い通りの動きをしてほしい」と語ってしまっている。このことを、単なる愚痴や、三脇個人のスキャンダルとしてすますことはできない。これは、制度論を真剣に検討する臨床家が必ず直面する座礁点であり、ここのところをきちんと分析し、方針を再検討しないかぎり、制度論は、人の心の中までの影響力をユートピア的に夢想しながら、その実ナイーブな倫理的方針に自滅し、ルサンチマンをためこむしかない、依怙地な玉砕主義のようになってしまう（多くの運動体は、そこをイデオロギー的全体主義や端的暴力でごまかすのだろう)。

三脇は、それでも知的説得の努力のみでがんばり、「制度分析」を現場の正当性として復活させようとしたのだが、単に自分ひとりがダメージを負う。――つまりここでは、制度論的な野心や倫理が彼の受傷性を高め、適切な強制力が行使できなかったために、自分自身がその場を去らざるを得なくなった。やや皮肉ないい方をすれば、「制度分析」の衝動が、本人を制度から排除してしまった(制度順応による「多様性の肯定」は、唯一、「制度分析」的な振る舞いをこそ排除する)。

これはいわば、「場所を変えようとする」ことと、「場所を替わってしまう」こととの葛藤といえる。自分がいる場所で制度論を試みて、ダメなら場所を移動するしかないとしても、もし「どこに行ってもうまくいかない」なら、どうすればいいのだろうか。

そこで三脇がチャンレジしたのは、「カリスマなき制度使用」(三脇談)であり、経験の少ない看護師との勉強会や実践から、スタッフ全体へと「制度分析」を機能させようとした試みだった(**↓第4章参照**)。上山によるキッチンタイマーの体験談も、そうした制度使用の一例として理解されている。

単なる制度順応を要求するのではなく、むしろ「適切に制度に順応しないこと」を要求する臨床論は、どうやって正当性と強制力を担保するのだろうか。従事者の受傷性を高めるにもかかわらず、最低限の強制力すら保証されないのでは、この精神療法は、洗練された感傷主義への耽溺か、頑迷なアカデミズムへの居直りにおちこんでしまいかねない。本書での理論的野心は、あくまで現場的な野心であることが目指されるべきだろう。

▼「制度を使った方法論」とひきこもり

本書の問題構成を、ひきこもり業界の実情との関係で検討しておく。

日本のひきこもりは、疫学調査によれば最低でも二六万世帯以上に存在し、平均年齢はほぼ三〇歳に達する[5]。高年齢化とともにじわじわと生命の危機が迫っているが、社会との接点が完全に途絶えているため、支援現場はほぼ家族内に限定される。著名な支援者らには強いカリスマ性があり、その支援方法については「あの人だからできるのであって、ほかの人には真似ができない」と繰り返しささやかれる。これでは強い転移が成立したわずかの事例にしか対応できないし、ひきこもっている不可視の数十万人は、転移対象をもたず、そもそも支援機関にアクセスしない。その限界を指摘し、「家族内で誰にでも使える方針」としてのマニュアル化を提唱する斎藤環は[6]、支援者のカリスマ性に頼らないだけでなく、転移という技法上の問題自体を形式化しているようにみえる。

斎藤は、ご家族に対してはいたわりに満ちた対話的態度を要求し、ひきこもる本人に対しては、読書や映画・オタク趣味など、分かりやすい転移フレームを直接推奨する[7]。家族という場所をいちど平安にし、外部世界への転移を準備する方針だが、これは実は本人にとっては、「早く欲望をもたねばならない」という再帰的な自意識を強めることにもなる。ラカン理論に依拠する斎藤は、欲望と価値観の器としての「家族」を擁護するが[8]、転移が機能しない状況や、さらにその先の社会参加については、穏便な順応主義以上の方針を示せていない[9]。

これに対し、「制度を使った方法論」では、転移の機能していない状況それ自体が分析と操作の対象となり、家族制度や、親子の関係それ自体が作業の主題となる。ここで、制度論的野心をもつのが、ひきこもる本人なのか、それとも家族なのかで、直面する困難が変わってくる。本人自身にそのつもりがあるなら、「制度分析」にせよ、制度使用にせよ、その試行錯誤自体が治癒的プロセスであり、家族側への働きかけも、比較的容易に思われる。しかし、家族側の誰かが孤立して制度論の志をもった場合には、勤務先を替わらざるを得なかった三脇と同様の困難が予想される。家族同士で「カリスマ的説得力」などもてるはずもなく、「カリスマなき制度使用」を試みようにも、誰も動いてくれないかもしれない。

「場所を移動することが分析になる」という指摘は、それ自体としては重要であり、たとえば各地の宿泊型支援施設は、高額ではあるものの一定の成果をあげている。しかし、うまく機能しなければ場所を移動すればいいとのみ考えてしまうと、「逃走すればいい」という八〇年代的な軽薄さにも近づいてしまう。家族による場所の移動は、本人を外で養うことができなければ、家族の解体や、本人の遺棄をも意味しうる。ひきこもりは、場所移動ができないことの帰結でもあり、無理やり本人を移動しても、行く先々で失敗するかもしれない。自分の存在がうまく機能できない場所からは「逃げる」しかできないのであれば、絶望の果ての「場所の移動」は、この世からの辞去でしかなくなる。どうしようもない行き詰まりの中では、母親か、それに準じる誰かが事情を一身に引き受け、消耗してゆくことが多い。このポジションの労苦こそが、問いとして制度論に向けられるべきだろう。[10] 多くの場合、家族の状態は悪い意味で安定し、下手をすると一〇年単位で変化が起きない。なし崩しに経済状態が悪化し、じわじわと破綻を待つしかできなくなる。状況としてはまさに制度論的な取り組みを導入すべきに思われるが、法律や行政的インフラを制度設計する以外に、介入の仕方がみえにくい。

今の私は、フレームへの順応を無媒介に勧める斎藤環の「マニュアル化」よりも、場所や関係を論点化し、プロセス自体を動態的に検討する制度論に魅力を感じている。もし、支援団体や勤務先でもそうした試みがあり得るなら、ますます希望は大きくなりそうに思う。しかし、受傷性と強制力の問題は、ここでも残り続けている。単なる思い込みにとどまらない「制度分析」の政治性は、このレベルで、技法としての真価を問われる。問題になっているのは、支援者自身まで含めた、みずからの当事者性への抑圧や防衛だ。

注

（1）　三脇他『精神の管理社会をどう超えるか？』松籟社、二〇〇〇年、一三一～二一七ページ。

（2）　三脇康生「精神医学と制度論的精神療法」、研究代表者　多賀茂『病院環境をめぐる思想：フランス精神医学制度の歴史と現状から見えてくるもの』平成一五～一七年度科研補助金（基盤研究（B）（2））研究成果報告書、二〇〇六年、一五四ページ。

（3）三脇他『学校教育を変える制度論』万葉舎、二〇〇三年、六ページ。

（4）昨今の一般的な言説状況においては、メタ理論への居直りと、ベタな当事者性への居直りが解離的に同居し、お互いを補強し合っている。正当化のスタイルは党派的に硬直し、アリバイ作りの政治はあっても、自分たちの評価軸自体を組み替える分析が機能しない。こうした状況は、まったく順応主義的（脱政治的）であり、各自のナルシシズムを制度的に担保している。「理論と現場の対立」というのは、むしろ「居直りと居直りの相互疎外」というほうが正確だろう。本当に問題とするべきなのは、症候的とも言い得る「分析の排除」であり、これがさまざまな現場で疲弊や暴力を生んでいる。

（5）川上憲人他「地域疫学調査による「ひきこもり」の実態と精神医学的診断について　平成一四年度〜平成一七年度のまとめ」参照。親族に対してすら秘匿されがちな問題ゆえ、実際の数値はずっと深刻であることが予想される。

（6）カリスマの不在とマニュアル化については、斎藤環自身がひきこもり業界内のスターであり、「斎藤先生がいうからマニュアル化しよう」という自己矛盾的な事情もあるが、これは「スターなき支援」が機能するための、過渡的かつ自覚的な戦略にみえる。

（7）家族内への地域通貨導入や（『ひきこもり文化論』紀伊国屋書店、二〇〇三年、一五八ページ以降）、下宿人を置く提案（『ひきこもり救出マニュアル』ＰＨＰ研究所、二〇〇二年、二七六ページ）、家庭内暴力への対応における避難のタイミング（同書、二七八ページ）など、じつは斎藤環の提案には、「制度を使った方法論」への蝶つがいになるようなアイデアがいくつもある。

（8）斎藤環『家族の痕跡』（二〇〇六年、筑摩書房）などを参照。

（9）「理論は過激に、臨床は素朴に」という斎藤環のスローガンでは、理論は臨床から解離してしまう（『ひきこもりはなぜ「治る」のか？』中央法規、二〇〇七年、あとがき）。現場そのものに取り組む分析を廃棄してしまえば、お互いのリアルタイムの当事者性は黙殺され、現場はメタ的な制度に支配される。これは、臨床＝社会参加からの政治の排除を意味する。こうした方針では、苦しんでいる本人が内側から「取り組む」契機を主題化できない。

（10）「場所を移動すること」は、支援者を守るためにも必要になる。制度を使った方法論では、自分を開いて居とどまることと、閉じたり移動したりすることの、バランスやタイミングが問われる。

第二部●思想編

思想とは単に哲学の用語で現実を語り直したものではない。あるいは現実の世界をはるか上空から眺めることでもない。たとえばこんな比喩はどうだろう。

バスの中で立っている人がいるとする。道路にはさまざまな偶然が満ちている。横から飛び出してくるほかの車、歩行者、そして何より道路の凹凸やカーブ、バスはつねに揺れ動いている。そんな中でもし、つり革や手を添える支柱がなかったらどうなるだろう。立っている人は少しの揺れでも簡単によろけてしまう。私たちの自立する力はそれほど強くはない。思想とは、私たちがバランスを失いかけたときに、それを止めてくれる力である。現実に現れるさまざまな偶然に対処できるよう私たちに一つの支えを提供してくれるものである。当事者性とメタ言説の住み分けこそが日本の危機を生んでいるのだ。

本書の第一部から中間部へと読み進んでこられた読者には、ぜひそんなつもりでこの第二部を読んでもらいたい。もちろん以下に集められた論文は、あたかも処方箋であるかのように、ことさらこんな問題にはこうした思想が役に立つなどというふうには書かれてはない。現実に仕事をしている環境の中で何らかの問題に出会って、それについて議論しようと思うのだが —— 第一部で述べたように、そこにいたること自体が非常に重要なことなのであるが —— 、どうしても議論に幅が出ない、奥行きが出ないというような場合に、ふと読んでもらえばよいのではないだろうか。第一部と同じように各節のいくつかの箇所には、編者注としてそうした指針がつけてある。参考にしていただければ幸いである。

第5章

「制度を使った精神療法」の思想

本章では、「制度を使った精神療法」がどのような思想的背景をもっているか、あるいはどのような思想と連動して実践されなければならないかということをいくつかの観点から考察する。「制度分析」を行うための、ジャン・ウリがよくいうような「予防策」（**↓本章第1節参照**）を各人がつねに意識しておけるようにするのが、本章の目的である。

第1節では、ジャン・ウリが二〇〇五年八月に京都大学で行った講演のほぼ全体を掲載しておく。「制度を使った精神療法」に新たな精神医療へのヒントをみつけた方も、あるいは思想としてそこに関心をもたれた方も、じっくりこの節を読んでいただきたい。そこには「制度を使った精神療法」の真の意味での「要《かなめ》」が語られている。

第2節では、まず「制度を使った精神療法」を、精神医療の現場でしばしば問題となる転移という要素から考察する。転移という概念は、最近では非常に幅広い意味で一般的に使われているが、実際には非常に微妙な問題をはらんだ概念である。緩やかな転移、無理のない転移、あるいは複数による転移などというと、自由に概念を展開させているかのようにみえるかもしれないが、そこには思想的に非常に厳密な定義が前提とされているのである。ぜひその点を押さえておいてほしい。

第3節では、「制度を使った精神療法」を主にフランス・ドイツを中心とした現代思想の流れの中に位置づける。その際鍵となるのがゲシュタルトという概念である。二〇世紀の心理学の大きな発見でもあるこの概念は、心理学を越えてたとえば現象学にも取り込まれているが、一方でグループ・ダイナミックスの中にも適用され、集団の中での人間のあり方を分析するための非常に有効な手段となっている。トスケイェスというたぐいまれな精神科医・思想家を通じて、どのようにしてこの概念が「制度を使った精神療法」の中で生かされたのかを考えたい。

第4節では、ミシェル・フーコーとフェリックス・ガタリがある時期に共闘的関係をもっていたことに注目しながら、「制度を使った精神療法」がどのような社会運動としての意味をもちうるのかを考察する。第二次世界大戦中のレジスタンス運動の中から生じたともいえる「制度を使った精神療法」は、ガタリという人物を通じてまったく新たなタイプの社会運動へと展開していった。しかもそれは、従来の社会主義や共産主義といったイデオロギーにもとづく社会運動とは一線を画す性格をもつものであった。病院内での、あるいは医療環境、労働環境での、制度改変の試みにおいて、非―イデオロギーであることがなぜ大切であるのかを意識してほしい。

第1節

document

「制度を使った精神療法」とはなにか

ジャン・ウリ

二〇〇五年八月ジャン・ウリは日本を訪れ、沖縄、京都、東京などで講演会を行った。以下はそのうち、京都大学大学院人間・環境学研究科において開かれた講演会のほぼ全容である。通訳兼司会を務めた多賀は、まず「制度を使った精神療法」の特徴であるクラブやアトリエといった実践の面についての説明をウリに求めたのだが、彼はそれに対してまずこんな風に戒めながら、話を始めた。そして彼の話は、その後ほとんどとぎれることがなかったのである。

どこから始めるべきか――存在、言語

ウリ●まったく反対の方向から君は質問をしているといっておこう。つまり、一番してはいけないこと、あるいは罪になることというのは、何かを物化《もの》してしまうということである。それこそが、フランス語では「アリエナシヨン（aliénation）」という、マルクスやヘーゲルによって定義されていく「疎外」の、非常に主要な形態なのである。このことを最初に定義して、二〇世紀に入って使ったのが、ルカーチ（ハンガリーのマルクス主義系哲学者）という人物であり、そこではフランス語では「レイフィカシオン（réification）」にあたる言葉が使われている。さらにこれがサルトルによって使われ、「ショジフィカシオン（chosification）」というフランス語になっていった。

クラブ、あるいはアトリエとかミーティングというようなものは、現実として存在しないのだというべきなのである。**クラブであるとか、アトリエ、ミーティングを物化して考えると、それは知らぬ間に物化の論理の中に、自ら滑り込んでしまうことになる。**クラブそれ自体は存在しないというべきだ。クラブというものはただ単なる手段ではなく、一つの媒体であって、そして、論理的な等式を打ち立てていくものなのである。言い換えれば、いくつかの実存的な、存在にかかわる場をつなげる場、それがクラブというものだというべきなのである。何をやっているのかということから定義を始めなければならない。つまり、どういう場所、どういう所でわたしたちが仕事をしているのか、動いているのかという点から始めなければいけないのである。

そこで、わたしたちがぜひしておかなければならない区別がある。それは単に生きているものというものと、存在者ないしは、存在しているものとの区別である。現在この区別はどんどん無視される方向に進んでおり、そのためにさまざまな弊害が生まれてきている。そしてその最大の弊害といえるものが、フーコーによって定義された「生政治(bio-politique)」といわれるものである。この生政治という概念は、ハンナ・アレントによっても使われており、またそれはベンヤミンを通じてハンナ・アレントに流れていった、生《なま》のままの生という概念ともつながっている。そのほかにも同様のことを考えてきた思想家はたくさんいる。

ただ単に生きているものと存在するものという、この二つの区別をきちんと行っておくことが非常に重要である。ではその存在していることの次元とはいったいどういうことなのか。このことを明確に定義することは非常に難しいことでもあるし、非常に繊細な概念規定を必要とするものでもある。しかし、非常に重要なことである。なぜならこの区別、存在とは何かという反省を怠けると、そのときわれわれは、非常に恐ろしい疎外の共犯者となってしまうからである。そしてその恐ろしい疎外、いわば文化の崩壊の協力者となったわたしたちが最後に行き着くところは、強制収容所と同じようなものになるに違いないのである。

さてこの存在するものについてはジャック・ラカンが非常に見事な定義を与えている。それは人間という種族の一つの運命ともいえるのかもしれないが、それは「**言語に運命づけられている**(condamné au langage)」という状態である。たとえしゃべっていないときでも「パロール（parole）」に、わたしたちの存在は織り込まれている。この言語へと運命づけられている状態を、フランス語的な一つの造語を使って、「パレートル（parêtre）」つまり「パロール（parole）によって存在する」とラカンはいっていた。

クラブやアトリエを扱おうとする前に、われわれがぜひ考えなければならないのは、「基盤となるもの（la base）」である。それはただ単なる「基礎（le fondement）」とは違っている。ではこの基盤にあるものというものはいったいどんなものなのか。たとえばそのことを考えるためにギリシャ語の「バジス」ということを考えることができるかもしれない。この言葉は「歩く」ないしは「足」という意味をあらわしている。つまり基盤となるものというのは、いったいどこに自分はいたらいいのだろうかということ、フランス語では mettre les pieds つまり「どこに自分の足を置けばいいのか」というういい方の表現があるが、まさにそれにあたるのが、わたしたちが最初に考えなければならない基盤というものである。いくつかの概念や、クラブやアトリエといった手段、そのようなものを扱おうとする前に、システマティックにぜひ行っておかなければならない**予防手段**のようなものでもある。

そこで問題にしなければならないものは、「制度を使った精神療法」において、いわば操作の場、何かを行う場といわれる場所がどこなのかという問題であるが、その場所のことを、わたしは「パロールによって織り上げられたもの（tissé par la parole）」というように呼んでいる。**このパロールによって織り上げられた場、パロールの織物こそがわれわれの活動を行う場所なのである**。そして、その場所はプラトンにまでさかのぼる伝統的な意味において弁証法的というべきかもしれない。その概念においては弁証法的ということと、「対話的（dialogue）」ということのあいだに絶対的な矛盾は存在しない。このことを「ディアローガール（dialogal）」という一つの言葉で表現することもできる。

このパロールの織物は、フーコーやドゥルーズやそして、ガタリなどの思想とも関連性がある。たとえばフーコーがいっている「ディアグラム（diagramme）」というような概念も、それとかかわっている。そしてこのパロールの織物こそが、われわれが参照すべき点である。

さらに話を続けて、もう一度ラカンを参考にしたいと思う。われわれが生まれ出るとき、われわれはただ単に世界へと生まれ出るのではない。われわれは「大文字の他者（Autre）」へと生まれ出る。この大文字の他者の場が、ひょっとしたらパロールの織物なのかもしれない。そうした意味するもの、「シニフィアン（signifiant）」が書き込まれる場、それこそわれわれが生まれるとき、そこへ必然的、運命的に生まれ出ざるをえない場所なのかもしれない。

ここまでわたしが述べてきていることは決して抽象的なことではない。逆に具体的な一つの**予防手段**なのである。クラブであるとか、グループ活動、ミーティングなどを扱う前に、いかにして、そしていったいどのようなものを使って、われわれが仕事をしているのかということを考えるための予防措置なのである。

詩的ロジック、多元的決定、意味、ラカン

ウリ●さて、こういったことを考えるとき、もう一つ考えておかなければいけないことがある。それは一つの構造が存在するためには、ある中立的な、中性的な、ニュートラルな点、いわば絶対的な「ゼロの点（un point zéro あるいは zéro absolu）」というものが必ず必要になってくるということである。この論理を、フランソワ・トスケイェスは「詩的なロジック（logique poétique）」と関係づけている。このトスケイェスのいう詩的なロジックへどうやって近づくことができるのか、それがわれわれがつねに問題としているところである。

そして、この詩的なロジックへの接近を忘れてしまったときに、われわれが行き着く先は、強制収容所的な思想ということになるのではないだろうか。

言説の論理というものは、いくつかの「多元的決定（sur-détermination）」によってつくられている。そして、この多元的決定というフロイトが発明した概念は、無意識は多元的に決定されているという意味であるが、さらにラカンはこの多元的な決定というものを展開させて、すべての存在しているものつまり存在者は、無意識の対象すなわち近づくことのできない欲望の対象の周りを回っているといっている。何かがものの周りを回っているということによって意味が作られていくのである。そして、そこにまた「病理学的なもの（pathologique）」が作られていくわけである。

ここでわたしはジゼラ・パンコフ（ドイツ出身のフランスの精神分析家・精神科医）の「ヒステリックな精神病」、「思

考ヒステリック」というような概念を参照にしている。それは神経症でもなく、統合失調症でもない概念である。われわれのいっているパロールによって織り上げられた織物において問題となっているものは、まさにそういう多元的に決定された構造である。さらにラカンはこれを論理的に展開させている。それは四つの種類の言説のトポロジーという概念である。ラカンについて詳しい方はＳ１、Ｓ２、そして斜線を引かれたSなどで描かれたあの図を思い出すかもしれない。しかしながらそれらに意味があるのは、そこに言説が何かの周りを回っているという移動性が存在するからである。ラカンにおいていわれている小文字の「a」で書かれた対象というもの、それが言説、ディスクールを動かすものである。そのオブジェ「a」というものは何かが回っているという状態を指しているわけである。ディスクールが何かの周りを回っているからこそ、「意味(sens)」が生じる。ここでわたしがいっている「意味(sens)」というのはドイツ語でいうとSinnというものであって、決してBedeutungというものではない。通常Bedeutungというものは「意義」と訳されているかもしれないが、それではない。そして、これこそが精神医学、あるいはわたしのいう精神療法において問題とされているところのものなのである。

さて、このように意味というものを考え直していくことが、われわれにとって必要なのであるが、そのための一つの方法は、ラカンをさらに読んでいくことである。ラカンの転移に関するセミナー。そして、不安に関するセミナー。あるいは同一化に関するセミナー。それらのものを読んでもらいたい。そこにはまさに意味とは何かということが書かれているからである。

さて長々と述べた、こういったこと、これらはすべてやはり**一つの予防措置**だったわけである。そして、**こういったことをしておいてこそ、はじめてアトリエであるとか、クラブといったことについて話すことができるのである。**

編者注

ここまでウリが語っていることからも、「制度を使った精神療法」とジャック・ラカンの精神分析がどれほど深くつながっているかがわかるだろう。そのラカンの弟子たちが現在展開している応用精神分析の試みについては、第6章第2節で詳しく論じられている。

単純化への抵抗 —— 転移、ひと、無意識の欲望

ウリ●いまいっているようなことは、非常に複雑にみえるかもしれないが、これは単純なものに到達するためにどうしても必要なものなのである。そういうことをしないといま世界中の、フランスでも日本でもそうだろうが、テクノクラートやビュロクラートたちが行っている単純化と同じことになってしまう。この単純化というのは非常に重大な現象であって、犯罪的であるとさえいえるかもしれない。**重要なのは非常に複雑なものを通って単純なものへと到達するということだ。**

わたしは、もはやクラブやアトリエといった言葉を使いたくなくなってしまっている。単純化を行っているテクノクラートやビュロクラートたちがさんざんそれらの言葉を使ってしまったからである。それらの単純化を行っている人たちは、まさにクラブやアトリエに対して先ほどいった「物化」を行っているのである。ところが、**わたしたちはクラブやアトリエで、まさに存在しているものとかかわっている**のである。

また一方で「転移（transfert）」という言葉がある。これもすでに単純化を行う人々によって散々使われてしまっている。学校、あるいは病院をみるとすぐに転移という言葉が使われている。この転移という言葉は、まさに政治的なものがうごめいている場で、もはや一つのモットーというか、一つの命令の言葉のように使われているのである。バタイユは、「すべての概念は命令語である」といっていた。それと同じように、今や転移という言葉が命令語になってしまっているのである。この状況は非常に重大である。われわれが行うべきことは複雑なものを通じて単純なものへ到達するということである。

では、わたしがいっているもっとも単純なこととはどのようなことだろうか。例をあげてみよう。それはたとえば、人間が立っていること。垂直に立っているという状態。あるいは歩くという状態かもしれない。これは神経生理学的にいうと、非常に複雑な現象である。いまだにそのメカニズムはわかっていない。いわば神経生理学的にいえば、それは一つの奇跡といえる状態なのかもしれない。これがわたしのいう単純なものと同じものなのだ。

またいっぽう、この単純なものというのは、「こんにちは」という言葉や、ちょっとした微笑みといったものかも

しれない。しかしながらこの微笑みさえ、今や先ほど単純化を行う連中によって、つぶされてしまっている。テクノクラートやビュロクラートたちにとって微笑みは何の意味、何の価値もないものなのである。微笑みは測定することのできないものである。一方でパラノイヤ患者の中にはずっと何年も微笑み続けている人物がいる。微笑みとは非常に重大なことである（**→第1章第2節参照**）。

その場所にいるということ、そこにいるということ。そして「他者（autre）」を尊重しながらその場所にいるということ。そのことが、わたしのいう「出会い（rencontre）」というものである。この他者を尊重しながら出会うということこそがもっとも重要なことである。しかし、これはある意味でもっともささいなこと、あたりまえなことなのかもしれない。ほかの人を考慮に入れること。そこにいる人を尊重すること。それがわたしたちのいう「制度を使った精神療法」が行っていることなのである（**→キーワード「他者」参照**）。

「一人の人物（une personne）」というのは、ただ単なる一人の人ではない。それは「主体（sujet）」である。そしてラカンがいうように、この主体というものは「無意識の欲望の主体（sujet du désir inconscient）」なのである。それは、自我というものとも異なっている。ラカンはこのことを鏡像段階において問題にしていた。問題なのはその無意識の欲望がつくる論理の全体である。一人一人のなかにある無意識の欲望の論理である。この一人一人というのは、ただ単に精神病患者というだけではない。わたしはよく「プシコパット（psychopathe）」という言葉と同じように、「ノルモパット（normopathe）」という言葉を使っているが、「正常病者」というか、正常によって病気になっている人のことである。誰にでも無意識の欲望というものは存在しているのである。

さて、ここでもう一人別の人物を引用しよう。ジョルジョ・アガンベン（イタリアの思想家）という人物である。彼の著作のなかにアウシュビッツその他の強制収容所の話を扱ったものがある。そのなかでアガンベンが語っているのは、一つの収容所の中で、強制収容されている人物に関するある一つのカテゴリーがあったという話である。それは強制収容所では、イスラム信者を意味する「ミュズルマン（musulman）」というレッテルが貼られていた人たちがいたのだが、それはアラブ人あるいはイスラム教徒を指していたのではない。あたかもイスラム教徒のアラブ人たちのように少し色の黒い、焼けたような生気のない顔色をしている連中という意味でのレッテルであった。しかしながらアガンベンが明らかにしているのは、そのようなもはや人間ではないような、欲望をもっていないような人物たちにも、まさに無意識の欲望は存在していたということなのである。

これこそもっとも重要なことなのではないだろうか。**すべての人間に、たとえその人物がノイローゼ患者であろうが、精神病患者であろうが、そしてまた正常者であろうが、無意識の欲望というのは誰にでも存在しているのである。**この無意識の欲望というものがあるからこそ、転移というものも可能になってくるのであり、そしてまた、この無意識の欲望、それこそがわれわれの人間としての経験、そして存在というものをつくっている。実存はまさにただ単に生きている生より重要なものなのであって、このようなことを考えておかないと、クラブであるとかミーティングであるとかを語っても何の意味もない。

可能化、出会い、歩き回る自由

ウリ●アンリ・マルディネ（フランスの哲学者）の言葉を借りると、「可能化（possiblisation）」というようにもいうことができる。このアンリ・マルディネの概念によると、出会いというものは、まさに人に多くの可能性を与えていくということなのだが、今やそのまったく反対の現象が起こっている。閉じ込めること、人をくくりつけてしまうこと、そんなことが実はいまどんどん増えている。人間は今やどんどん閉じ込められていっている。

「制度を使った精神療法」が行っているのはまさにこの可能性を与えるということであろう。「制度を使った精神療法」は人を閉じ込めないための方法といえるかもしれない。それはアリストテレスのいい方を借りれば、オトマトンとトゥケーの区別のうち、出会いとしてのトゥケーということになろう。出会いというものがあるからこそ、何か「変容（modification）」が起こる。変容というのはフランスの小説家ミシェル・ビュトールという人の小説のタイトルにもなっているが、その変容というものは出会いがあるからこそ可能なのだ。精神病者であろうが、あるいは神経症患者、そして正常者であろうが、この出会いというものがあってこそ、はじめて変容ということが可能になるのである。

さて「制度を使った精神療法」において、この出会いや変容のための一つの原則となっているものがある。それは「**歩き回ることの自由**（liberté de circulation）」ということである。人が歩き回っているからこそ本当の出会いというものが存在する。本当の出会い、つまりギリシャ語のトゥケーというもの、それを可能にすることこそが重要なことである。そして、この本当の出会いにおいて、われわれが出会うのは「現実的なもの（le réel）」である。わたしがいう現実的なものとはただ単なる「現実にそこにあるもの（la réalité）」ではなく、現実的なものに会うときに何らかの変容、変化というものが生じるのである。

出会いというものは、じつは非常に偶然に起こる。わたしたちが行なわければいけないのは、制度を使った手段すなわち出会いを可能にする手段を、家でも、病院でも、学校でも、いたる場所で、いかにしてみつけるかということである。これはけっしてむりやりの出会い、準備された出会いなどであってはならない。それはテクニックとして、技術として、偶然の出会いを可能にするものでなければならない。

さて、その偶然の出会いを可能にするためには何が必要なのだろうか。「制度を使った精神療法」を行うために、まずやっておくことがあるとトスケイェスはいっていた。それこそが「「制度分析」（analyse institutionnelle）」なのである。

多賀●ではもう少し具体的な話を聞いてみたいと思う。じつはこのクラブとかあるいはミーティング、アトリエなどの「制度を使った精神療法」の一つの手段として考えているということのほかに、もう一つ「制度を使った精神療法」のなかでは、看護師の人たちが非常に重要な働きをしなければならないということがある。

今までわたしがやってきた研究会などでも、そういうようなことが話題になった。本当の出会いを妨害する条件とは、たとえばヒエラルキーであったり、あるいはステータスであったり、あなたはこの免許をもっている、この証明書をもっているということがあるが、その中の一つに専門領域をもっているということもある。看護師の人たちは自分たちの仕事というものを、もっと確実に認識されたものにするため、そして自分たちが行えることを増やすために、自分たちの仕事の専門化ということをやろうとしている。はたしてその看護師さんたちの努力、自分たちの仕事の専門化ということと、今のべられた「制度を使った精神療法」における自由な出会いというものとの間に矛盾はないのだろうか。

専門化、ステータス

ウリ●問題にしなければならないのは、非常に多様なものの存在、異なった地位の人間が存在するという多様性である。異なった地位の人間が存在するということは、無意識の欲望の問題でもある。無意識の欲望というものは、先ほどアガンベンの例でいったように、もっとも惨めな人たち、もっとも悲惨な状況にいる人たちの中にも存在しているものである。それは看護師においても、モニターにおいても、そして精神科医においても、さらには統合失調症の患者においても同じことなのである。**無意識の欲望というものは誰にでも存在している**のである。

レオポルド・ゾンディ（ハンガリー出身の深層心理学者）は、昇華という上方向への運動性と、横方向へ向かっていく運動性とを区別していたが、それを参照しつつわたしは、二種類のタイプの人間がいるということをここで問題にしたいと思う。一つめの人間というのは、「あたりまえだ」、「そんなことは当然だ」という人。二つめの人間のタイプというのは、「そうとは限らないのではないか」とか、「それは当然のことではない」というようなタイプの人間である。一つめの人間のタイプは、たとえばある時間働いて、そしてお金をもらうと、それですべてが終わるタイプの人たちである。しかし二つめのタイプの人間たちにとっては、いつも何か問題が存在している。何かわからないこと、何かうまくいかないようなことが存在している。彼らにとって問題なのは、レヴィナスのいい方を借りると、他者の責任の責任をもつということである。患者さんであるとか、誰かを前にして何かうまくいかない、何かわからないということは、この他者の責任に対して責任をもつということである。

わたしたちの仕事の場所には、さまざまな人たちが働きに来ている。その多くの人たちは大学の卒業証書であるとか、看護師の免状であるとか、さまざまな社会的なステータス、医者であるとか、看護師であるとか、そのようなものをもってやってきている。しかし、医者や看護師が社会的なステータスをもっているとすると、それをさらに展開していけば、統合失調症の患者さえもステータス、社会的な立場というものをもっているのである。

このような自分の社会的ステータスというもの、これが先ほどいった一つめのタイプの人間につながっていくのだが、そのような人物たちがもつ偏見と同じような偏見を、たとえば病人自身、患者自身がもっている場合がある。たとえばそのような患者はこういう。わたしはここに仕事をするために来ているのではない。この病院にわたしは手当てをしてもらいに、治療をしてもらいに来ているのだなどというわけである。しかし、**社会的なステータスというものにこだわっているような状況では、まさに先ほどから述べている、実存的な場にいることはできないのである。**

精神療法における経験 —— 布置、役割

ウリ●誰かを世話するという精神療法的な機能というものは、これは非常に重要なことなのだけれども、決して一人の人間のなかに体現できるものではない。この一つの手当てをするという機能は、必ず複数の何人かの人間によってわかちもたれなければならない。

したがって問題は精神療法的な責任。**他者の世話をするという機能を、いかにして複数でわかちもつか、その状態をいかに管理するかということである。**統合失調症の患者であれ、精神病の患者であれ、自分の周囲にいる人たちに対して、何らかの同一化的な選択を行っている。その対象はほかの患者かもしれないし、医者かもしれない。そして、看護師かもしれない。彼らは自分の周りに一つの人が作る星座、この「コンステラシオン（constellation）」という言葉は現象学では「布置」という意味でも使うが、まさに人物の配置図みたいなものをもっている。

これはなにも統合失調症の患者だけではない。通常のわたしたち一人一人がもっているものである。あなたの友達は誰ですか、あなたの好きな人は誰ですかといったかたちで、一人一人の人間が、自分の重要な人物の配置図というものをもっているわけだ。このようなことは非常にあたりまえなことなのだが、このことこそが「制度を使った精神療法」では非常に重要なことになる。これをトスケイェスは複数の対象に対する「備給（investissement）」といういい方をしている。

いっぽうでこういった精神療法の場において、わたしたちは多くの場合、自分でもわからないまま、ある何らかの役割を与えられている場合がある。まさに「役割（rôle）」というものは人から自分に与えられるものである。それは多くの場合、自分自身は気づいていないものである。あるときには自分は、ある人物に対して非常に重要な役割をもっていたのかもしれない。そして、そのことを知らないまま過ごしている。そしてその人物が死んでから、あとで知るようなことが多くの場合ある。ああ、そうだったのか、彼にとって自分はそういうものだったのかというわけだ。わたし自身もそのような経験をしたことがある。

そして、この他者に対する欲望の希求というか、あるいは転移、同一化、そして無意識の欲望が可能になるような場を作ることこそが、「制度を使った精神療法」ということになるのかもしれない。そして、この無意識の欲望というものをきちんと配慮しないと、とんでもないような「アクティングアウト（acting out）」というか、さまざまな暴力的な失言といったことにつながっていくことになる。だからこそ、トスケイェスはこういっているのである。精神療法をする前に、その場の制度論的な分析を行わなければならないと。(2)

脱施設化、反精神医学、疎外

ウリ● そのような制度論が求めているような状況に対して、現在世界中でどんどん反対の方向に進んでいっている。

たとえばイタリア・モデルの脱施設化が非常に流行したせいで、フランスでは六万床から七万床の精神病のベッドが廃止されてしまい、看護師の学校も廃止されてしまった。そのため、精神病患者の治療を専門とする看護師はいなくなってしまった。また、精神科医のいない病院が今や八〇〇棟から一〇〇〇棟も存在しているという状況になっている。フランスではしたがってベッドがない、看護師はいない、精神科医はいないというような状況になっている。このような精神病を治療するための環境に対する圧力は、いまフランスだけではないと思う。世界中で進んでいるのである。

そういったところへフーコーがやってきて、そして、反精神医学の流行というものを作ってしまった。フーコーという人物は、精神医学に関してはほとんど何もわかっていない人物だったと、わたしははっきり断言したいと思う。そのフーコーのおかげで反動的な、——反動というのは保守的なという意味であるが——反精神医学というものが横行するようになってしまったのである。その結果今どのような状態になっているか。監獄の中には、一〇〇パーセントのうち五〇パーセント近くが、精神科にいるべき患者であるというような状況になっている。しかも彼らは手当てを受けてはいない。そして、統合失調症の患者がいる場所は、地下鉄であったり、道路であったりしている。彼らは精神療法的な治療を受けず、生物学的な治療のみを受けているような場所に存在している。これはフランスだけではない。世界中で今起こりつつある現象である。**これに対する戦いこそが「制度を使った精神療法」が行っていることなのである。**

編者注 第3章でわたしたちは、現在日本の精神医療の現場で起きているいくつかの問題を検討したが、とりわけその第1節や第2節で取り上げた地域医療におけるボランティア活動と救急精神医療の問題は、脱施設化が引き起こすこうした問題と深くつながっている。日本ではまだウリがここで指摘しているような状況にはまだ至っていないかもしれないが、事態を放っておくと必ずやこうした事態が起きるだろう。「制度分析」や「制度を使った精神療法」を紹介する必要性をわたしたちが痛感するゆえんである。

制度論——いかにしてつぶさないか

ウリ●「制度を用いた（institutionnelle）」という言葉そのものは、わたしたちが特別に名づけたものではなく、一九五二年にドメゾンという人物がそう名づけてくれたものである。世界中で今進みつつある、人間を疎外する圧力に戦おうとするのがわたしたちの仕事である。そしてこの圧力と戦わなければ、クラブもアトリエも何も存在しないともう一度いっておこう（**↓本章第4節参照**）。

そして、わたしたちは今や、こうした圧力に対して永続的に抵抗するする状態にいる。抵抗すなわち「レジスタンス（résistance）」という言葉がここで非常に重要なことになろうかと思う。さらにトスケイェスを引用していくと、いま世界中で進みつつある圧力と抵抗していくために必要なものは、いわばフロイトやあるいはマルクスも使っていた「マイナスの論理（logique négative）」というようにいえるかもしれない。

マルクスは、まだ資本が本当にどんなものかがわからない初期の時代に、すでにこのマイナスの論理ということをいっていた。このマイナスの論理というものは、「生き生きとした仕事（travail vivant）」というふうにいいかえることができるかもしれない。マイナスの論理というのは、じつは生き生きとした仕事なのである。看護師であれ、精神科医であれ、われわれが仕事をしている場所というのは、けっして資本主義者たちの場所ではない。あるいは先ほどの、あたりまえとすべてをかたづける人たちの場所であってはならない。このマイナスの論理の場、そして生き生きとした仕事、生にかかわる仕事の場所なのである（**↓第3章第2節参照**）。

それはほかの人たちをいかにしてつぶさないでおくのかということである。その人たちはもうすでに無意識の中において、実際の生活において苦しんでいる人たちなのだ。その人たちをいかにつぶさないかということがわたしたちの仕事なのである。

アンビアンス（雰囲気）

多賀●最初の部分で問題とされた、「アンビアンス（ambiance）」という雰囲気というように訳せる言葉についてお聞きしたいと思う（**↓キーワード「コレクティフ」参照**）。

ウリ●自分の周囲にあるさまざまなものが全体として作り上げている雰囲気というもの、それを変えていくということが、看護師、医師、その両方で行わなければならないことである。

じつは人間というものはこの雰囲気というものに非常に敏感なものだ。そして、非常に敏感であるからゆえに、それによって苦しんでいるというようにもいえるほどなのである。統合失調症の患者というものは、じつは自分の周囲にある環境あるいは雰囲気に対して、何ら防御のない人たちであり、いってみれば彼らは生皮をむかれたような状態、外界に対する無防備な状態にいる。多くの統合失調症の患者には、自分の周囲にある雰囲気、環境に対して反応したと思われる症状が存在する。これは反応的な症状というようにいうこともできるかもしれない。

病院あるいは診療所、学校、そういったところにクラブであるとか、アトリエを作るということ、あるいはサイコドラマをやってみるということ。あるいはもっと単純に、もっと細かな作業として、ほかの人を気にする、気をつけてみるということをやる。そのようなことをやるだけで、雰囲気が変わっていくものである。それを続けていくことによって、やがてはいわゆる患者のあいだの隔離、区別を廃止していくことができ、暴力的な患者を閉じ込める場所、独房、そのようなものを廃止していくことが可能になっていく。しかし、こうした雰囲気を変えるということは、命令的に行われてはならない。少しずつ環境を変えていかなければならない。あるいは、少しずつ人々の間の関係性を変えていかなければならないのである。

クラブのような活動、それはまさにこういったことのための集団的な操作子なのである。たとえばクラブを運営していくなかで、何らかの決定をしないといけない場面が生じるとする。テクノクラシーでは誰か、ある人物が決定者として存在するが、そのようなことは非常に愚かなことだ。この決定を行うという機能、これを一人の人がもっているのではよくないのである。たとえばラ・ボルド病院では、非常に簡単な壁新聞を発行している。一枚の紙にちょこちょこっと書いたものから始まって、それが今や四〇〇〇号を数えている。毎日一枚の紙に何かを書いて、それを新聞として出すということ。こうしたことを繰り返すことが重要なのである（**↓第1章第1節参照**）。

一九世紀末から二〇世紀初頭に活躍したフランスの社会学者ガブリエル・タルドはいかにして「大衆（la foule）」を「公衆（le public）」に変えるのかということを一九〇五年の書物で述べている。彼によると、公衆というものは一つの一貫性をもっているものであるけれども、必ずしも一人一人の人物が大衆においてあるように触れ合って狭い場所に存在している必要はない。公衆というものは、固有の構造をもっているものである。そして、人々がこの公衆というものになったときにはじめて、大衆という状態において起こる「伝染（contagion）」という現象から逃れることができると彼はいうのである。しかし、この大衆という状況よりもっとひどい状態が存在している。それが「グレガリスム（grégarisme）」である。「グレゲール（grégaire）」という形容詞は集団がごちゃまぜに存在している状態のことである。たとえばわたしはサッカーが嫌いなわけではないが、サッカーの中継などをみているとまさにあれがそうなのだが、おぞましい、恐ろしいものであって、あのようなグレガリスム、つまり人間の集団的状態にこそファシズムはもとづいていたのであった。

こうした集団的状態に気をつけていくということこそが大事である。たとえば病院などにおいて、この集団的状態にどうやって気をつけていくこと、抵抗していくことができるのだろうか。それがたとえば小さな新聞を発行してみるということだ。一人で始めるのもいい。あるいは小さなグループで新聞を作り始めるのもいい。その新聞はたとえ読まれなくてもけっこうであり、間違いがあってもけっこうである。間違いがあったほうがいいかもしれない。というのは誰かが「おや、ここが間違っているよ」というように反応を起こすかもしれないからである。

編者注 このあたりの言葉は、まさに病院内の活動において、一人一人が身近な制度に取り組もうとする際の参考になろう。とりわけ集団が個人のそうした動きに対し、抑圧的に働きやすい日本ではなおさらそうであろう。一人一人が感じる疑問が、言葉になり、そして周囲へと引き出されていく、そうした装置を環境としてなんとか作り出したい。

ウリ●そういったことがグレガリスムに対抗する一つの方法になっているのである。これをわたしは「コレクティフ (le collectif)」という言葉で表現しているが、みんなで、共同でやることといえるかもしれない。これは一種の抽象的な機械といえるかもしれないが、グレガリスムに対するこうした抽象機械において、はじめて一つの「変容の場 (champ transformationnel)」というものが可能になってくるのである。それによって、わたしたちは社会的と精神病理的という二つの多元的決定ないし過剰決定に抵抗しようとしているのである (**→キーワード「疎外(1)(2)」、「コレクティフ」参照**)。

そのような変容が可能になる場に関して、ラカンは一九七一年のセミナーで「偽せ掛け (semblant)」の論理というようなことを問題にしていた。この一九七一年のセミナーは、ちょうど日本から帰って、はじめて彼が行ったセミナーであったけれども、そうした変容が可能になれば、そこで他者と出会うことがあってこそ、はじめてわたしたちの活動が効果をもってくるわけである。しかしながら、こういったことはすべて命令されて行われるものであってはならない。これをしろという形で行われていくものであってはならない。大事なのは少しずつつくられていくということである。

一八四八年にウィーンの学者ゼンメルワイスが発案した、無菌状態で手術などを行なう一連の技術、すなわち「無菌法（asepsie）」というものが発明されていなければ、現代の医学も外科も何も存在しなかった。ところがわたしたちの精神医学においては、まだこの無菌状態というテクニックの発明がなされていない。キルケゴールは、このようなことに関して、「真摯なるもの」という概念を使っている。実存にかかわるものというのは、キルケゴールによれば、不安であり、そして、真摯なるものである。それを実現するためにわたしたちは永続的な努力というものを行っていかなければならない。

スペインにこういういい方がある。「道は歩きながら作られていくものである（Le chemin est construit en marchant）」。しかしこれはとくにスペイン人だけがいっていることではない。ハイテッガーもまた、思考することは歩きながら作られていくということを述べている。そのようなわたしたちの努力においては何も予見されているものではない。何も予見されていない状態にあるからこそ、可能性というものが作られていくわけなのである。何がそこにあるのだろうか。そこにある雰囲気というもの、それはどんなものなのだろうか。

沖縄のいずみ病院の高江洲院長はラ・ボルド病院を訪問されたときに、ここには「き」があるということをいった。このときは日本の樹木の「木」と気分の「気」をかけていわれたようだが、そうした、ある何らかの「気」というようなもの、雰囲気というようなもの、何か軽やかなお互いの申し合わせのようなもの、そのようなものをわかちもっていくということがもっとも重要なことなのだ。これこそがわたしたちが仕事をするうえでの、いちばん根本的な背景ともいうべきものなのである。その背景をけっして傷つけてはならない。

ところが、一連の作業療法などはまさにその軽やかなお互いの申し合わせ、お互いの了解の状態を破壊している。

う言葉の意味についてのものではない。したがってここではその論争に立ち入るつもりはないが、ただだからといってマルクスの疎外論が単純で一枚岩的なものであったというわけでもない。この疎外という言葉は、理念の自己疎外でも人間の宗教的幻想への自己疎外でもなく、マルクスにおいては、歴史的な人間社会の発展段階の中で、資本主義の時代に入った際に登場する、「人間が自分自身で作り出すものによって支配される状態」のことである。では人間自身が作り出すものとは何か。それはまず労働そのものであり、労働の手段であり、労働の結果生じる商品であり利益である。資本家による労働者の搾取が行われる社会状態においては、労働者は結局この3つの契機としてしかみなされないのであって、「物化 (Verdinglichung)」あるいは「物象化 (Versachlichung)」されることになり、労働者は自己の外にあるものによって支配されることになる──資本家自身も同じ意味で自己の外にあるものによって支配されていることも事実であるが。これがおおかたマルクスにおける人間の疎外という概念である。したがってマルクスは、労働そのものを否定していたわけではなく、資本主義社会特有の資本の蓄積過程そのものによる人間の疎外を批判していたのであり、彼にとってはそうした疎外状態をのがれた真に自由な労働が可能な社会こそが理想だったのである。ではその理想はどのようにして実現されるのか、そうした社会はいわゆる共産主義社会なのか、この点に関してはこのコラムでは発言はひかえたい。旧ソ連型社会がそうではなかったことは事実であるが、ただガタリやフーコーが考えていた新たな戦いもまた同様の問題意識を共有していることだけはいっておきたい。

疎外とは、単なる「支配―被支配」の関係のことではない。主人が奴隷をもののようにあつかっているような場合は、それ自体としては疎外という言葉が示している状態ではない。疎外とは、あくまで自分自身がつくりだすものによって自分自身が支配される状態のことなのであり、だからこそ疎外とは、つねに自己疎外なのである。

さてこの疎外という概念と深くかかわる物象化という概念は、フランスではサルトルの実存主義の中で大きな意味をもつことになるが、疎外という概念そのものを非常に重要視し、自らの思想の根幹にすえているのが、ほかでもない本書で取り上げている「制度を使った精神療法」の中心人物であるジャン・ウリである。ウリの疎外論に関しては、キーワード「疎外 (2)」を参考にしていただきたい。

(多賀　茂)

key word

疎　外 (1)

「疎外感を感じる」というとき、おそらく私たちは、「疎遠」という言葉の意味を重ねて、「相手や周りから疎まれ、距離を置かれているように感じる」というような意味を想定しているのではないだろうか。ただ哲学や思想で「疎外」という言葉を使うときには、じつはそれとはかなり違った意味がこの言葉に与えられていることに気をつけなければならない。

「疎外」とはまず第一に、ドイツ語の Entfremdung の訳語であるが、ヘーゲルとマルクスによって定義されたこの言葉のドイツ語における意味の歴史的時間の前と後ろを、フランス語の aliénation あるいはラテン語の alienatio のもつ意味がはさんでいる。

まずラテン語の alienatio は、法律用語として「自分の財産や権利を他人に譲渡すること」を意味すると同時に、15 世紀頃にはすでに alienatio mentis として「精神病」を意味していた。このふたつの意味の系列は、そのままフランス語に受け継がれ、18 世紀においても変化はない。たとえばルソーが『社会契約論』でこの言葉を使うときには前者の用法であるし、精神病者の治療やあつかいに革命的変化をもたらしたといわれるピネルがこの言葉を使うときは当然後者の意味であった。

そしてヘーゲルが来る。ピネルの礼賛者であったヘーゲルの頭の中には、おそらくはピネルにおけるフランス語の用法があっただろうといわれるが、彼はドイツ語 Entfremdung に断然特別な意味を与えた。すなわち「理念が自己の内にあるものを外化し、それを「よそよそしい (fremd)」もの、自己に対立するものとしてみなす」という過程であり、この「理念の自己疎外」という概念は、理念が自己を否定しついで止揚するというヘーゲルの歴史観の根幹をなしている。そして次にフォイエルバッハによってさらに大きな変更が加えられる。「人間の自己疎外」、すなわち宗教あるいは神と呼ばれているものが、人間が自分の中から作りだしたものであるにもかかわらず人間より高位のものとして君臨しているという人間学的な意味での疎外である。

しかしこの疎外という言葉に、真に「近代的な」意味を付与したのはマルクスである。マルクスにおける疎外論は、いまだに論争の種となっているようだ。ただそれは、疎外論がマルクスの思想にとって重要かどうか、より正確にいえば、初期のマルクスにおける鍵概念であった疎外という概念が、後期のマルクスにいても重要であったかどうかをめぐる論争であり、疎外とい

このクローバー化は、さまざまな施設に生じる最も深刻な病気でもある。すなわち個別の世界が、「小さな王国」のようになって、おのおのが最高であるかのように信じ込んでしまっている。病院でも学校でも行政でも、こうしたことは起こっている。

ある集団の中である人物がある位置に腰をすえて動かないとき、必ず疎外が生じている。たとえば階層的区別が強固であるとき、ミーティングや研修で自分の意見を表明できるようになることはきわめて難しい。そんな場合になすべきことは、止めおかれているものを「引き出す装置 (extracteur)」を作ることである。

フロイトにおける「多元決定 (surdétermination)」もまた、直接手を触れることのできないものによって決定されているという意味で、「ひと」の疎外を生み出す重要な要素のひとつである。

もっとも一般に広がっている疎外は、市場原理が生み出す疎外であり、いわゆる「被欲求性 (désirabilité)」、つまり知らぬ間にそれを望んでしまう傾向である。ある品物を購買しそれを使わなければ罪であるかのように感じてしまうのである。

人間はこの世に生まれ出たときから、おそらく死を迎えるそのときまで、つねに自分とは異なったものから規定され、その状態に適合することを求められつつ生きており、疎外とはこうした人間の本質的な存在のしかたのことである。しかしある種の集団は、いわばなくてもよいよけいな疎外を作り出し、その状態をさらに悪化させる。私たちの精神はそんな中で「ひと」の構造に異常をきたし、病を発することになる。そしてそのような集団のありかたを是正するための第一条件が、「制度分析」という実践であり、別のいい方をすれば疎外によって「止めおかれているものを引き出す装置」なのである。

ウリは疎外という状態には、社会的疎外と精神病理学的あるいは精神的疎外のふたつがあることを指摘し、さらにこのふたつが二重連結の関係にあると主張する。資本主義的社会（社会的疎外）が原因で統合失調症（精神的疎外）が生まれるという単純な関係ではない。社会のあらゆる瞬間に個人と他者との間に精神的疎外が生じ、それが社会関係のなかに疎外を生じさせる。と同時に社会関係のあらゆる段階で生じる疎外が個人と他者との関係を規定するのである。

（多賀　茂）

key word

疎　外（2）（ジャン・ウリの疎外論）

なぜ疎外という概念がジャン・ウリにおいて、そしてまた「制度を使った精神療法」にとって重要なのか。疎外という概念は、「「制度分析」は、実際には疎外についての具体的な分析である」(Jean Oury, *L'Aliénation Séminaire de Sainte Anne 10e année*, Paris, Galilée, 1992. 以下ウリからの引用は同書からのものである）とウリ自身が述べているように、なぜ「制度を使った精神療法」を始動させなければならないかを説明する概念であり、「制度を使った精神療法」が解決しなければならない問題そのものであるということができる。本書の冒頭でも、「制度を使った精神療法」が「もし病院が病んでいるなら、まず病院を治療しなければならない」という考え方にもとづいていることを指摘したが、疎外とはこの「病んでいる病院」が作り出してしまう状態のことでもある。

では疎外とはいったいどういう状態なのか。ウリが組み上げていく概念の複合体では何と何がどうつながっているのか。主に 1990 ～ 91 年に行われたサン＝タンヌ病院でのセミナーに依拠しつつ、以下その要素となる考え方をあげていくが、それらは論理的展開の順に並んでいるのでもなく、まして重要性の順に並んでいるのでもない。

「社会的疎外（aliénation sociale）」と同時に「精神的疎外（aliénation psychique）」があり、それらは言語におけるのと同じように「二重の連結（分節）関係（double articulation）」にある。またいっぽう両者を混同してはならない。両者の混同から反精神医学のあやまちが生じている。統合失調症は必ずしも社会からの直接の影響で生じるものではない。

最初でしかも最も深い疎外はすでに幼児期に生じている。この世に生まれ出た幼児は、他者の欲望の対象となることによってのみ生き延びていくことができる。いわば幼児は依存状態の中にあるのである。「欲望は（大文字の）他者の欲望である」というラカンの定式が表しているのもこのことである。

疎外は「ひと（personne）」にかかわる問題である。ウリは性格をもった人間としての「人格（personnalité）」、社会的に演じている役割としての「人物（personnage）」と存在のしかた全体にかかわる「ひと（personne）」の 3 つを区別して使っている。ラカンによれば、「ひと」は通常の場合は想像界・象徴界・現実界がボロメオの輪のように重なり合いながらつながっているが、それぞれがバラバラになったり（統合失調症）、独立した 3 つの人格がクローバーのように独立したままつながっている状態になったりもする。

そのような作業療法の多くはまったく単純な作業所に変わっている。これこそまさに物化の権化ともいうべきものではないだろうか。

　また現在、ジャーナリズムやメディアなどは、「今現在こそが大事だ」という現在主義といったような状態に入っている。しかし、そんなものであってはならない。フランス語には「前未来（futur antérieur）」という一つの時制があるが、まさに、先にある一つの目標に対してということではなくて、何かがここへやってくるだろうという、その状態を非常に重要視することこそ大事なのである。このことはハイデッガーやフォイエルバッハから影響を受けた木村敏が「間」という概念で述べていることである。何かの目標に向かってということではない。その場にあるもの。そして、その場からやがて生まれてくるべきもの、やがて生まれようとしてくるもの、それを大切にしてこそ、それがわたしたちの制度論というものかもしれない。

　それはもう一度最後にいうと、**あらゆる物化に抵抗するというものなのである。**

　最後にひとことだけ述べさせていただきたい。一七世紀の僧侶シレジウスの言葉をわたしは今思い出した。それは、「バラはなぜというものをもたない（La rose est sans pourquoi）」という言葉である。そしてまたラカンの言葉もわたしは最後に思い出した。それは、「大文字のAというものを身体の中以外のどこにも探してはならない」という言葉である。

（訳：多賀茂）

第2節

治療概念として
ウリはなぜガタリの「分裂分析」を拒否するのか

三脇康生

ラ・ボルド病院の複数の活動は、スタッフの職業的な地位のそのつどの分析を強い、それと距離をとりながら職務を遂行させる。その結果、スタッフは自分の役割を降りて患者と裸の付き合いをするのではなく、役割から距離をおきながら役割を遂行するスタッフと患者が出会い、逆にこのことで患者は「患者」の役割から距離を置くともいえる。スタッフも役割を降り患者も役割を降り、それでだらだらと偽の裸の付き合いをするのではなく（これがレベルの低い反精神医学である）、固定された役割を降りたスタッフとともに、固定された役割を降りた患者が、再度、スタッフと患者の関係性を新たに構築する（この構築のことをフランス語でいうとinstituerという動詞がふさわしい）。患者の当事者性を保護する場ではなく、スタッフを含め各人が自分の当事者性を分析する場。これがラ・ボルド病院なのである。そしてわれわれは、ウリのいったことを組織論や環境論としてではなく、治療論として受け取らなければならない。

1 転移という問題系——性的な転移を超える

ウリの重要な概念である「抽象機械（machine abstraite）」がラ・ボルド病院という施設において作動するためには、制度＝施設への転移ということが必要になるのだが、そのためには「命令（demande）」と「欲望（désir）」の区別が重要となる。(1) 言い換えれば、それはフロイトに反して、教会やさもなければ軍隊とは異なった集団を本当に作れるのかということにもなる。(2) 慈愛と命令でなりたつのではない欲望の成立する制度をどのように構築するのか。ウリはラ・ボルド病院を軍隊や教会以外の場＝「制度（institution）」にしようとしたのだ。患者には「欲望」が生じる、しかしそれが「享楽」になってはいけないのだ。ここでウリが欲望を性的ではないものとしても記述していることを明示したい。フロイトは欲望とは性的なものであるとしているが、もっとも「基本的な欲望（le désir le plus basal）」とは何なのか、とウリは問う。そしてそれは「人に知られる欲望（le désir d'être reconnu）」であり、「他者に認められる欲望（le désir de compter pour l'autre）」であるとウリは書く。(3) そこにただ人がいることに気づかれること、これこそがもっとも基本的な欲望ということになる。ウリにおける欲望は性的な範疇を超えている。とすると、欲望の発露である転移も性的な転移を超えることになる。これは世界への転移ともいえる。この世にいてもよいという気がするという意味での転移になる。来日中に病院内での患者同士や、スタッフと患者の性関係は禁じられているのかと聞かれたウリは、はっきり「禁じられている」といった（**↓第1章第2節参照**）。もしかりに逸脱があってもそれを治療のきっかけに変えるつもりであるといった。統合失調症という、人間の基底からの再建をせざるを得ない患者にとって、想像界的な性的関係を治療の現場に持ち込むべきではないとウリは考えているようである。

しかし性の問題をいきなり飛び出してしまうような理論をウリはもっているのではない。いわば、ウリは性の問題を掘り下げて別の「場」へ到達しようとしている。つまり統合失調症患者の治療の側面における性は、神経症者の性とは違ってまとまりがなく分散しているがゆえに、クラブ活動が多数備えられた「集合性（le collectif）」の中で扱うべきものとして、異なる扱いを受けていると考えている（**→キーワード「コレクティフ」参照**）。

ウリは一九九七年四月一九日ラ・ボルド病院内でのセミナーにおいて、統合失調症の患者の転移を「分離された転移（transfert dissocié）[4]」と呼んでいる。それが「場＝institution」の根底に存在しているものであるといっている。そして、そこには重層的に決定されるべき何者かがあり、対象があるとしても部分対象であるとしている。つまり、あくまでウリはラカンが神経症と統合失調症についていっている転移概念にのっとり、さらにラカンの理論の複雑性を生かしたまま患者の生きる「場」を構築しようとしているのだ。そのときにウリが使う転移概念はラカンの場合とは大きく異なってくる

2　想像界を利用する

上記のようにラ・ボルド病院にも規則は存在するが、ラ・ボルド病院のような柔らかい「場＝institution」で超自我を再構成するとなると、想像界で生じる出来事が幅を利かせはじめる。しかしそこで生じることを「享楽（jouissance）」のレベルにとどめないようにしなければならない。そうしないための仕組みがラ・ボルド病院に存在するクラブやアトリエの機能であった。循環しながら遭遇するのでなければ、むしろ遭遇しつつ循環することがなければ、「場＝institution」に発生するものは単なる享楽になってしまう。ラカンに従ってウリは、「欲望（désir）」の特徴は空虚さをもっていることであると強調する。[5]このような空虚さに耐えられる場を作るための方針をウリはやや冗談めかして次のように記した。「場＝関数（集合）×関数（クラブ）（Lieu＝F（Collection）×F（club））[6]」。象徴界が機能不全を起こしている統合失調症の「患者には幸いにも想像界がある[7]」のだから、ウリにいわせればそれを用いない手はないのである。

しかし、想像界にはリスクがつきものである。他者を自分の想像界に取り込んでしまうリスクがつきまとう、それがラカンの教えだったはずである。ウリがこのような「場＝（institution）」を作ったからといって「患者に神と思われてもすぐ悪魔と思われるようになる。重要なのはそのような関係性ではない[8]」。とにかく「欲望には欠如があるのであって、ラカンが対象aというのならば病院においては対象bと呼んでもよい[9]」とウリは注意を喚起する。そして、この欠如を生かしながら欲望を成立させる制度を構築することがまさに問われる。後に述べる「抽象機械」とはこれである。ここに精神分析とは違うラ・ボルド病院の治療の倫理性が存在する。

わたしはパリで働く心理士がラ・ボルド病院は反精神医学の拠点であると勘違いしているのを目撃したことがあるが、じつは反精神医学を厳しく批判するウリは次のようにいう。患者には「社会的疎外（aliénation sociale）」と同時に「精神的疎外（aliénation psychichique）」が生じており、それらは言語学にいわせれば言語におけるのと同じように「二重の連結（分節）関係（double articulation）」にある。またその一方で両者を混同してはならない。両者の混同から反精神医学のあやまちが生じているのだ、と[10]。統合失調症は必ずしも社会からの直接の影響で生じるものではない。対象bがあるとき、社会的疎外があっても患者はそれに耐えることができるということになるだろう。ラ・ボルド病院は、あるいはそこにいる患者は社会的疎外を受ける。しかしそれは覚悟の上である。むしろそれが前提でやってきているのだ。社会なんてそんなものだろう、それで大いに結構だとウリはいうかもしれない。ウリにいわせれば、ラ・ボルド病院で行われることは愛の命令ではなく欲望の肯定でなければならないのだ。そのためには、循環しながら人と出会うことが秘訣である。だからこそスタッフの階級化が行われてはいけないのである。ウリはラ・ボルド病院で自分のもっているカリスマ性にどう対処するのか、という質問に答えているが、そのためには「抽象機械（machine abstraite）」が「場＝institution」において機能する必要があるのだと答えている[11]。自分の欠除も含めて機能する機械となってはじめて想像界を利用できる場になるのである。

3 「制度分析」と精神分析の違い

ウリのいう「制度分析」とは、一見、問題が生じた後の対処、あるいは反省会とだけ受け取られやすいが、精神分析のもっている特徴である「事後性」とは決定的に異なった特徴をもっている。いわば、アトリエの構築のされ方自体に、すでに「制度分析」が含まれているのだ。事後的な分析しか行えない（だからこそ、その倫理性もあるわけだが）精神分析とは違う要素が「制度分析」にはある。

当然、このクラブ活動、アトリエ活動の中で大きなトラブルが生じたときはスタッフが介入し話し合うことになる。だから事後的に制度について話し合い反省するような（集団療法に用いられそうな）応用精神分析的な側面も「制度分析」には存在していると考えられる。分析家と被分析者の間で行われる純粋精神分析を施設で応用して用いる応用精神分析に「制度分析」がほぼ重なったもののようにも思われやすいのはこれゆえだろう（**↓第1章第1節、第5章第2節参照**）。

しかし、ウリの立場に立つならば、ラカンの打ち立てた純粋精神分析を、それぞれの精神分析の学派が継承し、それを施設の中で応用するのでは、ラカンの精神分析のいちばんビビッドな部分を取り逃してしまうことになる。応用するだけでは、その場合、institution は「施設」という意味になってしまい、フランス語の établissement に相当してしまう。そうではなく institution（日本語では「施設」と訳されがちであるが、そのようなハード面ではなく）とは、「制度分析」が成り立たせる（ハード面だけでなく雰囲気などのソフト面も含んだ）「場」であり、ウリはラカンの精神分析を「場＝institution」で用いられるようにして「制度を使った精神療法」を創設したのではないだろうか。

精神分析と「制度分析」の比較をするにあたって、フロイト、ラカン、ウリの三者の「分析の終わり」に対する態度の違いを確認しておきたい。

フロイトは「終わりある分析と終わりなき分析」[12]という論文を書いているように、分析に終わりがくるのかどうかははっきりさせられなかった。

しかしそれがゆえに、かえってフロイトの正直さを、ウリやガタリは真っ正面から引き受けていったともいえるのではないだろうか。

ウリはトスケイェスの言葉を用いて次のようにいっている。「まずもって「制度分析」なしに精神療法はできない[13]」。「「制度分析」とは（治療現場で起きている）疎外の具体的な分析のことである[14]」。ということは、つまり**「制度分析」は永遠に継続されねばならないのである。**

いっぽう、ラカンは分析に終わりがくるといっている。つまり、分析される主体から分析家への移行のためのシステムとして、ラカンはパスというシステムを作り上げて行った。後には、ラカン自身が失敗に終わったと一九七八年に宣言するこのパスというシステム。ウリはそれについて、あれはいい方法だが、パスを認定する側の人間に問題があったのだといって、にやりとインタビューするわたしに笑ったことがある。それはラカンのカリスマ性の中でパスというシステムが機能不全を起こしていたのだといいたかったとも考えられる。しかもラカンの死後も、パスというシステムはいわゆる仲間割れをラカン派に起こさせ続けているという。このような困難にもかかわらず、なるほど分析の終わりが存在するためには、それが証明されなければならないだろう。精神分析が終わる際の分析こそが真の精神分析であるというのもじゅうぶんに了解できる。そして精神分析がどのように終わるのか、それを保証するのは学派以外にはありえないということもよく理解できる。それがために必要な精神分析の学派を、長期にわたり維持するのがどれほど大変なことだろうか。それもよく理解できる。

編者注　このあたりの議論は、第6章第2節で展開されている議論と相反しているように思われるだろう。そちらの執筆者はまさに現在におけるラカン派の活動のまっただ中に身を置きつつ理論的考察を続けている。両者を比較しながらぜひ考えたいことは、一見したところ存在している対立を超えて何が共通しているのか、またどこに分岐点があるのか冷静に考えるということである。

だからこそ精神分析の応用が可能であることを示すことがいかに重要になるかわかるだろう。密教的な学派の内部で有効であるだけではなく、社会に「貢献」する精神分析とは応用可能でなければならないからである。終わりのきた精神分析を「施設（フランス語で書けば établissement）」に持ち込む。なるほどそれば期待されるべきことである。そこでは、おおむね次のようなことに配慮がなされるだろう。「純粋精神分析の二者関係の中で生じる転移と応用された現場で生じる転移を区別して、現場で生じている転移に介入するポイントを明らかにしておく[15]」。とすれば、治療の環境として患者にとっては良いに決まっている。しかしウリのいっている「制度分析」は、それが「institution（制度）」の生成に含み込まれているのだ。もしもフランス語で書くならばできあがった institution（制度）ではなく、プロセスとしての「institutionalisation（制度化）」に「制度分析」が含み込まれているのだということを忘れてはならないだろう。そして、人間の基盤を終わりなくつねに創造し直す「場＝institution（制度）」、それをウリは統合失調症の患者のためだけではなく、そこに関わる「正常」なスタッフにも institutionalisation（制度化）へ参加することの喜びを知らしめようとするのだ。

4　ウリとガタリの違い（機械について）

いっぽう、それではもったいないとばかり、ガタリは「制度分析」を世界へ持ち出そうとし、そして個人へ持ち込もうとしていた。シニフィアンが構築する空虚な主体ではなく、場としての主観とでもいえる主観性という概念をガタリは構築する。個人は場となる。もはや個人を主とする場が問題ではなく、われわれ一人一人がすでに場であり、言葉や情報が流れ込む場であり、その場で、人と人が俎上に乗るときには、もう一度、その場で超自我を再構築していくことも求められるといってよいだろう。しかしそのためにはもちろん個人に閉じていてはならず、場にいることと、個人も「場＝制度」であることが前提である。

近年、ウリはガタリとの違いを以下のように記している。「ガタリは集団の欲望にこだわった。「集団―主体」と「拘束された集団」の差異にこだわった。これこそわたしが心配したものなのだ。わたしは彼に集団のファンタスムは存在しないといった。一つのファンタスムは非還元的に一人一人の人に特異的なものであるから。ガタリはこの議論から引き下がるときに「象徴界におけるファンタスムについて話そう」といった。しかし、それではなににもならないのだ。それは集団的エロスになってしまうから」[16]。

ウリのいう集団的エロスになってしまわないようにするには、どうすればよいのだろうか。ウリは、ファンタスムは想像界の産物であってよいのだとしていた。だからこそ、他者とすれ違いつつ出会うことが必要であるのだ。いっぽう、ガタリはどうだろうか。ガタリは、簡単に集団と個人をごく単純にまぜてしまったりしていない。むしろドゥルーズ＝ガタリはここから集団と個人を混同するのではなく、そのような区別とは異次元で機能する「機械（machine）」概念へと赴くだろう。

ウリも、ガタリと同様に「抽象機械（machine abstraite）」という概念を用いている。それは「場＝制度（institution）」の中の「集合性（Le Collectif）」が機能することであり、ウリはそれを意識してはガタリのトランスヴェルサリテ（斜め性）と自分のいう「抽象機械」は違うものであると強調していた。[17]つまりそれによってウリが意味していたのは、究極的には、一人の患者がラ・ボルド病院を中心として、人間として循環しながら他者と遭遇し、他者と遭遇しながら循環することを実現させるような「場＝制度（institution）」の集合性であった。一時的に出会いが欠除してもそれがキョリとして用いられる場がラ・ボルド病院である。

それに対してガタリは、この転移を「病院という制度の中での転移、あるいは病院の内部にある制度に対する転移

（transfert institutionnel）」とウリが呼んでいたと明言し、これに対立するためにトランスヴェルサリテ（斜め性）という概念を使うのだといっている[18]（**→キーワード「トランスヴェルサリテ」参照**）。

ドゥルーズ＝ガタリはここから集団と個人を混同するのではなく、そのような区別とは**異次元で機能する**「機械（machine）」概念へと赴くだろう。ガタリは精神へも機械概念を導入することで、超自我のようなものを頼りにしないで、すべては（ドゥルーズとの共著『アンチ・オイディプス』で記述されたように）機械の作動のプロセスと結果へと書き換えられていく。それはマルクスでいうならば労働過程論の過程の意味の強調である。リザルトとして場や作品ができあがるのは確かだが、それはプロジェクト中心主義的に結果的にできあがっていくことになるとガタリは言うだろう。ラ・ボルド病院ですらそのような結果の一つにしか過ぎないとなるだろう。

精神療法が「制度分析」に重なってしまえば、医者のウリは医者である立場を手放すことになる。ガタリはとにかく無資格で働いていたのであって、精神療法を行う資格としての医者という肩書きもなければ、ラカン派というような精神分析の学派のお墨つきももっておらず、ただラ・ボルド病院のシステムに一九五五年から身体ごと飲み込まれて思考していたのだ。**ガタリは、場だけへでなく精神へも機械概念を導入することで、すべての場＝人が（つまりラ・ボルド病院の外でもどこでも）あまりに人間的な出会いが不在でも、いっこうに欠如が生じないでむしろチャンスを得ることを目指した。**超自我はアドホックに作り直される。さらに超自我のようなものを頼りにしないで、すべては機械の作動のプロセスと結果へと書き換えられていく。ただしガタリは統合失調症の治療こそが社会改革であると主張しているわけではなく、そもそも治療がすでに「制度分析」のプロセス中に組み込まれていることを強調しているのだ。その意味ではガタリは反精神医学に親近感はあるだろうか、ミッシェル・フーコーと同じくレベルの高い反精神医学的振る舞いを行っている。いわばラ・ボルド病院の抽象機械をどんどん外に持ち出し、それが会社だろうが家庭だろうが個人だろうが、その場においてトランスヴェルサリテ（斜め性）が発生する可能性にかけようとしているのだ。マルクスの労働過程論とフロイトの終わりなき分析がガタリの場合は「人間」の枠を超えた所で遭遇し、ラ・ボルド病院の外に「制度分析」を持ち出すことになるのだろう。

ただしドゥルーズ＝ガタリが機械性を強調しているからといって、事後性をまったく無視していたわけではないだろう。たとえば、集団を構成するメンバー同士で、はじめは濃い二者関係があったとしても、それが他のメンバーへ開かれて行く。ここに抽象機械性も発生してくる可能性があるのだが、他のメンバーへの関係への開かれが閉じていったとき、逆に思ってもみなかったような想像界での二者関係にやすやすとおちいる危険性がある。そうならないようにいつも機械が動いていなければならないわけだが、動きようもなくなったときに出てくる奇妙に人間臭い転移へおちいっていると事後的に判断し分析することも重要な力である。その証拠に、ガタリはラ・ボルド病院に積極的にかかわっていた一九五五年から六〇年代にかけて、多くのミーティングに参加していたのだった。この意味で、メタレベルや主体はまったく流動され切ってしまっているということはできないだろう。ウリの方がガタリよりもそれらに依拠する割合が大きいというところが実情ではないかと考えられる。

ここに「制度分析」同士の遭遇の場もアドホックに構築されていくわけである。この場合の「制度分析」のことをガタリは「分裂分析（schizo-analyse）」と哲学者ドゥルーズとともに呼ぶことにしたのだ。

5 ウリが認めなかった「分裂分析」

ところでガタリは『機械状無意識（*L'Inconscient machinique, essais de schizo-analyse*）』（一九七九年）の中で Schizo-analyse（「分裂分析」という訳語がこの翻訳では用いられている）には二種類があると書いている。La schizo-analyse générative と La schizo-analyse transformationnelle である。génératif とは辞書によれば数学的には「点・線・面が動いて線・面・立体を生成する」こととある。動いていなかったものを動くようにさせる分析といってよいだろう。ガタリは次のように書く。「ある分裂者分析のアレンジメントが前から存在するアレンジメントを対象とするのか、新たなものを生み出そうとするのか」。翻訳は生成「分裂分析」と変形「分裂分析」となっているが、これではあまり意味がはっきりしない。普通は前者が後者の前段階にあるのだろう。しかしもちろん後者からつくられたアレンジメントが硬くなって動きにくくなって前者が適用されることもあるだろう。ここから類推するにトランスヴェルサリテ（斜め性）（→キーワード「トランスヴェルサリテ」参照）にも二種類の意味があると考えられる。①病院という制度の中での転移、あるいは病院の内部にある「制度に対する転移（transfert institutionnel）」の準備に必要な「斜め性」。垂直、水平という既存の流れを分流させること。②「トランスヴェルサリテ」があって始めて、横断されるべき二つの領土が措定されること。病院という制度の中での転移、あるいは病院の内部にある「制度に対する転移（transfert institutionnel）」の結果生じるもの。ガタリは著作の中で次第に後者に関して記述をしている場合が多くなっていった。たとえば遺著となった『カオスモーズ』では「スキゾな同質発生は「カオスモーズの横断性の力（la puissance de transversalité）」、諸層を横断し、もろもろの壁を乗り越える能力を激しいまでに発揮します[19]」と書いているが、スキゾな同質発生を生むための「制度分析」についてはさほど詳しく述べていない。この意味でオートポイエーシスとガタリの接近を指摘する者もいるが、この本ではむしろ斜め性に強調点をおく。

ウリは激しく「分裂分析」といういい方を嫌悪する。なぜだろうか。患者には「社会的疎外（aliénation sociale）」と同時に「精神的疎外（aliénation psychichique）」が生じており、それらは言語学にいわせれば言語におけるのと同じように「二重の連結（分節）関係（double articulation）」にある[20]。しかし両者を混同してはならない。社会的に疎外された患者が、さらに精神的に疎外されてはならない。精神的に疎外された患者が、さらに社会的に疎外されてはいけない。そのためにラ・ボルド病院の中で「制度分析」を行わないといけない。「制度分析」が行われる中で患者にスタッフがかかわることで、「制度を使った精神療法（psychothérapie institutionelle）」が行われる。これは「精神療法（psychothérapie）」と「「制度分析」（analyse d'institution）」のアンチノミー化といってもよい。ラ・ボルド病院という囲いは維持し、そのことで資本主義的な流れから患者の避難所をつくり（つまり社会的疎外は利用し）、ゆっくり患者が外へ出ていけるように配慮するようにした。統合失調症における精神病理学的な疎外とは、自らの欲望を受け取ることができないことと定義しその欲望を受け取る場を作り上げたのがウリなのである。

一方、ドゥルーズ＝ガタリでは、この二つの疎外は「包含的離接（disjonction incluse）」の関係にあるという。ウリの場合よりも、この二つは緊密に入り込んだ関係になっている。「種々の流れの脱土地化一般は、それが種々の再土地化を包含している限りにおいて、現実には精神的疎外と一体をなしているのである」。「資本主義の一切の再土地化の中には、現に働いている社会的疎外の形態をすべてみいだすことができるであろう」。「ところが、この社会的疎外が、こんどは精神的疎外を包含しているのである」[21]。ラ・ボルド病院から「制度分析」を持ち出し、「制度的疎外＝社会的疎外」と精神的疎外は全く切り離せない包含的離接の関係にあるから、その二つの間をつなぎ切らず往復し分析することを「分裂分析」としたと考えられる。そしてその分析の結果、「外見的に反撥しあっている対立を（……）種々の機械が実際に作動する条件にかえること」[22]がドゥルーズ＝ガタリの目的となる。

まさに機械が実際に作動できるような環境にかえるのかという大きな問題が存在する。条件整備には条件を把握する視点も必要である。実践と分析の往復の中でそのようなメタレベルの視点が結晶化していくと考えられる。このような往復のプロセスが結果的に「場＝institution」を生み出すのであると考えているのがガタリなのだとすれば、ウリが維持した「場＝ラ・ボルド病院」の特異性や存在感は消失する。むしろガタリにとってはプロジェクト中心主義的に場が形成されることになるだろう。ウリはこのことに実は気づいていたのではないだろうか。「どこにでも通用するようなことをガタリはいってしまうことになり、単なるトリックスターに化す危険性があったのだ」とウリはガタリの変質についてわたしに語ってくれたことがあった。それが杞憂であったのか適中したのか。実はそれはわれわれに問われていることなのである。けっして他人事ではないのだ。複数の「制度分析」同士の遭遇が社会に生じないなら、それは的中していたことになるからである（カリスマなき制度使用に関しては↓**中間部第2節参照**）。

注

（1）Félix Guattari, *Psychanalyse et transversalité*, Paris, François Maspéro, 1974, p. 74.
（2）フロイト「集団心理学と自我分析」『フロイト全集』第一七巻、岩波書店、二〇〇六年、七四〜一二七ページ。
（3）Jean Oury *L'Aliénation*, Paris, Galilée, 1992, p. 146.
（4）Jean Oury, *Les seminaries de la Borde*, Paris, Champ Social, 1998, p. 222.
（5）Jean Oury, *L'Aliénation*, p. 188.
（6）Jean Oury, *Le Collectif*, Paris, Edition du Scarabbé, 1986, p. 56.
（7）Jean Oury, *L'Aliénation*, p. 188.
（8）*Ibid.*, pp. 90–91.
（9）*Ibid.*, p. 204.
（10）*Ibid.*, p. 155.
（11）*Ibid.*, pp. 90–91.
（12）フロイト「終わりある分析と終わりなき分析」『フロイト著作集』第六巻、人文書院、一九七〇年。
（13）*Ibid.*, p. 29.
（14）*Ibid.*, p. 29.
（15）Jean-Pierre Deffieux, « Le Sujet Paranoïaque et Le transfert en Institution », in *Pertinences de la Psychanalyse Appliquée*, Paris, Seuil, 2003, p. 132.
（16）Jean Oury et Marie Depusé, *A Quelle Heure Passe le Train...*, Paris, Calmann-Lévy, 2003, p. 230.
（17）Jean Oury, *Le Collectif*, p. 24.

（18）Félix Guattari, *Psychanalyse et transversalité*, p. 74.
（19）Félix Guattari, *Chasmose*, Paris, Galilée, p. 117.
（20）Jean Oury, *L'Aliénation*, p. 155.
（21）ドゥルーズ＝ガタリ『アンチ・オイディプス』市倉宏祐訳、一九八六年、河出書房新社、三八一ページ。
（22）同書、四〇三ページ。

第3節

現代思想として
制度とゲシュタルト――トスケイェス・ウリ・ガタリ

合田正人

1　眼差しの無底

睨みつけるような眼差し――そこに脆弱さと幼さを看取する者もいるかもしれないが、血をみることも、人ごみに紛れることも、死体に触れることもできず、最晩年に至っても鬱病を克服できていないとみずから打ち明けたこの男からは、どこか限りない孤独のようなものが滲み出している。そんな愚にもつかない理由、というか感触から、数年前、筆者はフェリックス・ガタリという思想家と向き合ってみようと思い立った。ドゥルーズ＝ガタリといいながらも、ごく少数の例外を除くと、ほとんどの者たちは、ガタリを単なる随伴物とみなして、逆にガタリがドゥルーズに何をもたらしたのかを調査しようとは決してしないようにみえる。どうやら事情は哲学界でも精神医学界でも同様のようだ。もちろん、二人の境界線を一義的に定めることなどできはしないし、両者の「識別不能なゾーン」こそ共同筆記という危うい実験・経験の場をなしているのだろうが、この「危機的な分界地帯（kritische Zone）」は、ガタリという思想家がどのような磁場のなかで思想を形成していったのか、そして、彼のどのような思索がドゥルーズを触発したのかという、ガタリの、そしてまた、ドゥルーズ＝ガタリの「沿岸（littoral）」にかかわる問いを不要なものにするわけでは決してない（この点についてピエール・パシェはドゥルーズとガタリを分離する必要を説いている）[1]。

以下の考察は、形態化と破壊、アポロン的なものとディオニュソス的なものとの対立／共存というニーチェ的な視点を設定しつつ、また一方では「ゲシュタルト心理学」の展開をあとづけながら、「制度を使った精神療法」とも呼ばれる理論と実践の複雑かつ力動的な総体のなかから、フランシスコ（フランス語ではフランソワ）・トスケイェス、ジャン・ウリ、フェリックス・ガタリを結ぶヴェクトル、というかテンソルのごときものを析出しようとする試みの一端にほかならない。思い起こせば、処女作『精神分析と横断性』（一九七二年）でのガタリは、六八年五月革命の衝撃のなかでこそ「制度を使った精神療法」はその本領を発揮すべきであったのにとそうはならなかったと苦言を呈する一方で、同書の冒頭に、病院環境と疎外をめぐるジャン・ウリとの対談を収めるとともに、フランスでも最も辺鄙な場所、ロゼール県に位置するサン・タルバン病院でのトスケイェスたちの活動を、フランスでも最も先端的な心理療法の試みとして称賛していたのだし、それから二〇年後にいわば遺書として出版された『カオスモーズ』をひもといても、そこには、「normopathe（正常異常者）」というウリの造語や、世界の終末的感覚を論じたトスケイェスの博士論文への、決して否定的ならざる言及がみられる。歯に衣着せぬ批判を全方位的に発し続けたガタリは、ときにはウリとも激しく対立して「制度を使った精神療法」の惰性化に抵抗し続けながらも、トスケイェスからウリを経て自分へと継承された心理療法の構えのようなものを尊重することをやめなかった。しかも、こうした批判的継承の身振りは、単に抽象的な気持ちにのみかかわるものではなく、「個体化（individuation）」ならざる「主体化（subjectivation）」の新たな過程を探るに際して、ガタリが（ドゥルーズとともに）提起した「配置（agencement）」、「集合的なもの（le collectif）」、「顔性（visagéité）」、「風景（paysage）」、「リトルネロ（ritournelle）」、「抽象機械（machine abstraite）」などの鍵概念にも、さらには、「4＋N」「転移の分散」といった発想にも映し出されていたと考えられる。

まず、小論の登場人物たちの履歴を略年譜のかたちでまとめておこう（**表1**）。

2　動くゲシュタルト

近代現象学運動の祖E・フッサールは、「本質視」もしくは「本質直観」という逆説的行為の可能性を肯定するために、「みる（i-）」という意味の語根を含んだ「エイドス（eidos）」なるギリシャ語を復権した。「エイドス」とは個的差異を超えて種的・スペチエス的本質を示す「かたち」であって、その点でカントのいう「図式（シェーマ）」ないし「パタン」とも密接にかかわっているのだが、こう考えてくるなら、フェン・エーレンフェルスによる旋律聴取の研究それ自体はフッサールによる現象学の創設に先立っているとはいえ、「**ゲシュタルト**心理学」が「現象学の雰囲気のなかで生まれた」（ジャン・ピアジェ『構造主義』）のは当然の事態であったかもしれない。周知のように、マックス・ヴェル

Profile

合田正人
（ごうだ・まさと）

1957年香川県生まれ。一橋大学社会学部卒業。東京都立大学大学院博士課程中退。明治大学文学部教授。

著書：『レヴィナスを読む』（NHKブックス、1999年）、『ジャンケレヴィッチ』（みすず書房、2003年）、『世紀を超える実存の思想』（明治大学リバティ・アカデミーブックレット、2007年）他。

数年前からガタリに引き寄せられて、ガタリと彼をつちかった現代精神医学の潮流について調査している。この調査は、執筆者をマルディネやパシェなど未知の思想家に出会わせるとともに、これまでかかわってきた哲学者たち（たとえばレヴィナス）を新たに見直すきっかけともなった。アルトー、ミショーへの思いも深まっている。若きリオタールが「フランソワ・ラボルド」と名乗っていたのは偶然だろうか。

ウリ、ガタリ略年譜

年	事　項
1945	トスケイェス、レオポルド・ゾンディと会う。兄のフェルナンを介して、ジャン・ウリとガタリ知り合う。
1947	ウリ、ラカンの講演を聴き、精神医学を志す。9月からサン・タルバンのインターンになり、トスケイェスの教えを受ける。トスケイェスは、いっぽうでは演劇療法、種々のクラブ活動などを企てるとともに、食糧供給、印刷活動、看護士育成などで村民と協力する。
1948	トスケイェス、博士論文『狂気における世界の終末の経験』を提出。博士号取得後、フランス国籍を取得。
1949	ジャン・ウリ、ロワール＝エ＝シェール県のソムリー城病院の医師となる。
1950	ウリ、博士論文『美的努力』を提出。
1952	フランツ・ファノン、サン・タルバンに到着。この頃、トスケイェスらの試みに、ジョルジュ・ドメゾンによって「制度を使った精神療法」と命名される。
1953	後任医師への不信から、ウリ、33人の患者を連れて病院を飛び出し、2週間におよぶ放浪の末、ブロワ近郊の城館に居を定める。ラ・ボルド精神病院の誕生である。
1955	この頃からガタリ協力。ドゥルーズ『本能と制度』。
1962	トスケイェス「鳥の巣農園」を開園。
1971	ウリ、ラ・ボルド病院でセミナーを開始。サン・タルバンでも定期的にセミナー。
1972	ガタリ『精神分析と横断性』、ドゥルーズ＝ガタリ『アンチ・オイディプス』。
1973	マルディネ『眼差し・言葉・空間』。
1976	ウリ『精神医学と制度を使った精神療法』。
1978	ガタリ『分子革命』。
1979	ガタリ『機械状無意識』。
1980	ドゥルーズ＝ガタリ『千のプラトー』。
1981	ラカンの死後、ウリはサン・タンヌ病院でセミナーを開始する。80年代後半にはパリ第7大学でも講義。
1984	トスケイェス、レウスから「名誉市民賞」。
1988	ガタリ『3つのエコロジー』。
1991	ドゥルーズ＝ガタリ『哲学とは何か』。
1992	8月28日から29日にかけての深夜、ラ・ボルド病院で死去。ガタリ『カオスモーズ』。
1994	9月24日、トスケイェス死去。
1997	マルディネ『人間と狂気を思考する』。

表1　トスケイエス、

年	事　項
1886	「アート・セラピー」の父ハンス・プリンツホルン生まれる。『ゲシュタルトクライス』の著者ヴィクトール・フォン・ヴァイツゼッガー生まれる。
1890	グループ・ダイナミックスの理論家で、「トポロジー心理学者」とも呼ばれるクルト・レヴィン生まれる。
1901	アンフォルメルの画家ジャン・デュビュフェ生まれる。アール・ブリュットの運動にかかわる。1948年頃からウリと交際。
1912	アンリ・マルディネ、ムルソーに生まれる（ベルギーで長く教鞭を執った後、リオン大学に勤務。ドゥルーズの同僚）。カタルーニャ地方はタラゴーナ県のレウスにフランシスコ・トスケイェス生まれる。レウスは建築家ガウディの生まれた町でもある。
1922	プリンツホルン『精神病者の造形術』。
1924	ジャン・ウリ、パリ近郊の町に生まれる。兄でガタリの中学時代の先生でもあるフェルナンは1920年生まれ（1998年逝去）。
1927	この頃からトスケイエス、レウスにあった精神病院ペール・マータ研究所とかかわり始める。同研究所の精神科医で後にバルセローナ大学教授になるエミール・ミラ・イ・ロペスを知る。彼の助言に従って、トスケイエス、労働者の作業訓練所に通う。マルクス主義とのかかわりも始まる。
1930	3月30日フェリックス・ガタリ生まれる。
1934	トスケイエス、ペール・マータ研究所で精神科医として勤務。アンリ・エーと出会う。また、バルセローナで亡命ユダヤ人のポール・ルイ・ランズベルク（1900～1944年）の現象学講義、とくにマックス・シェーラーをめぐる講義を聴講。同じく亡命ユダヤ人のヴェルナー・ヴォルフからゲシュタルト心理学について学ぶ。カタルーニャ自治政府に支援されて、後の「セクター制度」の原型となる試み。
1936	スペイン内乱勃発と同時に、トスケイエスは反フランコ派の労働者民兵のための精神医学業務部で活動。「マルクス主義統一労働党」にも帰属。
1939	フランコが勝利するとトスケイェスは死刑を宣告され、ギューテルスロー病院での経験を綴ったヘルマン・ジモン（1867～1947年）の書物などの入った折り鞄だけをたずさえて徒歩でピレネーを越える。セットフォン収容所に収容された後、複数の精神病院から勤務を依頼されるが、サン・タルバン病院（1821年創設）を選び、1940年1月15日に同病院に到着。当時の院長はカトリック精神科医のポール・バルヴェ。ラカンの博士論文を同病院の医師たちに紹介したのはトスケイエスであったといわれている。ヴァイツゼッガー『ゲシュタルトクライス』。
1942	シュルレアリストにしてレジスタンスの闘士でもあったリュシアン・ボナフェ（1912～2003年）、サン・タルバン病院長となる。ポール・エリュアール、ジュルジュ・カンギレム、トリスタン・ツァラたちがサン・タルバンを訪れる。

トハイマー、ヴォルフガング・ケーラー、クルト・コフカ、クルト・レヴィンといったゲシュタルト心理学者たちはナチスが政権を掌握するとそのユダヤ人狩りを逃れるためにアメリカ合衆国に亡命し、新大陸でゲシュタルト理論の深化とその応用に向けて研究を継続した。その結果、レヴィンのいわゆる「グループ・ダイナミックス」「ホドロジック空間論」が生まれ、また、たとえばコフカとJ・J・ギブソンとの交渉のなかから「アフォーダンス」の理論が練成された。

ユダヤ人たちは新世界に渡っただけではなかった。歴史の悲しい皮肉というべきだろうか、スペインからユダヤ人たちが追放されてから四四〇年、ドイツのユダヤ人たちのなかには、フランスへ、フランスを越えてさらにスペインへと難を逃れる者たちもいた。そして彼らは、つねにそうであったように、ドイツで生まれた斬新な知識と文化を亡命先の人々に伝えた。略年譜（**表1**）に記したように、これら亡命ユダヤ人から、精神科医として活動を始めたばかりのトスケイェスは現象学やゲシュタルト心理学についての知識を授けられたのだった。

トスケイェスは、複数の船員を乗せた「治療チーム」という船の困難きわまりない航海、その「漂流」に精神医療の展開をたとえ、この航海のめざすところを、捕らえることがほとんど不可能ともいえる「主体（sujet）」ないし「主体化」の捕獲とみなしているが、[2]まずここに、ガタリがラ・ボルド病院で実践しようとした「**集団的主体化**（subjectivation collective）」なる生産・創造過程とのつながりをみてとることができるだろう。この「主体化」が「集団的」と呼ばれるのは、それがきわめて多様な存在者との連関のなかで練成される複合的で複雑な過程であるからだが、この場合、「集団的主体化」は一方では実体化された「集団性」から、他方では「単一性」を前提とした「個体（individu）」ないし「個体化」から区別され、それに「**特異化**（singularisation）」との呼称が与えられる。

「わたし（ガタリ）は個体化よりも特異化について語ろうと思う。つまり、個体化というのは、わたしからすると、つねに主体性の複雑さを縮減するところの何かである。（……）ダニエル・スタンは、主体性というものがどれほど互いに異質な諸次元から成り立っているかということを明らかにしている。個体ないし個人を、単に全面的にみずからに責任を負うものとして、つまりその単一性においてとらえることは、つねに複雑なものを単純なものに縮減してしまうことだ。それに対して、特異化というものは（……）、主体の多様な可動性を通じて動くものだとわたしには思われる。[3]」

ガタリと同様、いやガタリに先立って、トスケイエスもまた、「自我」とは「不安定で変化しつつある総体で、多数であることを本性とした総体」であるとして、そのような「自我」ないし「人格」を「個体・個人」と峻別し、いわばトランス個体的な「**主体の場所**（lieu du sujet）」を探求する必要を説いている。ここに「場所」と呼ばれているもの、それをトスケイエスは、大戦直後『医学・心理学雑誌』に発表した一連の論考以来、ゲシュタルト心理学にいう「地」のごときものととらえ、この「地」と「個体・個人」という「図」との弁証法的相互作用――「地」と「図」のどちらが重視されるかに関してそこでは不断の交替がある――をつねに勘案する必要を力説している。

トスケイエスによると、「制度（institution）」と「制度」のなかでの治療行為は弁証法的に結ばれている。つまり、「制度」と「治療行為」も「地」と「図」に相当するものとしてとらえられているのだから、ここに「制度を使った精神療法」の根幹にかかわる発想があることは間違いない。もっとも、先の引用文からもわかるように、トスケイエスがいささか大雑把に、「構造」と「ゲシュタルト」を並置しているのに対して、ガタリなどは、「**構造**」と「**機械**」、「**システム**」、「**アジャンスマン**」のあいだに、微妙ではあるが決定的な区別を設けることになるのだが。

トスケイエスたちの営みに「制度を使った精神療法」という名称が与えられた一九五〇年代前半、モーリス・メルロ＝ポンティはコレージュ・ド・フランスの講義で「制度化」の問題を取り上げ、「構成するもの」と「構成されるもの」との一方向的な関係とは異質な、両義的で、それゆえ相互的・共生的な連関として「制度化」をとらえようとしていたが、ゲシュタルト心理学にいう「地」と「図」の相互作用として「制度」の問題をとらえるトスケイエスたちの指向も、メルロ＝ポンティのねらいと決して無縁ではなかった。[4] また、この時期ジル・ドゥルーズも「本能」と「制度」という問題を設定して、第一の自然ないし「本能」とみえるものの「人為性」を、古今の思想家たちの言葉を通じて明かそうとしていた。[5] ただ、「本能」とは異質であるとはいえ、「地」としての「制度」は、われわれの意識野をつねに超えたもので、それゆえ「無意識的なもの」として機能することになるのだ。

ゲシュタルト心理学者たちの亡命後の仕事の方位について、トスケイエスは「何人かの「ゲシュタルト心理学者たち」はドイツを去ってアメリカに亡命したが、彼らは、動く何か、力動的で運動する何かについて、総体に関する彼らの理論、「ゲシュタルト心理学」を再構成しようとした」[6] といっている。この傾向をここでは「ゲシュタルトの動態化」と呼ぶことにするが、それは、ヨーロッパにとどまったフォン・ヴァイツゼッガーのような学者にもはっきりとみてとれるもので、彼の名著『ゲシュタルトクライス』では、主体の運動がゲシュタルトの変化と破壊と再建をもたらし、この変化がまた主体に作用を及ぼすという「循環」が記述されている。ちなみに『ゲシュタルトクライス』のフランス語訳者はミシェル・フーコーで、彼は *Cycle de la structure* と題名を訳している。『言葉と物』での「歴史」記述に本質的な影響を与えたと推察される書物である。

ゲシュタルトの動態化は、トスケイエス自身がめざすところでもあって、サン・タルバン到着直後からトスケイエスが演劇療法に強い関心を向けていたこともそれと無関係では決してない。まさに舞台は絶えざるゲシュタルト変化の場所であるからだ。ある人物が前景に出てくると、別の人物たちが背景に下がる。ある人物とある人物が近づき、別のある人物から遠ざかる。それによって、人物たちの布置は不断に変化する。『人間の条件』（一九五八年）のなかで、ハナ・アーレントが「政治的公共空間」と「演劇」との本質的連関を示したことを想起せずにはおれないが、舞台がいつ、どこで、どのようなものとして設定されるかによってすでに「**出会い**」の条件がある程度整えられる一方で、政治的公共空間の筋書きすべてをあらかじめ知ることはできない。ここで用いた「出会い（rencontre）」という語はトスケイェスの鍵語にほかならないが、アンリ・マルディネによると、それはルードヴィヒ・ビンスワンガーの思想の鍵を握る語でもあった。

「出会いを組織する」というドゥルーズによって人口に膾炙した言葉が示唆しているように、偶然と思える「出会い」も実は周到に準備されたものでありうるが、しかし、「運命は必然性にあらず」というこれまたドゥルーズの言葉が告げているように、「出会い」の条件がすべて必然的に準備されているわけではない。ここに描かれた接続を、筆者は以前から「**超越論的経験論**」の問題として考え続けてきたが、精神疾患ならびに精神医療は「超越論的経験論」が試練にさらされる次元の最たるものであって、トスケイェス自身、例の「ミシンと洋傘との手術台の上での不意の出会い」をおそらくは意識しながら、次のような語彙でこの論点に踏み込んでいる。

ラカンが「テュケー（運命）」というギリシャ語の語彙を改めて採択したのは、他人たちや他の事物の「現実（réel）」との出会いを踏まえてのことだった。彼の言葉では「偶然（hazard）」と現実との結合である。私（トスケイェス）は偶然という語彙をあまり好まない。それでもやはり、よく言われるように、大抵ひとは偶然他人たちや事物に出会うということは認めよう。（……）他者との出会いでは、現実に現実が重なるのであって、出会いはつねに「超・現実的（sur-réaliste）」である。[7]

トスケイェスは hasard よりもむしろ「aléa（**僥倖**）」という語彙のほうを好んでいるようだが、同書をさらに読み進んでいくと、超・現実的出会いの様態が今度は「**フラクタル**」という数学用語で語られている箇所に出会う。

数々の「フラクタル」を記述したマンデルブロは、hasard が「未決定（indétermination）」の同義語であるよりもむしろ「過剰決定（surdétermination）」の同義語であることを強調している。（……）この著者は、du hasard を意味する英語の「アト・ランダム（at randam）」という表現を用いている。この語彙は古フランス語の random から生まれたもので、この random から誰もが知っている randonnée という語彙が派生した。森のなか等でのまさに散策を意味する語彙である。Un cheval à random というと、騎手が制御できなくなった馬を表す。つまり、すべてが予見不能ではあるが、完璧に決定されていることになる。(8)

マンデルブロ（一九二四年〜）が初めてフラクタル幾何学についての著書『フラクタル：対象、形、偶然、次元』を世に問うたのは一九七五年のことであるから、たとえば「フラクタル」という観念に関しても、トスケイェスからウリを経てガタリへという線形的伝承の道筋を想定するよりもむしろ、これら三者の共同研究の成果をここにみるべきなのだろうが、ガタリもまた、「存在者の背後にはひとつの同質的な「存在」があるのではなく、いくつもの異質的・混交的な存在論的次元があるのではないか」として、「**フラクタル存在論**」なる考えを表明している。(9)「フラクタル」について、トスケイェスは「**ボーダーライン**」「襞」といういい方をしているが、先の aléa という語はこの縁が複雑に揺らぎ続けていることを示している。

すでに述べたように、ラカンの博士論文の意義は、逆説的にも亡命者トスケイェスによってフランスの精神科医たちに伝えられたのだったが、トスケイェスにとってラカンがいかに重要な存在であったかは、「テュケー」をめぐる先の引用文ひとつを取っても明らかであろう。次に、「鏡の段階」をいわば敷居としつつこの点を検討する。

われわれは、なぜ自分は「ひとはみな死ぬ」と思い込んでいるのかを整合的に論証できないのと同様に、なぜ自分は「これは自分の顔である」と思い込んでいるのかも整合的に論証することができないのである。「偶然」という語彙を好まないといったトスケイェスではあるが、彼はそこに潜む「飛躍」を次のように描き出している。

鏡との出会いは偶然である。というよりもむしろ、多少なりとも母親に援助されて子供がなす驚くべき発見である。(……)鏡を前にした何度かの面食らう「経験」の後で、子供は、自分が見ているものは、鏡の背後に隠れた誰かではなく、自分自身であるのを発見する。鏡のなかの像の動きと、子供自身の動きとのあいだに何らかの連関があるのを確認することがこの発見に貢献する。疑念が残るとしても、それもたちどころに消え去ってしまう。特に母親かその代わりのひとに抱えられている場合には、子供は二つの像を鏡のなかに見て、自分を抱えている者のほうを振り向き、その同一性の確認を経て自己の同一性と、母親の嬉々とした同意を確認する。

まさにこのとき、子供はいわば全身で喜びを表す。子供は笑い、母親の腕のなかで垂直方向に身を起こし飛び上がろうとする。[10]

鏡像が自分の顔の像であるとの同一性の確認にも、母親的人物の鏡像と「実在」との同一性の確認にも、埋めることのできない溝が穿たれているといわなければならないが、トスケイェスの貢献は、「鏡の段階」が自己とその像との二項的関係ではなく、そこに第三項が介入していること、それが第三項の介入による二者関係であることを明示した点にある。子供がみずからの鏡像をみて笑うその淵源は、「これが○○ちゃんよ」という母親的存在による強制的同一化を、確たる根拠もなく受け入れたときに、母親的存在が「この子はわかってくれた」との喜びを表したことにある。言い換えるなら、数度の鏡体験の後、一人で鏡の前に立った子供はみずから鏡像に向かって笑いかけているのではなく、不在の母親的存在に向けて笑いかけているのであり、この行為は、糸巻きを用いての「いないいないばあー(Fort-Da)」遊びと同様、母親的存在をそこに呼び出すことを目的としているとさえいえるかもしれない。

続いてトスケイェスは、メラニー・クラインやウィニコットの仕事を参照しながら、「鏡の段階」以前の母子関係にまで考察を遡行させる。「鏡の段階」よりも前に、媒介的対象ないし「**移行的対象**(objets transitionnels)」と呼ばれるものによって、子供は母親の痕跡をみいだそうとする。自分自身の親指や母親の立てる物音の真似によって、さらにもっと明確には、どの母親もがその不在時に子供に与える対象――おしゃぶり、ハンカチ、マフラー、靴下や「母親」のにおいがする一切の対象――によって」[11]クラインは母親という「人格」を「全体対象（whole object）」と呼び、それに対して、母親の乳房やここにあげられた対象を「部分対象（partial object）」と名づけたのだが、「部分対象」は、嬰児にとっての母親の乳房のように嬰児のほとんど一部であると同時に、嬰児の意のままにはならないという、両義的な性質を有している。主体でも客体でも、自己でも他者でもないこの「部分対象」の位置、それをウィニコットは「移行的（過渡的）」という語彙で表現したのである。この「場所」ないし「縁」がウリ、ガタリにおいて「**近傍**」概念としてとらえなおされていくこと、この点をあらかじめ指摘しておきたい。

今のべたような「母親の痕跡」、それが「象徴的なものの土台」となって、子供は社会的規範と言語へと開かれていくのだが、トスケイェスの独創は、「**父親の名**（nom du père）」というラカンの観念を「母親が父親の名において話す」と解釈することで、母子の鏡像的・想像的関係の父親的大他者の禁止命令による分断それ自体を母親自身のいわば狡知としてとらえている点であろう。こういっている。

社会化は想像的構造によってはなされえず、象徴的なものへの上昇によってなされる。ここで父親とは現実の父親ではなく、母親の言説によって記述され表現された象徴的父親である。（……）「父親の名」において語ることで、母親は子供が象徴的なものを奪回することを許容し、象徴的なものが言語によって構造化される。象徴的なものによって、子供は社会生活を構造化し、彼を一成員とする集団の法に到達する。[12]

母親的存在は子供との二人関係を構築し、それを護りつつも、みずからこの関係を破壊しもする。「お母さんはいいけど、お父さんは何というかしら」といった発言にも、このような二重拘束は反映されているのだが、この点についてトスケイェスが問題視するのは、**二人関係**の構築と破壊が、母親的存在というひとつの存在者のひとつの身振りの両面であるがゆえに、いかに二人関係から社会関係へとわれわれが脱出しようとも、この脱出が二人関係への回帰を伴わざるをえないという事態であった。曰く、「母親と子供という二人の想像的関係を作り直そうとする傾向ないし欲望は、人間の発展過程のいたるところで再び見出され、再び探し求められるだろう」[13]。高齢化社会の到来とともに、われわれは、親子がともに高齢の老人になっても、関係の同型性が維持されるのをしばしば目にするようになったが、ガタリがD・スタンに依拠して述べているように、母子的二人関係はやがて乗り越えられるひとつの段階ではないのだ。

「精神医学的臨床――さらには教育学――において二人関係が好まれる」[14]のもそのためであるが、歴史が課する数々の試練のなかで、密室のごとき診察室での二人関係から精神医療を解き放たざるをえなかったトスケイェスはまさにこの母型的ゲシュタルトの陥穽とその危険性に警鐘を鳴らし続けたのだった。

二人関係のなかで子供をあなた〔教育者をめざす者〕自身に引き付けようと試みた場合、それがたとえ成功したとしても、この二人関係はあなたの像（イマージュ）、あなたという範例（モデル）のうちに捕獲することになるだろうから、それよりもむしろ、あなたにそれが可能であるたびに、関係のなかに第三の人物――それがもうひとりの子供であれ、もうひとりの教育者であれ、その他の誰であれ――、更には第四の人物を導入するべく努めるとよいだろう。（……）あなた――しばしば現実の母親として――に子供が委ねられたとき、あなたには子供を二者関係、鏡の関係のうちに「捕獲しよう」とする傾向があるのだが、それによって子供が蒙りかねない危険のことは十分には語られていない[15]。

激しい憎悪と同様、きわめて良好とみえる二者関係もほとんどつねにクライン派にいう「投影的同一化」を伴っており、「**投影的同一化**」はそれ自体が「**転移**」であり、「転移」はこれまたつねに「**逆転移**」である。トスケイェスは、転移と逆転移が閉じられた循環のなかで固定化されていくことを何とか阻止しようと努めている。一方では、この循環を3＋n人の錯綜した連関へと拡散させ、他方では、すでに示唆したように、2を形成するところの1の単一性それ自体を不安定な複数性としてとらえ返すことで。後にウリは、このように転移を開かれた交通のうちに置くことで、それが特定の人物への固着と化すのを阻止すること、「**分離性転移**（transfert dissocié）」という逆説的な言い回しで表現することになる。のみならず、ガタリ（＝ドゥルーズ）もまた、一方では4＋n人を語って家族主義を批判し、他方では「わたし」自身を「**ミクロ集団**」としてとらえることで、トスケイェス、ウリの開いた道を歩み、転移を「**トランスヴェルサリテ**」に転じようとしている。ガタリはまた、「人間と動物との識別不能なゾーン」に目を向けることで、「動物になること」をも開かれた転移と解する可能性をみずから開きもしたのだった。

それだけではない。トスケイェスと同様、二人関係にはつねに媒介的対象がつきまとうことを確認しつつ、ガタリは対面的現前よりもむしろこの対象の重要性を強調してもいる。

転移においては真の対関係（二人関係）は滅多に存在しない。このことはきわめて重要である。たとえば母子関係は、どの水準で考えようと、対関係ではない。それは少なくとも三項的で、曖昧な支えとして役立つような媒介的対象がそこにはつねに存在している。移動、転移、言語があるためには、切断され、切り離された何かが存在しなければならない。ラカンはこうした対象の次元を大いに強調した。転移の次元でひとが移動するのは、この何かが移動する限りにおいてでしかない。この何かは主体でも対象でもない。二者的であれそうでなかれ、表現の体系、つまり他者性の位格を基礎づけうるような間主観性は存在しない。他者との対面は他者への開けを説明するものではなく、他者の了解への通路を基礎づけることもない。重要なのは主体の外にあるが主体に隣接しているこの何かで、ラカンはそれを objet《a》として記述したのだった。[16]

連続性だけを強調するわけではないが、ラカンのいわゆる**objet《a》**は、トスケイェスが重視したものとして先に挙げた「部分対象」「移行的対象」から生まれたもので、ウリもまた「ラカンにおける対象（objet chez Lacan）」なる論文を書いて、objet《a》の重要性を強調している。そのウリは、ガタリが急逝する二週間前、ラ・ボルド恒例の演劇フェスティヴァルをガタリと並んで観覧しながら、「objet《a》を創り出さねばならない」と語り合ったと述懐しているが、たとえばポーの短編における「盗まれた手紙」を一通の手紙と呼ぶことが決してできないのと同様、objet《a》もウリにとっては、一個の対象として同定されえない、もしくは、されてはならないものであって、そこで彼は「精神病においては《a》は炸裂している。なぜなら、「単一a性（unarité）」は存在しないからだ」といっているのだが、思い起こせばガタリ自身、objet《a》だけではなくobjet《b》、objet《c》も必要だと述べることで、objet《a》そのものの同質性を否定しようと努めたのだった。

トスケイェスの好んだ演劇に再び話が戻ってきたが、現代フランスの精神医療におけるセクター制度がトスケイェスの故郷カタルーニャの伝統的な自治会制度をその発想源のひとつとしていたのと同様に、舞台上の動くゲシュタルトへのトスケイェスの嗜好は、ウリの述懐によると、これまたカタルーニャの伝統的な集団舞踊サルダーナに由来するものだったかもしれない。その意味では、トスケイェスが「ルルスの術」で知られるカタルーニャの神秘主義思想家ラムン・リュリュから「結合術」という発想そのものを学んだことを思い出してもよいし、さらには、トスケイェスが、一九世紀末バルセローナ大学で「神経組織の諸細胞の機能的で形式的な自律性」を講じ、一九〇六年にノーベル医学生理学賞を受賞したサンティアゴ・ラモン・カハル（一八五二〜一九三四年）の功績を強調していることもみのがせないだろう。なぜなら、カハルの業績は、同時期のフロイトの神経理論と同様、一九七〇年代以降マトゥラーナやヴァレラによって提唱された**オートポイエーシス**（**自己組織化**）の理論の先駆をなすものであって、自己組織化と他性との微妙な接合はウリにとってもガタリにとっても本質的な問題であり続けたからだ。

編者注 ここで取り上げられている「動くゲシュタルト」という概念は非常に重要である。実際中間部第1節の対談で言及されているグループ・ダイナミックスの問題は、ほぼ動くゲシュタルトのことであるといっていいだろう。したがって病院内でのスタッフ間あるいはスタッフ・患者間の関係もまた「動くゲシュタルト」という概念のもとで議論することができるだろう。だとすれば、その議論はオートポイエーシスという近年話題になっている概念ともつながっていくはずである。

3 欲望のアンフォルメル

表1であげたプリンツホルンの『精神病者の造形術』および彼のコレクションに狂喜した画家のひとりにパウル・クレーがいる。

先生たちは、私の絵が結局は狂人の作品だとの意見を抱いておられる。みなさんはプリンツホルンの素晴らしい本『精神病者たちの造形術』をきっとご存知だろう。われわれ自身、自分の絵が狂人の作品であることを確信することができます！　御覧なさい、ここに最良のクレーがいる！　ここにも、あそこにも！　これら宗教を主題としたものを御覧なさい。これほどの表現の深さと強さには私は決して達することがないでしょう。本当に崇高な芸術です。純粋に精神的なヴィジョンです。（……）子供たち、狂人たち、未開人たちは、見る能力を維持している――もしくは再発見した――のです。彼らが見るもの、そこから彼らが引き出した形態こそ私にとっては最も雄弁な証左であります。(17)

プリンツホルンの書物は画家のマックス・エルンストによってフランス語に訳され、フランスでも広く読者を獲得することになるのだが、スイスの友人(ピエール・ブドリー)に勧められて、この書物を出版直後に読み、後に「**アール・ブリュット**」美術館のローザンヌ設置に尽力することになる画家、それがジャン・デュビュフェである。アルトーの救出者。「アンフォルメル」運動の旗手でもあった。デュビュフェが一九四七年に設立したアール・ブリュット協会にはアンドレ・ブルトンも参加していたのだが、デュビュフェはウリとも親交を結び、ウリから送られた患者たちの作品を展示したり、それらの分析に手を貸したりすることにもなる。ウリによると、プリンツホルンの前掲書の鍵概念は、ほかでもない「**ゲシュタルトゥンク**(Gestaltung)」であった。

これらの粗描のなかで分裂症的なものは何か。われわれはそれを正確に述べることができない。(……)ある創造的要因を一挙に考慮に入れ、作品の判断基準として、たとえそれが分裂症者の作品であれ、〈ゲシュタルトゥンク〉という唯一の水準だけを斟酌するという断固たる決心をしなければならない。[18]

ウリにおける「ゲシュタルトゥンク」の観念の展開をたどる前にひとつ指摘しておくと、ウリそのひとが試みたゲシュタルト動態化の試みは、アンリ・マルディネからのきわめて強い影響のもとに遂行されたと考えられる(マルディネへのインタビュー記事「出来事としての治療」の邦訳が季刊『思潮』第三号、一九八九年に掲載されている)。事実、マルディネの叙述をそのままウリが用いている場合も少なくないのだ。

マルディネが指摘しているように、「ゲシュタルトゥンク」を導くのは「欲動の総体」であって、ウリは一方では、ラカンが一九五七~五八年度のセミナーで用いたenformeという語彙で「ゲシュタルトゥンク」を訳す可能性を呈示し、他方では、同じくラカンの一九五九~六〇年度のセミナー『精神分析の倫理』に依拠して、「欲動(Trieb)」を「**漂流**(dérive)」と解し、「ゲシュタルトゥンク」が逸脱と解体を伴っていることを示唆している。さらに、興味深いことにウリは、クラーゲスの**リズム**論を援用しながら「ゲシュタルトゥンク」をリズム振動のごときものと結びつけ、「形態化・欲動・リズム」の領域を、「知覚以前、表象以前、志向以前、述定以前」の領域に位置づけているが、クラーゲスにおける「有機的リズム」優位の発想の危険性をも意識しているのだろう、この領域を「機械的反復」の領域とみなしている。実をいうと、「**抽象機械**」という語彙はウリの語彙で、この点については今後の研究課題とするが、ウリはこの観念について、ロシアの言語学者で人工言語の開発者シャウミャンの影響を強調している。

「ゲシュタルトゥンク」は「漂流」としての「欲動」そのものであり、それゆえ、マラルメやフーコーやブランショ（ウリはフーコーには言及していない）のいう「作品の不在（absence d'œuvre）」である。たとえば分裂症者における「ゲシュタルトゥンク」はつねに未完成で果てのないプロセスなのだが、このことは、ウリがサン・タルバンでの患者について述べているように、「作品はそれ自体では彼の関心をひかない。作品は建造の過程である限りで彼の関心をひく」[19]という意味であって、この未 - 完成ゆえに、この患者の仕事は一方では「驚異的な可塑性」をもち、他方ではつねに「瓦礫」を出発点としているのだ。このような「造形 = 変形 = 解体」を語るために、ウリはレヴィ = ストロースに先立って「**ブリコラージュ**」という語を用いている。

精神病者に典型的に現れる「ゲシュタルトゥンク」のこのような性格を、ウリは「開け（das Offene）」というヘルダーリン、リルケ、ハイデガー的な語彙で形容し、かつ、トスケイェスと同様、マンデルブロ的「フラクタル」としてもとらえているのだが、先のリズム振動が「リトルネロ」と無関係ではないのに加えて、ここにも、ガタリのいう「顔と風景の解体」の先駆をみることができるだろう。実際、ウリはジャコメッティ描く肖像画について、「それを《顔》と呼ぶこともできるだろうが、この《顔》を明確に輪郭づけることはできない。（……）それは表象不能なものであって、この表象不能なものは《**物**》（das Ding）と呼ぶことのできるものに属している」[20]といっているのだ。ただ、ここにいう「物」は、先述の患者が線路に置石をして列車にそれを粉砕させたように粉々に砕け散っている。ラカンに倣って、ウリがobjet《a》を「鏡に映らないもの」と呼ぶ所以であろう。

「ゲシュタルトゥンク」は「開かれて」いる。埋めても埋めても埋まらない「空虚（vide）」がそこにはある。しかるにウリは、分裂病における自他関係を語るに際して、「分裂病者はmêmeとautreとの弁証法を逸しており、患者がautreについて語るとき、それはしばしばmêmeである。極限では、それは自閉症である。Autreが、autruiがいないのだ。しかし、autruiがいないと、それは閉じられている」[21]とも記している。では、分裂病的世界は「開かれている」と同時に「閉じている」ことになる。これは単にウリが矛盾を犯しているということだろうか。少なくとも筆者はそうは思わない。では、どういうことだろうか。

ウリはその発言の随所で「**境界**」とそれにまつわる数々の語彙を用いているけれども、数学的極限のように「境界」は「到達不能なもの」であって、このように有限ではあるが無際限であるような境界地帯の根本的逆説、それを彼は、「コンパクト性」（閉集合）と「近傍の開かれた空間」との共存として表現しようと試みている。つまり、有限である限りでは「閉じて」いるが、この限界・境界が到達不能である限りでは「開かれている」のであって、それこそがウリのいう「**超限**（transfini）」なのである。ウリ自身はわれわれの「身体」を「超限」の例として呈示しているが、「近傍（voisinage）」という観念が、ガタリ（＝ドゥルーズ）にとっていかに重要なものであったかは、なかでも『千のプラトー』を読めば判然とするだろう。ただ、最後に今後の課題として指摘しておくと、ここに提起した「閉鎖」と「開放」――それ自体が隠喩である――にまつわる問題は、一方で、実際にレヴィナスに言及しつつ、ウリが驚くほどレヴィナス的な語彙で「絶対的他者」を、その「歓待」と「迎接」を語る一方で、ラカンと同じく「**大他者**」から「**小他者**」への移行を敢行し、一見すると閉鎖的な「変換野」での「トポロジカルなネットワーク」を語っているというウリ自身の構えを超えて、自他関係論の根幹に潜む難題を指し示しているように思われる。『カオスモーズ』でのガタリも、「**オートポイエーシス**」に**伴う**「**他性**（altérité）」という表現でこの難題をわれわれに向けて投げてくれたのだった

（→キーワード「他者」参照）。

このアポリアと今後も取り組むことをお約束して、ひとまずここで筆を擱かせていただく。[22]

編者注

「制度を使った精神療法」が、それほどさまざまな現代思想の概念とつながりながら形成されてきたか、あるいは実践されているかが明らかになったことと思う。すでに指摘した「動くゲシュタルト」や「オートポイエーシス」だけではなく、「他者（性）」や「境界」や「近傍」といったフランスの哲学者エマニュエル・レヴィナスの思想に深く関わる概念さえもが「制度を分析する」ためには有効だということである。機会があればぜひこの哲学者の著作を読んでもらいたい。それらの多くはこの論文の著者合田正人氏によってすでに日本語に翻訳されている。第一部のいくつかの論文、たとえば第3章第1節で扱っている医者と患者の関係、あるいは第2節で扱っている看護師と患者の関係などにおいては、つねに他者とどう関わるかが重要な問題となっている。他者を他者として生かすために何が重要であるのか。他者と自分の間にそれぞれの主体性が溶け出るような場（これが「近傍」である）を作るということは、制度を使った精神医療でいう「コレクティフ」の空間を作ることと実は重なっている。そのためには「ステータス」は捨て、「機能」について語るべきである。こんな議論がいつか日本のどこかの病院のミーティングでなされるようになったとしたら、どんなにか日本の医療環境に新しい風が吹くことだろう。

注

（1）Pierre Pachet: « Littérature comme art brut » in *Deleuze et les écrivains*, Cécile Defaut, 2007, pp. 117–124.

（2）Cf., F. Tosquelles, *De la personne au groupe. A propos des equips de soin*, Paris, Erès, 1995, pp. 33–41.

（3）フェリックス・ガタリ『フェリックス・ガタリの思想圏：横断性からカオスモーズへ』杉村昌昭訳、大村書店、二〇〇一年、一一ページ。

（4）モーリス・メルロ＝ポンティ『言語と自然』木田・滝浦訳、みすず書房、一九八〇年、四三～四七ページ。

（5）『ドゥルーズ初期：若き哲学者が作った教科書』加賀野井秀一訳、夏目書房、七四～八〇ページ。

（6）F. Tosquelles, *Cours aux éducateurs*, Champ social, 2003, p. 21.

(7) *De la personne au groupe*, p. 57.

(8) *Ibid*., p. 59.

(9) フェリックス・ガタリ『カオスモーズ』宮林・小沢訳、河出書房新社、二〇〇四年、一五二ページ。

(10) *Cours aux éducateurs*, pp. 59–60.

(11) *Ibid*., p. 64.

(12) *Ibid*., pp. 64–65.

(13) *Ibid*., p. 65.

(14) *De la personne au groupe*, p. 25.

(15) *Cours aux éducateurs*, pp. 67–68.

(16) F. Guattari, *Psychanalyse et transversalité*, La Découverte, 2003, pp. 54–55.

(17) Lucienne Peiry, *L'Art brut*, Paris, Flammarion, 1997, p. 30.

(18) Jean Oury, *Essai sur la conation esthétique*, Paris, Le Pli, 2005, p. 22.

(19) J. Oury, *Création et schizophrénie*, Paris, Galilée, 1989, p.59.

(20) *Ibid*., pp.33–34.

(21) Cf., J. Oury, *Onze heures de soir à la Borde*, Galilée, 1980, p.214.

(22) 本論は二〇〇五年四月二三日の研究会での拙い発表にもとづいている。発表の機会を与えていただいた多賀茂先生、発表後貴重なご意見を頂戴した立木康介先生、三脇康生先生に心より感謝申し上げる。なお、本論にも登場する哲学者のアンリ・マルディネについては、拙著『世紀を超える実存の思想』（明治大学リバティ・アカデミーブックレット、二〇〇七年）所収の「実存と美：アンリ・マルディネ試論」、ガタリの友人ピエール・パシェについては拙論「誰であれひとの最果てに」（『文学』岩波書店、二〇〇八年三〜四月号）を参照していただければ幸いである。

かかる他者による自我の権能の根底的審問を描き出した点にある。一種のトラウマ理論ではあるが、この理論は、他者（の原暴力）による審問を自我の壊れ、不断の殺意とみなすだけではなく、この壊れそのものを、無限の「応答責任」の担い手たる自我の「指名」とみなそうとする。「鏡の戯れ」ならざる「関係なき関係」というレヴィナス自身のいいかたは、このような「他者」が、ラカンのいう「鏡像的・想像的他者」には収まらない「象徴的大他者」、その命令の言葉に対応していることを示唆している。この事態はまた、「歓待（hospitalité）」という語彙で語られてもいる。

「同と他（le même et l'autre）」とも称されるこの分離の構図に加えて、レヴィナスは「同のなかの他（l'autre dans le même）」という構図をも提出する。内奥の外部性という位相幾何学的構造が呈示されているのだが、「soi（自己）」が三人称の再帰代名詞 se から派生したように、この他者は決して顔をみせない「痕跡」としての「彼性（illéité）」であり、実存者なき「ある（il y a）」を不在者をも含む「他性の全重量」ととらえ直すことで、レヴィナスは二つの il を結びつけ、他者問題を「現前の形而上学」から解き放つ道を開拓している。「隔時性（diachronie）」という語彙もそれを示唆している。しかし、さらにレヴィナスの議論は、いっぽうでは、「あなた」のかたわらにいる、彼性とは別の意味での「第三者（tiers）」の観念と、それが提起する「比較不能な比較」「公正なる正義」「裁き」といった主題群を取り上げ、他方では「エロスの現象学」を経由して「家族・部族（famille）」とも「民族（peuple）」とも呼ばれるあり方と、それに伴う「隣人（prochain）」、「近親者（proche）」、「遠隔者（lointain）」のあいだの微妙な連関にも踏み込んでいく。『逃走論』（1935年）での、他者を語ることなきレヴィナス、『現実とその影』（1948年）で呈示された「分身」の主題、「糧」としての「小文字の他者（autre）」等に注目することで、レヴィナスの他者論を解釈しなおすこともできるかもしれない。

レヴィナス自身はジャン・ウリやフェリックス・ガタリには言及していないが、ウリはというと『精神医学と制度論的心理療法』（1976年）などでたびたびレヴィナスに言及している。「コミュニケーションが脱疎外するものと化すのは、それが鏡像的で対称的な関係を超えて、その不安定性が非対称性に即して他者を位置づけるような根本的関係に踏み入る場合に限られる」（『精神医学』）。ここに、レヴィナスの他者論を解釈し直すためのひとつの方途を見ることができるだろう。　（合田正人）

key word

他　者（メーヌ・ド・ビランからレヴィナスへ）

自己とは何か、そして他者とは何か。哲学者ならずとも、誰もがこの永遠の難問に一度はとりつかれたことがあるだろう。そして20世紀の哲学諸潮流にとって、「他者（Autre, Autrui, Andere）」が中心的問題のひとつを成していたのは間違いない。ただし、問題のこの現在性（アクチュアリティ）を銘記するいっぽうで、私たちは「19世紀」という時代とそこで構築された「人間の科学（science de l'homme）」、「人間学（anthropologie）」におけるこの問題の多様な練成にも目を配るべきではないだろうか（中川久定『19・8世紀における他者のイメージ』河合出版、2006年をも参照）。たとえばメーヌ・ド・ビラン（1766−1824年）を読むと、当時、「他者」という語彙よりも「非自我（nonmoi）」という語彙が多用され、自我と非自我との「名状し難い界面」が追及されていることを知らされるが、「非自我」はさまざまな感覚・知解の「対象」（自己の身体をも含む）、「鏡」にも比される他の社会的成員、「受動的」信仰をうながす絶対的他者であるのみならず、自我が誕生する以前の没人称的生、さらには「自我」そのものでもあった。というのも、ビランにとっては、「自我」こそが謎の最たるものだからだ。「自我」自身のかかる「疎外・他有化（aliénation）」は、ヘーゲルにおける自己意識の構造、主と僕の闘争とも無関係ではなく、この闘争が「階級的他者性」の問題につながっていったのと同様に、ビラン的「非自我」も諸学の複雑な力学のなかで、いっぽうでは「人種的他者性」、他方ではテーヌやジャネにみられる分身的他者性へと変化し、第三にはそれ自体が多様な文学的、社会学的「群集」「集団」理論を生み出し、第四に「加算的実体」としての他者論それ自体のみなおし（ベルクソン）にいたった。

こうした問題系は複雑な過程を経て20世紀のさまざまな哲学者たちへと伝えられた。このことは、いっぽうではラビ・ユダヤ教の長き系譜に連なる者として、他方ではフッサール、ハイデガーの批判的継承者として独自の「他者」論を展開したレヴィナスにもあてはまる。事実レヴィナスはヘーゲル、デュルケム、ベルクソンのみならずメーヌ・ド・ビランにも強い関心を向けていた。レヴィナスの他者論の特徴は、「他我構成」「共存在」に関するフッサール、ハイデガーの見地をしりぞけつつ、他者から役割や属性を一切はぎとり、その裸性を「神秘」「顔」という語彙で表現しながらも、その絶対的差異（分離）、不在と映るほどの超越性、内包不能な無限性（無限化）を強調し、

第4節

社会運動として

新たな戦い──フーコーとガタリ

多賀　茂

フーコーとドゥルーズとは、よく比較され、またその交友関係もよく知られている。ところがドゥルーズと多くの共著を書き、またウリと並んで、本書で取り上げている「制度を使った精神療法」の中心人物であったフェリックス・ガタリについては、フーコーとのかかわりが取り上げられることはあまりない。しかし本論で述べるように、ある時期彼ら二人は非常に密接な協力関係にあったのであり、その協力関係の基盤には、一九七〇年代のフランスにおける社会運動の新たな展開に関する共通した認識があったようだ。しかもそれだけではない。その共通した認識のさらに奥では、現代人を取り囲む環境についての両者の鋭い意識が強烈に働いているように思われる。

まずフーコーがその当時医療環境の問題についてどのように取り組んでいたかを整理したのち、これらのことを考察していきたい。

1 フーコーの権力論

医療のことを語った思想家はフーコー一人ではなく、権力のことを語った思想家ももちろんフーコー一人ではない。しかしながらこの二つの主題が近代国家において必然的に結合していることについて徹底的に論考した思想家はそう多くはない。そのフーコーの権力論からわたしたちが学ばなければならない最も重要なことであり、かつまた最も無視されていることは、権力は必ずしも普通に理解されている意味での政治的なものではないということである。フーコーが、マルクス主義者ではなくニーチェ主義者である最も明確な証拠がここにある。権力とは、ある力がある力におよぼす影響力であり、必ずしもある人間やある団体が独占しているものではない。たとえば、権力は学校での机の並べ方の中にもあるとフーコーが主張するとき、机を並べた者が権力をもっているわけでもなく、机の並べ方を決めた者が権力をもっているわけでもない。机の並べ方そのものが権力として機能するのである。

今あげた例は、フーコーのいう規律権力のほんの一例である。学校における時間割や監獄における日課などのような時間的な配分もまた規律権力として働き、それに従っているうちに、ひとは知らぬ間に画一化され、命令に従う人間になっていく。そうした規律権力は最初修道院で発想された後、ついで軍隊において採用され、やがて学校や工場へと広がっていく。もちろん病院もまた規律権力が働く特権的な空間である。「ある程度の数の人間をある一定の方向性をもって管理する」技術が規律権力である。(1)

いっぽういわゆる生権力というものは、「非常に多数の人間をある一定の方向性をもって管理する」技術である。規律権力のように閉鎖され限定された空間を必要とせず、市民や国民といった大がかりな集合体に対して働くこの権力は、「人類においてその根本的な生物学的特徴をなすものを扱う」(2)政策として現れる。規律権力においては秩序を与えるために、われわれの身体に対する規律を通じてわれわれの精神の画一化が行われるのに対し、この生権力では安全保障という大義のもと、われわれの身体を構成する生物学的要素が対象とされる。

規律権力は、徴兵制度や富国政策を特徴とする国民国家の時代にとりわけ拡張した。非常に比喩的ないい方をすれば、規律権力はすべての人を「国民」にし、「兵士」にする。「国家に役立つ人間」、「上官の命令を聞く人間」を生み出す装置が規律権力である。では生権力はどういう時代に現れ、どういう人間を作り出すのか。こちらは一八世紀中頃に統計学と市民社会の成立とに深くかかわりながら出現する。火事や伝染病などに対する都市政策によって安全を保障された都市は、市民が「ホモ・エコノミクス」として自由に活動できる場であった。それは単なる自由競争の場でも、計画経済の場でももちろんない。政府によって提供されある程度まで管理された規則にのっとりながら、市民が自由に自己の利益を追求する社会である。すなわち生権力は、ネオリベラルな国家の時代に特徴的な権力である。とすれば、生権力は「経済人」、あるいは「利益を追求する人間」を作りだすといえばすむのだろうか。どうもそうではない。ここで話をもう一度医療の領域に戻してから、この問題には立ち戻ることにしたいが、その前にまず次のことを確認しておこう。

フーコーの権力論は、①法権力、②規律権力、③生権力が歴史的に順番に登場したようにいわれることが多いが、実際にはずっと複雑な問題系としての構造を持っている。その理由の一つは、それらが重なり合いながら共存しているということであり、またもう一つの理由は、これらのいわば社会的な権力概念に統治される者がなぜ自ら進んで統治されるのかという「統治性」の概念を通して、司牧的権力さらには、真理と主体という問題系へとフーコー自身の問題意識が微妙にずれていくことである。

フーコーは、他の学問領域に対してよりも格段に深い問題意識を、医学に対してもっていた。医者の家系の生まれであることなどのような伝記的説明を持ちださなくとも、[3] 医学が人間の知と身体とが直接的にかかわり合う場であることそのこと自体が、つねにフーコーの思想的関心と折り重ならざるをえないことは明白であろう。狂気や精神医学の問題を除いて、病院環境・医療制度にかかわるようなものに限ってみると、フーコーは以下のような論考や活動を行っている。

2 医学と社会

一九六三年：『臨床医学の誕生』
一九六八年：「宗教的逸脱と医学」
一九六九年：「一七世紀の医師、裁判官、魔法使い」
一九七二年：健康―情報グループ（ＧＩＳ）創設。
一九七三～七四年：コレージュ・ド・フランスで「一八世紀の病院建築」についてのゼミを指導。成果は『治療機械』（一九七六年。若干の変更を加えて一九七九年に再版）としてまとめられる。
一九七四年一〇月～一一月：リオ・デ・ジャネイロで「都市化と公衆衛生」、『一九世紀の精神医学の実践における精神分析の系譜学』についてのセミナー、またリオ・デ・ジャネイロ国立大学の社会医学の講義の枠内で六つの講演を行う。そのうち公刊されたものは以下の三つ。「医学の危機、あるいは反医学の危機」「社会医学の誕生」「近代テクノロジーへの病院の組み込み」。

一九六〇年代前半の『臨床医学の誕生』が、近代医学の核心である臨床医学の成立と医学教育・医師養成制度とのかかわり、一九六〇年代後半の二論文が社会的異端や宗教と医学のかかわりの問題をあつかっているのに対し、フーコーがコレージュ・ド・フランスで指導したセミナーのグループによる共同研究やリオ・デ・ジャネイロ国立大学における講義など、一九七〇年代の論考は、すべて一八世紀から現代にいたるまでの時代に、近代的国家政策の中で医学的問題がどのように扱われてきたかを問題としており、当時フーコーがこうしたテーマに集中的に関心を寄せていたことがよくわかる。これらの一九七〇年代の論考からみえてくるフーコーの全体的なみとおしは、およそ以下のようにまとめられるだろう。

①一八世紀に医学は公衆衛生という概念のもとで国家政策や都市政策の対象となり始める。同時に病院の改革が進行し、病院はこの時期にやっと治療施設としての構造を持つようになってくる。
②一九世紀を通じて国民生活のさまざまな領域が医療化され、一九世紀から二〇世紀にかけて医学による国民の管理が保健衛生という概念とともに確立する。
③二〇世紀後半に医学は、国民の健康を国家が保障するという枠組みに組み込まれ、国民の身体は医療を通じて市場の中に組み込まれることになる。

フーコーは、私たちが二度にわたって私たちの身体を市場に売り渡したといっていたが、その一度目は労働力としてであった。ではその状況はどういう概念で語られたか？　もちろんマルクスによって使われた「疎外」という概念がそれである。フーコー自身は、一九七〇年代後半にこうした問題を追求した後、古代ギリシャから古代ローマ後期における、精神と身体と世界の関係性の解明へと進んでいったが、おそらくそれは今述べたような問題に対するフーコーなりの返答としてではなかっただろうか。この点に関しては、また別の機会に論じたいと思うが、いずれにしろ私たちは今一度この「疎外」といういささか使い古されてしまった感のある言葉が意味することを考えなおしてみるべきではないだろうか。「疎外」と訳されてきたaliénationという言葉の本来の意味は、「自分の所有する物を譲り渡している状態、あるいは譲り渡す行為」なのであるから、先にのべたような、生権力下における私たちの状態をまさに指すことができる言葉になりうるはずである。問題はそれをどう定義し、どういう問題系の中に位置づけるかである（↓**キーワード「疎外⑴」参照**）。

じつはこの「疎外」という概念こそ、「制度を使った精神療法」の思想と実践の根幹にある概念でもある。しかも実際に、フーコーと「制度を使った精神療法」のグループとは一度だけ、まさにフーコーが病院や医療環境の問題を集中的に考察していた時期にあたる一九七二年から七四年にかけて、接触をもっていた。次に両者の接触に関して詳しく検討してみよう。

3　フーコーとＣＥＲＦＩ

当時フェリックス・ガタリは、自身が創設したＣＥＲＦＩというグループをラ・ボルド病院と並んで活動の中心の一つとしていたが、このＣＥＲＦＩとはCentre d'études, de recherches et de formation institutionnellesの略で、日本語に翻訳すれば「制度論学習・研究・研修センター」となる。実際、このグループにはフランソワ・トスケイェスやジャン・ウリをはじめ、セクター制度の創設に大きな働きをしたジョルジュ・ドメゾン、リュシアン・ボナフェ、フィリップ・ポメル、ポール・スィヴァドン、そしてラ・ボルド病院の主要メンバーの一人であったオラス・トルビアなどが参加・協力しており、まさに制度論普及のための本拠地のような位置づけであった。しかもこの時期には、ガタリはすでにドゥルーズとの共著『アンチ・オイディプス』を出版しており、いわゆる伝統的な左翼運動からは一歩距離を置いて活動していた。

いっぽうフーコーの方は、一九七〇年にコレージュ・ド・フランスの教授に任命され、前述したように一九七〇年代前半に医療・病院と国家の問題を集中的に研究すると同時に、伝統的な左翼運動からは一歩距離を置きながら（当時フーコーはマオイストと呼ばれる毛沢東主義者のグループ、プロレタリア左派に近い立場をとっていた）、監獄情報公開のための運動である監獄―情報グループ（ＧＩＰ）やそれをモデルにした構成―情報グループ（ＧＩＳ）、精神病院―情報グループ（ＧＩＡ）さらには移民労働者―情報支援グループ（ＧＩＳＴＩ）などを支援し、自らも活発に政治的な運動の中に身を置いていた。両者の出会いと協力関係は、非常に自然なものであっただろう。

記録によれば、[4]両者の協力関係が始まるのは、一九七二年五月から九月までフーコーとＣＥＲＦＩが共同で共同施設の歴史について連続討議を行って以降のことである。[5]さらに七三年には、ＣＥＲＦＩによる二つの研究、正常化の諸施設の系譜学と都市計画における都市諸施設の位置の分析をフーコーが後援している。

たとえばＣＥＲＦＩの機関誌であった『探求（*Recherches*）』の第一七号はセクター制度をテーマに編集されているが、その第一部でセクター制度の歴史を振り返る際、一九世紀における「保護院（asile）」の誕生をめぐる議論の中で、フーコーの『狂気の歴史』からの引用が四ページにわたって引用されている。[6]さらにその後のページで一八三八年の法律を考察する際に、一九世紀に起こったピエール・リヴィエール事件に関するフーコーのセミナーに参加したロベール・カステルの論文からの引用も掲載されている。[7]ＣＥＲＦＩのメンバーたちすなわち制度論的精神療法のグループは、フーコーに対してある種の同士意識のようなもの、同じ問題意識を共有しているという感覚を当時もっていたのではないかと推測することが可能だろう。一九七二年に出版されたガタリの政治・精神医学論文集『精神分析と横断性』に寄せた序文でドゥルーズが書いているように、少なくとも精神医学によって定義された精神病の枠組みを越えた狂気の部分、「狂気のなかにあるものでなお理解しえていない何ものか」を評価する点においてガタリとフーコーは通じ合っていたのである。[8]

だとすれば、ここで私たちがしておかなければならないことは、その問題意識の内容がいったいどんなものでありえたのか、その可能性を探っておくことだろう。

4 新たな戦い

一つの事実をここで確認しておこう。つまり今私たちが、フーコーと制度論のグループとが出会ったといっている時期は、フランスの現代史の中では一九六八年の五月革命の後に続く時期であるということである。ガタリは真っ向から、旧来の左翼運動を批判し、新たな運動の指針や方法を提案していた。フーコーもまたしかり。フーコーの死後一九八五年にミラノで行った講演「権力のミクロ物理学と欲望のミクロ政治学」の中で、ガタリはこういっている。

これらの教訓を通じて、われわれは、ミシェル・フーコーによって提唱された「身体の政治的テクノロジー」、「権力のミクロ物理学」、「言説の検閲」といったものの解読が、観相的な標定といったものからなるのではなく、むしろ、わたしがミクロ政治学と呼ぶもの、われわれを権力の編制から欲望の備給へと移行させる分子的分析をともなうものであることがわかります。(9)

「ミクロ」という言葉が、フーコーとガタリを結んでいることに注目しよう。「ミクロ」とは何を意味する言葉なのか。フーコーが「権力のミクロ物理学」という言葉を公刊された文書で最初に使ったのは一九七五年に出版された『監獄の誕生』においてであり、近代の刑罰における規律権力のあり方について述べた箇所においてである。その特性についてフーコーはこう書いている。

ところで、この微視的物理学の研究には次の点が仮定されている。そこで行使される権力は、一つの固有性としてではなく一つの戦略として理解されるべきであり、その権力支配の効果は、一つの「占有」に帰せらるべきではなく、素質・操作・戦術・技術作用などに帰せらるべきであること。[10]

そしてその新たな権力の作用の仕方やありかに関してこう続けて説明する。

この権力の諸関連は濃密な社会の深部に降りていて、それらは市民にたいする国家の諸関連のなかとか階級間の境界とかには位置づけられないのであり、それらは個人・身体・身振り・行動などの水準で、法則のもしくは統治の一般形態を再生産することに甘んじないないのである。[11]

明らかにここでフーコーが示唆しているのは、国家支配からの解放や階級間の闘争といった旧来の左翼イデオロギーではこの新しい権力を捕捉することはできないということである。

いっぽう『分子革命』に収められた一九七四年ミラノでの講演「ファシズムのミクロ政治学」の中でのガタリの発言からは、ミクロという言葉が、決して政治や国家の問題に対する家族や個人の問題といったような旧来の図式にのっとった考え方ではなく、まさにそれらの図式を「一掃しうる新しい理論的・実践的な機械[12]」のあり方を指しているということが明確に理解される。

欲望のミクロ政治学という考え方は、したがって、中央集権化的に決定され個人を系列化したかたちで行動させる大衆運動を根本的に再検討することに向かう。そこで大切になるのは、多数多様の分子的欲望を相互に関連づけて、《雪だるま》効果を発揮し、大規模な力だめしにいたることです。[13]

そしてこう定義した後、ガタリはすぐさまこのように続ける。

六八年五月の運動の初期に起きたのはこれです。つまり、いくつかの少数グループによる欲望の局地的な一風変わった示威行為が共鳴しはじめ、やがて、支配的な表現様式や代表形態によって抑制され、別々に切りはなされ、押しつぶされていた多数の欲望と相互作用を起こすにいたったのです。(14)

一九六八年以前からガタリは、一九五〇年代から一九六〇年代にかけてラ・ボルド病院で行ってきた小グループによる「制度を使った精神療法」を社会的な運動として展開する試みを開始していた。おそらく一九六八年五月の学生による暴動に端を発した全国的な運動は、彼にとってまさにそうした試みの実現でもあっただろう。『精神分析と横断性』に収められたいくつもの論文で述べられている、ラ・ボルド病院での彼の試みを読むとき、わたしたちは一九六八年当初の彼の昂奮や期待を想像することができる。「制度を使った精神療法」は、多数多様な分子的欲望が相互作用を起こすという点において、ミクロ政治学そのものでもあった。ところが、一九六八年当初現れたこうした運動はその後、主に労働組合を中心とする旧来の支配的イデオロギーに回収されてしまった。ガタリの真の社会的運動は、こうして一九六八年の挫折の後にさらに徹底されることになる。決して分子的欲望を「代表的党派の全体主義的かつ全体化する機械」に取り込ませてはいけない。これが彼の分子的革命の根本原理となるのである。

フランスで六八年五月に生じた決壊は、しかし、数週間後には体制内に回収されてしまった。たった二週間で、といってもいいでしょう。それにもかかわらず、この決壊はきわめて奥深い結果をもたらして、その影響はいまもさまざまな次元で感じられつづけていることに変わりはない。その効果はもう国全体の規模で現れていないにしても、あらゆる環境に浸透するかたちで持続している、活動のあり方に関わる諸問題への新しい見通し、新しいアプローチが生まれたのです。六八年以前には、たとえば、政治犯以外の獄中者を支援することが何か政治的な意味をもつなどとは思いもよらなかったでしょう。(15)

この文章は、ガタリが一九七三年五月にミラノで行った報告、「欲望の闘争と精神分析」からの引用である。ここで「政治犯以外の獄中者の支援」として引き合いに出されている運動が、まさにフーコーが一九七一年から深く関与していた監獄情報公開のための運動である監獄―情報グループ（ＧＩＰ）そのものであることは明白である。すなわち、ガタリにとって一九七〇年代前半にＣＥＲＦＩと協力関係をもっていた時代のフーコーの活動は、まさに一九六八年の挫折の後に生まれてきた新たな戦いの可能性を示す運動の一つだったのである。

とりわけ「政治犯以外の獄中者を支援することが何か政治的な意味をもつ」という言葉は非常に重要である。もはや階級闘争や労使の対決などといった構図では、新たな戦いを定義することはできない。同性愛者の街頭デモがそれまでになかった意味をもちはじめたこともガタリは指摘している。それまで支配的イデオロギーによる政治的闘争の外におかれていた人々のための、あるいはそうした人々自身による運動が「政治的な意味」をもつということこそ、六八年以後の新たな戦いの特徴の一つなのである。フーコーもまたドゥルーズとの対談で、「この種の反権力的ディスクール、囚人とか犯罪者と呼ばれる人びとが口にする反ディスクールこそが重要(16)」であると述べている。

ガタリがドゥルーズと共同で執筆した最初の書物『アンチ・オイディプス』が出版されるのは、一九七二年である。もちろんこの書物は、フロイトの精神分析を批判の対象としている。しかしそれは、ただ単に精神分析理論としてそれが間違っているといっているのではないし、オイディプスを否定しようとしているのでもない。一九六八年の挫折の後に現れつつある新たな戦いにとって、それが有害であるといっているのである。器官なき身体、欲望機械、脱領域化など、『アンチ・オイディプス』において展開された概念装置は、その意味で、政治の領域とそれまでそこにつながっていなかった諸領域とをつなげるための、そしてそのつながりを通して新たな戦いを始めるための準備作業でもあったわけである。

「分裂分析」の主張は単純である。欲望は機械であり、諸機械の総合であり、機械状アレンジメントであり、つまり欲望機械なのである。欲望は生産の秩序に属し、あらゆる生産は欲望的生産であり社会的生産でもある。だから、私たちは、精神分析がこの生産の秩序を粉砕したこと、この秩序を表象の中に逆もどりさせたことを非難しているのだ。[17]

「分裂分析」とは、政治の領域とそれまでそこにつながっていなかった諸領域とをつなげるための方法であるということができる――分裂病者（統合失調症患者）の世界がまさにそのように、さまざまな小宇宙がきわめて自由につながりあってできあがっているように。そこでわたしたちが最後に問うておくべきことは、「制度を使った精神療法」あるいはわたしたちが本書で提唱している「制度分析」といわゆる「分裂分析」とが、いったいどんな関係にあるのかということであろう。

5 「分裂分析」と「制度分析」――生権力への挑戦

本節の前半で私たちは、一九七〇年代にフーコーが行っていた医学と社会の関係についての研究から、都市衛生、国家医学、労働者の保健衛生など、国それぞれ異なった発展の仕方をしつつ、一九世紀以降福祉国家という相貌のもとでできあがってくるというように、生権力が成立してくるさまをたどった。そして今やその新たな権力は、世界規模のネットワークとして、私たちの生物学的要素に手を触れているのであった。権力のミクロ物理学という言葉は、規律権力に対して最初使われた言葉であったが、規律権力が生権力と相携えながら作用するものである以上、生権力もまた微視的(ミクロ的)に作用する権力である。

いっぽう一九七〇年代のガタリの文章や発言をていねいに読んでいくと、そこに今述べたフーコーの見解と非常に近接した見解があることに私たちは気づく。たとえば「権力構成体の積分としての資本」という論文にある次のような指摘を読むとき、そこにフーコーと共通した現代社会に対する認識があることに私たちは驚かざるをえないのである。

労働力の平準化のメカニズムの基盤、またイデオロギーと情緒の相互浸透のすべての次元に、この資本主義的設備の四方八方に触手をひろげた機械状のネットワークが見出される。それはイデオロギー装置のネットワークというようなものではまったくなくて、無数のばらばらの要素――労働者にかかわるものばかりでなく、女性、子供、老人、周辺におしやられている者などをいたるところで休みなく「生産にかかわらせる」といった類の――からなる文字通りの巨大機械なのだということを私は強調しておきたい。たとえば、今日、子供は生まれたときからもう、家庭、テレビ、保育所、社会サービスなどの手段を通して「仕事につかされ」、複雑な教育過程のなかにくみいれられる。そして結局のところ、子供の身につける多様な記号化の様式はその子を待ちうけている生産的・社会的機能にうまく適合するようにしつらえられているというわけである。(18)

そして「うまく適合するようにしつらえられ」、知らぬ間に「仕事につかされ」、「生産にかかわらせ」られている間に、子供たちのそして私たちの「根が枯れていく」。フーコーの生権力の概念とガタリあるいはドゥルーズ＝ガタリの資本主義批判とは、現代社会がもつ、こうした巨大で寄生的で福祉的なネットワークが私たちにおよぼす負の影響に対して戦うための思想なのであり、最後にいっておこう、その負の影響とは、まさしく私たち自身の「疎外」なのである。

「分裂分析」は、その「巨大な機械＝ネットワーク」のさまざまな部分で反乱を起こすための装置である。さまざまな部分で、さまざまな様態で立ち現れる抵抗が、実は全体への戦いになる。全体に対して全体で戦うのではない。諸部分がそれぞれに戦いながら、連携を作っていく。そうした戦略が「分裂分析」ということである。いっぽう「制度分析」は、その諸部分における戦いのための戦術である。いかにしてその「巨大な機械＝ネットワーク」の効果を、遅らせ、逸らせるか。いかにしてわたしたちがいまだ保っているごくわずかな力を保持するか。精神療法の一つの方法でもある「制度分析」は、こうして現代社会に対する新たな戦いの指針を伴っているのである。もちろん「分裂分析」と「制度分析」を、単純にマクロとミクロのように区分してしまうことは、大きな誤解を生むだろう。なぜならマクロの中にミクロが、ミクロの中にマクロが入り込み、からみあい、つながりあっていることこそがもっとも重要な点だからである（**↓キーワード「トランスヴェルサリテ」参照**）。制度を使った分析が、精神医療環境でのきわめて特殊な療法であるのと同時に、本論で述べたように社会全体の問題ともつながっているのと同じように、「分裂分析」もまた、「ひと」という概念そのものの革新もせまるのである。

本節で、私たちは制度論や「制度分析」がもつ政治的な面を取り上げて論じた。何度も繰り返しいわれているように、「制度を使った精神療法」はあくまでも精神病の治療法であり、このことはじゅうぶん認識しておかなければならない。しかし、もしわたしたちが指摘しているように現代という時代が、フーコーのいう生権力やガタリのいう巨大機械のネットワークによって支配されている時代であるならば、いわば**ミクロな箇所での戦いである「制度分析」はその全体への戦いでもある**ということなのである。多くの読者は、本節でジャン・ウリの名前がほとんど引用されないことを奇異に感じられるだろう。しかしこのジャン・ウリの名の不在は、実はウリとガタリとの乖離の最も本質的な部分にかかわっている（**↓本章第1節、第2節参照**）。ガタリが制度論を他の社会的な運動と連携させ、「病院の外」

へもちだすことに心をくだいたのに対し、ウリはまさにその逆に「病院の内」での戦いに彼の努力を集中させようとした。わたしたちにとってはこの二人のどちらもが重要であり、どちらもが真実を語っていると思われる。もちろん本書でわたしたちが行おうとしていることは、「病院」や「医療」という限定された場での戦いについての考察と提言であり、それはウリの立場からにより近いものではあるのだが、最後にこのことだけは確認しておこう。「制度分析」は、確立され固定化され有害化してしまったシステムに対して、各人がふと感じる疑問を表明する、あるいは表明しないまでもその前で立ち止まることから始まるのであり、その意味でこそ全体に対する「新たな戦い」なのである。

編者注 この節で述べられていることは、本書の第一部において第2章と第3章の間にどんなつながりがあるかを示している。なぜなら、第2章の各節で述べられていることは地域医療や病院内の制度に関わる問題なのであるが、その改変を求めるためにわたしたちがまず心がけなければならないのは、実は規模の大きな制度にはじめから取り組もうとすることよりも、むしろ「身近にある」制度に取り組むことだからである。なんだ、そんなことは当たり前だろうという意見があるかもしれないが、たとえば第2章第2節での救急医療についての議論でいわれている「ミクロ」が機能しなければ「マクロ」も機能しないという意見は、フーコーやガタリの考える「新たな戦い」と全く同じことをいっているのではなかろうか。次章で述べられる、今社会をむしばもうとしている力に対する戦いとはまさにそういうところから始める戦いでなければならないはずなのである。

注

(1) この規律権力の定義は、次にあげる生権力の定義と同様に、ドゥルーズによるフーコー論、ジル・ドゥルーズ『フーコー』宇野邦一訳、河出書房新社、一九八七年、一一四～一一五ページを参照している。

(2) Michel Foucault, *Sécurité, territoire, population, Cours au Collège de France, 1977–1978*, Hautes Etudes, Paris, Gallimard-Seuil, 2004, p. 3.

(3) ちなみに書いておけば、父が外科医、父方祖父が開業医、曾祖父が貧民診療医、母方祖父が外科医という環境であった。

（4）たとえば、『ミシェル・フーコー思考集成Ⅰ』石田英敬他訳、筑摩書房、一九九八年の巻頭に収められた年譜を参照。
（5）このときの成果は *Généalogie des équipements collectifs*, Centre d'études, de recherches et de formation institutionnelles, 1976 としてまとめられている。
（6）*Recherches*, N. 17, mars 1975, pp. 16–19.
（7）*Ibid.*, pp. 23–24.
（8）フェリックス・ガタリ『精神分析と横断性』杉村昌昭・毬藻充訳、法政大学出版局、一九九四（原著一九七二）年、一三ページ。
（9）フェリックス・ガタリ『闘走機械』杉村昌昭監訳、松籟社、一九九六（原著一九八六）年、一九六ページ。
（10）ミシェル・フーコー『監獄の誕生：監視と処罰』田村淑訳、新潮社、一九七七（原著一九七五）年、三〇ページ。
（11）同書、三一ページ。
（12）フェリックス・ガタリ『分子革命』杉村昌昭訳、法政大学出版局、一九八八（原著一九七七）年、二五ページ。
（13）同書、二八ページ。
（14）同書、二八ページ。
（15）同書、二〇～二一ページ。
（16）ミシェル・フーコー、ジル・ドゥルーズ「知識人と権力」蓮實重彦訳『フーコー思考集成Ⅳ』、筑摩書房、一九九九年、二六一ページ。この発言は一九七二年「アルク」誌のドゥルーズ特集に掲載された対談で、一九七二年三月四日に行われたものである。
（17）ジル・ドゥルーズ、フェリックス・ガタリ『アンチ・オイディプス』宇野邦一訳、二〇〇六（原著一九七二）年、下一五二～一五三ページ。
（18）フェリックス・ガタリ『分子革命』六七～六八ページ。

第6章

「制度を使った精神療法」とその周辺

本章では、第5章で理論面から考察した「制度を使った精神療法」の周辺にある諸問題を検討しておきたい。それは「制度を使った精神療法」をより正確に理解するためでもあり、また同時に「制度を使った精神療法」から出発して、それとは異なった可能性へと歩みを進めるためでもある。

まず第1節では、精神療法という大きな枠組みを理解しておくために、その歴史をたどっておく。一九世紀後半にはじめて意識下の意識という認識の枠組みが登場して以降、フランスやアメリカで精神療法という考え方や実践がどう展開してきたのかをぜひ知っておいていただきたい。

第2節では、ジャン・ウリ自身にも深い影響を与えたジャック・ラカンの精神分析を継承するラカン派の分析家たちが、近年力を入れている応用精神分析について考察する。本来キャビネにおける一対一の分析を基本形とする精神分析が、いかにしてさまざまな制度の中へと入っていくのか。これは今後必ず非常に重要になる問題である。

第3節では、「制度を使った精神療法」と隣接した考え方をもったイタリアのバザーリアの活動とその思想、そして彼の影響のもとで展開されたイタリアの脱制度化の運動を検討する。精神病院をすべて廃した国イタリア、そのようなことがどうして可能になるのだろうか、これは非常に興味深い論点である。

第1節

精神療法の歴史から
その治療理念のクロノロジー

江口重幸

1　精神療法という概念

近代精神療法の成立とその治療理念の変遷をたどるのが本節の目的である。これは大きなテーマであり、『無意識の発見』[1]や『催眠の歴史』[2]等の力動精神医学史を描いた名著が委曲を尽くして論じた領域である。ここではジャン＝マルタン・シャルコー（一八二五〜一八九三年）の理論を中心に据え、一九世紀後半、さらに限局すれば一八八七年前後に、「プシケ（psyché）」によって心身に働きかける治療である、今日にも通じる「精神（心理）療法」の原型が形成されたのではないかという視点から論じ、以降第一次大戦までの四半世紀の変遷を追おうと思う。

筆者がこうした主張をする根拠は、すでに紹介したことがあるが、ブルホフ[3]が指摘するように「psychotherapie」という用語がはじめて登場するのが一八八七年のアムステルダムの診療所の看板であり、これを境に「精神（心理）療法（psycho-therapeutic）」を題名とする書物が次々と刊行されることになったからである。[4] またウィリアム・ジェイムズは、一八八六年に「心理学において行われたもっとも重大な前進の歩み」[5] が生じたとしている。それは「閾下意識（subliminal conscious）」というものの存在がみいだされたことを述べた部分である。当時のこの領域の研究者にとって何か未知の領域への扉が開かれたようにとらえられた。それが近代精神療法の始まりであったと思われる。

この一八八七年は、シャルコーの『全集』第三巻[6] と『火曜講義』第一巻[7] が刊行された年でもある。いずれも「ヒステリーと催眠の黄金時代[8]」を代表する著作であり、しかもこの時期、女性の「ヒステロ＝エピレプシー（hystéro-épilepsie）」から男性の外傷性ヒステリーへとヒステリーの典型病像をめぐる議論がシフトする重要な臨床講義として、今日まで読み継がれているものである。それはあとでみるように、サルペトリエール学派とナンシー学派の論争が煮詰まりつつあるときであり、ヒステリーと催眠とが再定義される決定的な時期であった。[9]

ところで、一言で「精神療法」といっても、催眠状態に導入しその場の一回だけの治療で患者の呈する多彩な症状のほぼ八割が改善する一九世紀末の精神療法と、年余（ときには生涯）にわたりその発達や生活史をも扱う今日の精神療法を同列に扱うことは難しい。「精神療法」も、その時代や場所に特有な「生態的ニッチ（ecological niche）」（Hacking[10]）にしたがって流行や消退がみられ、いくつかのローカルな文化的・社会的ベクトルによって特定の形式へとかたどられ、変遷するものと考えられる。何がその時代その地域に特有な精神療法を形作るベクトルを形成しているのかを問うことが重要になる。精神療法やその治療理念の変遷は、それを形成している「ニッチ」の変化として考えなくてはいけない。

2　一八八〇年代のシャルコー「大催眠＝大ヒステリー」理論

まずこの領域に果たしたシャルコーの「大催眠＝大ヒステリー」理論の役割について簡単にみよう。シャルコーは、一九世紀後半、かつてのパリ学派の威光を再現しようとした人物であるが、彼の疾病論・方法論の基本は、遺伝・変質論的二大家系にもとづいた「解剖学＝臨床医学的」方法と呼ばれるものであった。そこでは、実証主義・科学主義・反教権主義がその旗幟に掲げられた。しかしいっぽうでシャルコーは、あらゆる人間的現象の基底にある生物学的な規則と心理学的部分の交錯する部分に関心を抱いていた。それは伝統的に「心的（moral）」と「身体的（physique）」と呼ばれる領域の関係である。こうした延長で一八七〇年代はじめには以前から論争の絶えぬヒステリー問題を論じ、さらに七〇年代後半にはビュルクが長年臨床に取入れていた「金属療法」の追試に着手したのである。金属療法とは、ヒステリーの麻痺部に特定の金属や磁石を貼付して回復させる治療である。しかしこれは麻痺した患部が反対側の健側や、他の健康体へ「転移（transfer）」するという奇妙な現象を生むことにつながっていった[11]。

シャルコーは、こうした一連の研究から、催眠とはヒステリーという疾患に特有の病理学的現象であり、それは筋＝生理学的に異なる（通電により鑑別可能な）確固とした三つの状態（カタレプシー・嗜眠・夢中遊行）から構成される

Profile

江口重幸
（えぐち・しげゆき）

1951年東京北区に生まれる。精神科医。関西で10年、東京で20年臨床家として過ごし、現在東京武蔵野病院に勤務する。精神科臨床とともに医療人類学と精神医学史に関心をもつ。
アーサー・クラインマン『病いの語り』（誠信書房、1996年）、バイロン・グッド『医療・合理性・経験』（同、2001年）、マーガレット・ロック『更年期』（みすず書房、2005年）など、医療人類学領域の「古典的」著書の翻訳（共訳）がある。
『ナラティヴと医療』共編著（金剛出版、2006年）と『シャルコー：力動精神医学と神経病学の歴史を遡る』（勉誠出版、2007年）が近年の著作。

精神療法・心理療法とは何なのか、精神医療とは何をするものなのかという単純な問いがテーマであり、上記2つの領域から得られた視点を、何とか臨床場面に引き寄せたいというのが長年の課題である。

ことを定式化した。多彩で不定形な諸症状の観察と詳細な記述、そして図像化を通して、疾患や現象の「原型（type）」を取出し、「亜型（formes frustes）」との対比でとらえることの重要さを示す、彼の面目躍如たる部分である。[12]

シャルコーの催眠やヒステリー研究は、二〇世紀に入り、マリーやババンスキーをはじめとする近代神経学の主流を形成するシャルコーの直弟子たちによって完全に否定された。しかし多様な領域へのアンテナを張っていたシャルコーを催眠研究へと誘った要素のひとつは、カタレプシー状態の探究であったと筆者は考えている。シャルコーは自らの神経学の師をデュシェンヌであると述べた。デュシェンヌの代表的著作でもある『人間の表情のメカニズム』[13]は一八六二年に出版され、これは後にダーウィンの『人及び動物の感情表出』（一八七二年）[14]に大きな影響を与えた。この系譜の研究が明らかにした点は、人間や動物の喜怒哀楽の感情表出が特定の神経と筋肉の収縮や弛緩によって生み出され、電気刺激や姿勢で再現できるとした事であろう。つまり何か感情があって表情が作られるのではなく、その逆に筋肉や姿勢の組み合わせが感情を生むという点である。しかもこの現象は、ビュルクが影響を受けた、近代催眠の祖と呼ばれ「催眠（hypnotism）」の名称を造ったジェイムズ・ブレイド（一七九五〜一八六〇年）が、催眠下の患者に特定の姿勢をとらせるとそれに伴って特定の感情が惹起されるとした定式化と直接に結びつく部分だった。

サルペトリエール病院における催眠状態への導入は、ブレイド流の物体の凝視とは異なり、巨大な銅鑼を鳴らしたり、目の前で閃光を輝かすことで突然カタレプシー状態に導く技法が加えられた。以降シャルコーの記述を追ってまとめると、患者はそれらによるショックで身動きができず、全身の完全な感覚消失に陥り、筋肉に通電しても拘縮をみず、なされるままの蠟屈症にいたる。精神活動は不活発だが心的機能は覚醒していて、特定の観念が暗示で示されると、従来の「自我」とは違う部分にこれらの観念群が保存される。意思の疎通は筋肉の感覚を通してのみ可能であり、いわばラ・メトリーの「人間機械」そのものであると記述されている。ここから頭部の圧迫等によって嗜眠や夢中遊行状態に移行するとされた。[15]

後に述べるようにナンシー学派やその他の催眠研究者は、このカタレプシー状態を通常の患者でどうしても作りだすことができなかった。いっぽうシャルコーとサルペトリエール学派はこの三状態をもつものが典型的な大催眠状態であり、それはヒステリーという病理的・身体的な基盤と密接に結びついたもので、しかも心的な部分とも通底するものだとした。

シャルコーが力動精神医学に果たした決定的な役割は、このカタレプシー期の「神経＝筋」と感情とが連動した「人間機械」的部分の分離であったと考えられる。人間からこの自動症的な「人間機械」を取り除いたならば、それは純粋な心的装置としての夢中遊行状態を定義することになるのではないか。シャルコーの「大催眠＝大ヒステリー」研究は、近代神経学の系譜からは否定されたが、逆説的であるが、ジャネやフロイトやメビウスやプリンスら力動精神医学の転回点を形成する人物に深い刺激を与えた。彼らはその講義に魅了され、文字どおりそこから自説を発展させたのである。こうした心的装置あるいは閾下意識や無意識への入り口が、シャルコーの催眠研究によってもたらされたとみて間違いないだろう。

3　「動物磁気＝催眠」を飼いならす

シャルコーとサルペトリエール学派は催眠をどのように再定義したのだろうか。この経緯を知るにはビネとフェレによる『動物磁気』[16]にあたるのが最適であろう。本書はシャルコーに捧げられ、序文にもあるようにシャルコーの実験的方法による知見をもとにしている。それは、メスマーを嚆矢とする動物磁気術と、その後ブレイドによって催眠と呼称が変わる歴史的変遷を前半でたどり、後半は諸現象の科学的なメカニズムを解明しようとする意欲的な著作であり、一八八七年にパリで、同年には英訳版がロンドンで出版された。

ビネとフェレの議論の概略はこうだ。一八世紀の後半にメスマーとピュイゼギュールによって流布した動物磁気は、それぞれの理論にしたがって「分利《クリーズ》」と「夢中遊行」という独特な現象と治療を生み出したが、アカデミーでは科学的根拠がないと棄却された。その後一八二〇年代の学問的再検討の後、マンチェスターの外科医であるブレイドによって第二の転回点を迎える。その著書『神経催眠（*Neurypnology*）』（一八四三年）[17]には、動物磁気から文字どおり「催眠（hypnotism）」への道を開くいくつもの新たな視点が記されている。ブレイドはメスマーのいう磁気的流体の存在を否定し、物体の凝視による眼の神経の疲労と麻痺が催眠を生むとした。また催眠には二つの段階があって、言葉による暗示で多様な感覚や幻覚や麻痺が惹き起こされることを記述している。いっぽうでブレイドの視点には骨相学的な限界があり、加えて無意識的暗示の軽視が指摘されている。

その後もいくつかの試みがなされたが、一八七八年サルペトリエール病院においてシャルコーが、先の三状態からなる大催眠を記述し、それには各々独特の身体・心的な基盤があると定式化してから、この領域の科学的な解明が一気になされたというのである。本書を読んでいると、長い間未知の大陸であった「動物磁気＝催眠」という領域が、シャルコーの視点によってはじめて総合的に理解可能になったとする自負が全巻に溢れている。ここで示されるのは、メスマー―ブレイド―シャルコー（サルペトリエール学派）という流れであり、これらは「大催眠＝大ヒステリー」理論に注ぎ込むことで科学的な根拠に至ったという系譜である。

さていっぽう『動物磁気』にも紹介されているが、リエボーは、一八六六年に『誘発された眠り』[18]を刊行し、催眠下でもたらされる治療効果は、心的なものが身体的なものに影響する結果だと主張した。簡単にいえば、誘発された眠りのもと、言語的な「暗示（suggestion）」によって治療効果が生じうるという視点である。リエボーは、ブレイドとラフォンテーヌの影響を受けた催眠治療家であったが、彼の視点が後にナンシー学派とよばれる基盤を形成した。以降、催眠治療に関心をもつ多くの者がナンシーを訪れ彼の技法を学んだ。レンテルヘンとエーデンがアムステルダムに開設した、冒頭に触れた診療所も、正確には「暗示による精神療法（リエボーの手法による）」という新聞広告であった。[19]この系譜は、メスマー―ブレイド―リエボーという流れとして近代催眠の展開をとらえている。ナンシー大学神経学教授であったベルネーム（一八四〇～一九一九年）は、リエボーに催眠を学び、その理論を精緻化して『暗示とその応用』（一八八六年）[20]を刊行しこの時期、反サルペトリエール学派を代表する論陣を張った。彼によれば催眠には九段階があり、「催眠＝暗示」には「観念を行動へと具体化する傾性」である「観念―運動的」な興奮性反射を増強する「言語＝運動的」作用があるとした。つまり、催眠は身体的基盤をもつヒステリーに限局される現象ではなく、すべての人に起こり得るもので、その治療のメカニズムは、暗示によって惹き起された観念が特定の運動に結びつくという理論であった。

一八八九年八月フランス革命から一世紀を記念して開かれたパリ万国博時、第一回国際生理学的心理学会（会長シャルコー）と国際実験的治療的催眠学会（会長デュモンパリエ）が開催された。前者でベルネームが、後者ではサルペトリエール学派を代表してババンスキーが自説を主張し、両学派の一騎打ちとなり、結果的にベルネームの主張が世界的な規模で普及することになった。その後一八九三年にシャルコーが急死するとこの傾向は加速化し、世紀末になるとベルネーム自身も「催眠はない、すべては暗示によるものに過ぎない」と、催眠そのものまで否定し、伝統的な催眠治療への懐疑派の急先鋒となった。[21]こうして一八八七年以降「psychotherapie」は、「催眠＝暗示」を示す述語として流布することになるが、一八九〇年代とくにシャルコーの死後、催眠理論をさらに脱身体化し、心理学化する理論へとつながっていくのである。

4　向日的系譜と背日的系譜

アメリカでは、一八七〇年代に「休息療法（rest cure）」[22]がフィラデルフィアの医師サイラス・ウィア・ミッチェル（一八二九～一九一四年）によって定式化された。ミッチェルは南北戦争での戦時疲弊を患った兵士の治療からこの療法を考案し、一八六〇年代末にビアードが命名した「神経衰弱（neurasthenia）」とヒステリー治療に応用した。神経衰弱症の治療法として彼の著書と定式化はヨーロッパにも広く普及したのである。

この療法の骨格は、隔離、休息、マッサージ、静電気、食事療法で構成され、一回の入院期間は六～八週間とされた。具体的には、①完全なベッド臥床、当初食事を全介助で与え、強壮剤、マッサージ、電気治療等の受動的運動で体温上昇を狙い、②体重増加と神経の力を増すために、乳製品中心の高蛋白の厳格な食事療法を施行。二時間毎の四オンスのミルクから次第に増量し、パンと肉と卵を追加して、高カロリー三回食へ移行し急速に体重を増加させ、③最も重要なことだが、治療者以外との完全な隔離（医師との口頭の会話以外は新聞や手紙等も禁止）を強いるものであった。患者は当然富裕な階級の女性に限られ、「神経質で痩せて青白く血の気のない」ニューイングランド出身の若年の女性がその典型とされ、治療過程には「子どものような従順さ」が要求された。

治療の根幹にはミッチェルの独特な視点があって、それは彼の「銃創（gunshot wound）」や「幻肢痛（phantom limb pain）」研究、さらにはのちに野口英世とおこなった蛇毒血清の研究ともつながる独特な身体観がみられる。加えてミッチェルは一八七三年の『疲弊状態（*Wear and Tear*）』等の著作で、南北戦争後のアメリカの急速な産業化過程で葛藤する男女に道徳的な処方箋を書き、とくに思春期の女性に過度の学習負荷をかけることで脳神経を酷使することをひとつの病因として挙げ、一四～一八歳の身体形成期の女子は一日三～四時間以上の教育はしてはならないという女性教育論、文明論を展開した。実際に数多くの女性の治療にかかわり、代表的な患者には、小説『黄色い壁紙（*The Yellow*

Wallpaper)』を書いてミッチェルを名指しで批判したシャーロット・パーキンス・ギルマンや、後に社会運動家としてノーベル賞を受賞したジェーン・アダムズもいた。彼の休息療法は『脂肪と血液（*Fat and Blood*）』[23]というタイトルの著書に詳述された。この本は版を重ね、一八七八年の初版の後四カ国語に翻訳されて普及し、一九〇二年には第八版を数えている。

ミッチェルは、出身地フィラデルフィアで生涯臨床をし、そのかたわら今日でも読みつがれている数多くの小説や詩を書いたが、これらとは別に、アメリカ医学の草創期を形成した人物でもあった。彼は欧州旅行の際に神経衰弱症患者を装ってシャルコーのもとに受診し、帰国したらミッチェルという医師の治療を受けるように薦められ喜んだというエピソードを残している。彼の治療法はそれほど普及し標準化した療法になった。

筆者はミッチェルの休息療法を、催眠や閾下意識に頼らず、身体性と合理性に訴えて治療的影響を与えるという意味で、精神療法の「向日的系譜」の嚆矢と考えている。それは欧州のシャルコー以降の神経衰弱症治療に大幅に取入れられ、ひとつの流れを形成したからである（ミッチェル―デュボワ―森田正馬という系譜をみられたい[24]）。しかし、高名な医師であったミッチェルの父親ジョン・キーズリー・ミッチェルがアメリカにおける「催眠の先駆者」と呼ばれ、初期の多重人格症例メアリー・レイノルズの詳細な記述を残したこと、さらにミッチェル自身のデビュー小説『症例ジョージ・デッドロー（*The Case of George Dedlow*）』（一八六六年）にみられる医学的記述と交霊術との重畳部分等から推測すると、催眠や心霊研究といった「背日的系譜」も十分意識していたことがわかる。彼はそうした部分を後半生集中した創作活動に注ぎ、その生活と同様、背日的部分をアメリカ医学界の科学化を推進することに昇華したといえそうである。

5　暗示から説得へ

ふたたび一八九〇年代後半の、ベルネームによる「催眠はない、あるのは暗示だけだ」という言説の流布した時代に戻ろう。ベルネームは二〇世紀への変り目において自らが「精神療法」の真の創始者であることを自認していたといわれている。しかし一九一〇年にその名は忘却されていた。デュボワの説得＝教育療法がとってかわったからだ。エレンベルガーはこう記している。「もっと現代的《モダーン》とされた他の人々がすでに有名になっていた。特にベルンのデュボワである。ベルネームがデュボワへの嫌味としていったことばだが、デュボワは（ドイツ人が一八七一年にアルザス＝ロレーヌ地方を「併合（annexed）」したと同じ意味で）これまた一八七一年にベルネームの発見したものを「併合」してしまった[25]」と。

ベルン大学の神経学教授だったポール・デュボワ（一八四八～一九一八年）は、一八八八年にナンシーを訪れてベルネームに催眠の手ほどきを受けた。その後北米から輸入された疾病概念である神経衰弱症に注目し、それを現代的生活様式がもたらしたヒステリーの一種と考え、その対症療法ではなく、総体を精神神経症ととらえ治療しようとしたのである。彼は自らの治療を「説得（persuasion）療法」と名づけた。一九〇四年にパリで刊行された三五講からなる講義録『精神神経症とその心的治療[26]』は、翌年には英語訳が出され、合衆国でその後長らく版を重ねることになった。

デュボワのいう「説得」とは、ベルネームの「暗示」の反対概念である。暗示が、患者のいわば「裏口から理解に入り」「盲目的な信念に働きかける」ものとすれば、説得とは、患者の「正面のドアをノックし」「明瞭な論理的判断力」つまり理性に訴える治療で、「理性的精神療法＝再教育＝説得療法」と言い換えられている。具体的に示せば、患者に神経衰弱症という病名を告げ、それは治癒可能なもので、「気楽に過ごす」ことを中心とした「休息」が必要だと率直に話すのである。「神経症患者は、自分が治るという確信を得たと同時に回復への道を歩み始める。自分が治ったと信じたその日に彼は治ったのである」（二四五ページ）が、デュボワの治療論の核心である。治療者が患者に真の共感を抱き、友人のごとくふるまうことが重要であり、それをもとに、人間の意志と理性の再教育である「説得」を行い、宗教と哲学を備えた十全な人間の形成を目指した。

デュボワは、先のミッチェルの休息療法を基準にしながら、まず静電気を、次に絶対的隔離を、次に臥褥をやめてゆき、最終的にモラルな影響だけが頼りになると記した。ミッチェルの三条件（臥褥、栄養、隔離）はそれを補助する作用しかもたないと述べている。結果としてデュボワは伝統的な催眠治療に対する最も強力な反対者になった。

デュボワの視点は、同郷出身の旧友でありサルペトリエール病院神経病学講座三代目教授になったジュール・デジュリヌ（一八四九〜一九一七年）によって支持され引き継がれた。それは彼の神経学領域での画期的業績の合間に刊行されたゴクレと共著の『精神神経症の機能的症状と精神療法による治療』（一九一一年）[27]に記されたが、デュボワに学び、ミッチェルの治療論を基本にして、心的な部分に働きかけることの相互行為的な重要性を考察している。なかでも神経衰弱症患者への精神療法として、自発性を欠いた催眠下の自動症的状態に暗示を行う「直接的暗示」と、自由意志下の親密な関係においてすべてを話し納得することを基礎にする「説得」とを対置し、前者、とくに伝統的な催眠療法が患者の既存の文脈と無関係な暗示を与えがちなことや、自由意志を押さえつけ治療者に依存させる傾向をもつことを倫理的視点から鋭く批判した。デュボワと同様、病名の告知を前提とし、医師—患者間の対話的姿勢、打ち解けた心と心の会話が強調され、医師は患者に信頼されるようにするのが説得による精神療法の中心であるとした。

相違点は、デュボワがあくまで患者の知性に訴え、「論理的説得」を重視したのに対して、デジュリヌは、治療者を信じることで、感覚や「情動（emotion）」が作動し、治癒がもたらされるとした点である。これは、理詰めなだけでは治癒には至らないとする、近代精神療法的視点であると、デュボワとデジュリヌ両著書の英訳者であるジェリフは記している。このジェリフは二〇世紀初頭に『神経・精神疾患ジャーナル（*Journal of Nervous and Mental Disease*）』誌を買取り、説得療法の両著書を訳し、後に精神分析学に傾倒して、一九一三年にはホワイトとともに『精神分析学レヴュー(*The Psychoanalytic Review*)』を創刊し、アメリカ精神医学のひとつの大きな流れを形成した人物であった。[28]

6 アメリカにおける「精神療法」の展開

北米の力動精神医学の揺籃期を形成したのは、一八八〇年代に形成された知的サークルである「ボストン・スクール」であった。このサークルは、モートン・プリンス(一八四八～一九二九年)とジェームズ・ジャクソン・パトナム(一八四六～一九一八年)という、タフツ大学とハーヴァード大学の神経学教授が中心であり、W・ジェイムズらの哲学的影響も受け、異常心理学さらには催眠や多重人格を含む研究領域をカバーしていた。当時は医科大学卒業後ヨーロッパの大学にグランド・ツアーで学ぶのがアメリカでは一般的であり、ヨーロッパの知識の輸入が積極的に進められていた。先のミッチェルの影響もデュボワやデジュリヌの著書を通して逆輸入されたと考えたほうがよいかもしれない。

催眠はこの機に北米という別の「ニッチ」に改めて移植されたことになる。「ボストン・スクール」は中心人物プリンスの、邦訳もある主著『人格の解離』[29]でも知られるように、多重人格や催眠を取入れた精神病理学に当初関心を示していた。そして二〇世紀に入った当時、こうした理論的内容を提供できる人物はピエール・ジャネをおいていなかった。ジャネは心理自動症やヒステリー研究から入り、旧サルペトリエール学派の神経学者がシャルコーの催眠とヒステリー理論を否定した後になっても、大催眠の三状態の存在を主張してやまなかった。そしてアメリカの心理学者との接触を深め、二〇世紀のはじめ北米で大きな影響力をもったのである。[30]

プリンスの理論的支柱は、ジャネのヒステリー論であったが、このプリンス＝ジャネ的な病因・治療論がアメリカでピークを迎えたのは一九〇六年前後と考えられる。その年は、プリンスが編集主幹の『異常心理学雑誌（*The Journal of Abnormal Psychology*）』が創刊され、巻頭にはジャネの論文「衝動の病理性について」が掲載された。また同年にはプリンスの『人格の解離』が刊行されている。さらにこの年の秋にはジャネのハーヴァード大学におけるヒステリーをめぐる連続講演が行なわれた(31)。そして翌一九〇七年、ニューヨークで創刊された『アメリカ心霊研究協会雑誌』の巻頭もジャネが書いている。プリンスはその後、一九一〇年にアメリカ精神病理学会を組織するが、彼の意図した「異常心理学＝精神病理学」がどういう系譜のものか理解できるであろう。

この時期は先に書いたように、一九〇五年にデュボワの主著の英訳が出て急速に北米で普及した時期でもあった。一九〇九年当時の北米の「精神療法」には以下のような四種類のものがあると当時ヒンクルは紹介している(32)。①催眠、②暗示、③説得（あるいは心的再教育）、④精神分析である。そして暗示と説得が中心的な方法であると記している。

一九〇九年はフロイトがクラーク大学創立二〇周年記念講演に招聘され、ユングとフェレンツィとともに訪米し、その際にパトナムの山荘に招かれた年である。それ以降、パトナムを中心に本格的に精神分析学のアメリカ進出がはじまる。こうした一連の動きの背景にあるエマニュエル・ムーヴメント（Emmanuel Movement）の興隆と頓挫(33)、それを契機にしたパトナム自身の科学主義への転向、アーネスト・ジョーンズを中心にハーヴァード大学のパトナムと結んでプリンス＝ジャネ的な理論への批判を強めた戦略、第一次大戦を機にした精神分析学の北米市場の席巻、それでもマサチューセッツ州の精神病院等で継承されたプリンス＝ジャネ的治療論の残滓、精神分析学自身の新大陸における節合と変貌等は、さらに別稿で論じたい(34)。

7 精神療法の今後

精神療法の歴史を、シャルコーの「大ヒステリー＝大催眠」理論を中心に、そこに流れ込み、そこから派生する系譜としてたどった。「精神（心理）療法（psychothérapie）」は、「動物磁気―催眠―暗示―説得（再教育）―精神分析」と変容しながら、向日的系譜と背日的系譜を形成して、百花繚乱と形容される今日の精神療法へと流れ込んでいる。さらにこうした系譜はさまざまなローカルな文化的土壌に移植され、微妙に異なる「生態的ニッチ」に受容されることで興隆と衰退という現象を形成していることがうかがえるのである。

第一次大戦後、精神分析学の覇権的支配とも呼びうる時期が約半世紀間続くが、その初期と最後に書かれた二つの書物は、こうした力動精神医学史のすべてを振り返り、精神療法とは一体何かということを徹底して問おうとしたものである。はじめのものはジャネが一九一九年に書いた『心理学的治療』[35]であり、もうひとつはエレンベルガーが一九七〇年に書いた『無意識の発見』[36]である。前者は「外傷性記憶」概念を記したものとして再評価されているが、一九〇二年にサルペトリエール病院を去ってコレージュ・ド・フランスに移り、北米における一時的流行の後、一種の言語論的転回を迎えるジャネが、精神分析学を激しく批判しながら精神療法そのものの根拠を問うた大著である。後者も「無意識の神話産生機能」という独特な用語を使用して、科学的な唯一の真理を主張する理論や実践もまた集団的無意識的神話化に行き着くと述べ、精神分析への批判を展開したものであることに注目したい[37]。つまりこれらは、特定の時代の形作る治療論の「ニッチ」というもの、それらを構成している文化的・社会的土壌を、「神話産生機能」という視点から批判的に再検討することにわれわれを誘う。

これからの精神療法は、その治療的影響力や効果の検討と同時に、その理論的根拠と、それらを培う文化的・社会的文脈を再検討するところから始められるものになるだろう。それは小論でたどった一九世紀末からの四半世紀間の、近代精神療法が胚胎し、誕生し、さまざまな場所に移植されながら成長し、衰退し、あるいは変貌する曲折に満ちた過程をもう一度みつめ直す作業に、たえずわれわれを引き戻すのではないか。(38)

編者注 本書で紹介している「制度を使った精神療法」はフランスにおいて始められた精神療法であるが、こうして精神療法の歴史の中に置き直してみると、それがとりわけアメリカのミッチェルの考え方とも非常に通じ合っていることがよくわかる。また初期の議論の中では、レヴィンなどの集団心理学やサイコドラマなど、英米系の心理学理論もまた「制度を使った精神療法」には影響を与えている。第5章第3節で述べられているゲシュタルト理論との関係ともども、第一部で扱った具体的問題について考える際の理論的地平はできる限り広げておきたい。

注

(1) Henri F. Ellenberger, *The Discovery of the Unconscious*, Basic Books, New York, 1970.『無意識の発見』木村敏・中井久夫監訳、弘文堂、一九八〇年。

(2) Alan Gauld, *A History of Hypnotism*, Cambridge University Press, Cambridge, 1992.

(3) Ilse Bulhof, From Psychotherapy to Psychoanalysis. *Journal of the History of the Behavioral Sciences* 17, 1981, pp. 209–221.

(4) Hippolyte Bernheim, *Hypnotisme, suggestion, psychothérapie*, Octave Doin, Paris, 1891.

(5) William James, *The Varieties of Religious Experience: A Study in Human Nature*, Longman, Green and Co., London, 1925.『宗教的経験の諸相』桝田啓三郎訳、岩波書店、一九六九年、上巻三五〇ページ。

(6) Jean-Martin Charcot, *Oeuvres complètes: Leçons sur les maladies du système nerveux, t. III*, Bureau du progrès medical, Paris, 1887.

(7) Jean-Martin Charcot, *Leçons du mardi à la Salpêtrière: 1887–1888*, Lithograph. Bureau du progrès medical, Paris, 1887.

(8) Jan Goldstein, *Console and Classify: The French Psychiatric Profession in the Nineteenth Century*, Cambridge University Press, Cambridge, 1987.

(9) この理論と時代的背景については、Christopher Goetz, Michel Bonduelle and Toby Gelfand, *Charcot: Constructing Neurology*, Oxford University Press, Oxford, 1995、ならびにMark Micale, *Approaching Hysteria: Disease and Its Interpretations*, Princeton University Press, Princeton, 1995を参照。

(10) Ian Hacking, *Mad Travelers: Reflections on the Reality of Transient Mental Illnesses*, University Press of Virginia, Charlottesville, 1998.

(11) Anne Harrington, Hysteria, Hypnosis and the Lure of the Invisible; the Rise of Neomesmerism in Fin-de-Siècle French Psychiatry, In. Bynum, Porter,

and Shepherd (eds.) *The Anatomy of Madness. vol. 3*. Routledge, London, 1988, pp. 226−246.
（12） 江口重幸「症状・文化・模倣：シャルコーの大催眠理論とヒステリーの身体」野村雅一・市川雅編『技術としての身体』大修館書店、一九九九年、一四七〜一八〇ページ。
（13） Duchenne de Boulogne, G. B., *Mécanisme de la physinomie humaine*, Ronouard, Paris, 1862.
（14） Charles Darwin, *The Expression of the Emotion in Man and Animals*, John Murray, London, 1872.『人及び動物の表情について』浜中浜太郎訳、岩波書店、一九三一年。
（15） 江口重幸「力動精神医学への結節点：Charcot 神経病学における『心的治療』を中心に」『精神医学史研究』第二巻、一九九九年、四二〜四九ページならびに江口重幸「Charcot 神経病学の周辺：その時代的背景と力動精神医学への影響」松下正明、昼田源四郎編『臨床精神医学講座補巻：精神医療史』中山書店、一九九九年、一七五〜一九四ページ。
（16） Alfred Binet et Charles Féré, *Le magnétisme animal*, Félix Alcan, Paris, 1887.
（17） James Braid, *Neurypnology or the Rationale of Nervous Sleep Considered in Relation with Animal Magnetism*, Churchill, London, 1843.
（18） Ambroise A. Liébeault, *Le sommeil provoqué et les états analogues*. Octave Doin, Paris, 1889.
（19） Albert Willem van Renterghem et Frederik van Eeden, *Psycho-thérapie: Communications statistiques, observations cliniques nouvelles*, Edition Scientifiques, Paris,1894.
（20） Hippolyte Bernheim, *De la suggestion et de ses applications à la thérapeutique*, Octave Doin, Paris, 1886.
（21） *Ibid.*
（22） Léon Chertok, Court historique des idées sur l'hypnose ou d'un 89 à l'autre. In. Bougnoux D (direction) *La suggestion: hypnose, influence, transe*, Synthélabo, Paris, 1991, pp. 13−33.
（23） Silas Weir Mitchell, *Fat and Blood: And How to Make Them. 2nd edition, revised*,. Lippincott, Philadelphia, 1878.
（24） 吉田城『「失われた時を求めて」草稿研究』（とくに第四章「都市・書物・神経症」）平凡社、一九九三年。
（25） Henri F. Ellenberger, *op. cit.*（邦訳上巻一〇三ページ）。
（26） Paul Dubois, *Les psychonévroses et leur traitement moral*,. Masson, Paris, 1904.
（27） Jules Déjerine et E. Gauckler, *Les manifestations fonctionelles des psychonévroses, leur traitement par la psychothérapie*, Masson, Paris, 1911.
（28） John C. Burnham, *Jelliffe: American Psychoanalyst and Physician*. The University of Chicago Press, Chicago, 1983.

(29) Morton Prince, *The Dissociation of a Personality: A Biographical Study in Abnormal Psychology*, Longman, New York, 1906.『失われた〈私〉をもとめて』児玉憲典訳、学樹書院、一九九四年。

(30) Henri F. Ellenberger, Pierre Janet and His American Friends. In. George Gifford (ed), *Psychoanalysis, Psychotherapy, and the New England Medical Scene, 1894–1944*, Science History Publications, New York, 1978, pp. 63–72.

(31) Pierre Janet, *The Major Symptoms of Hysteria*, Macmillan, New York, 1906.

(32) Hinkle, B. M., The Methods of Psychotherapy. In. W. B. Parker (ed.): *Psychotherapy*, 3vols, Vol. 2. No. 1, Center Publishing, New York, 1909, pp. 5–14. (citation from Gauld, p.565.)

(33) Eric Caplan, *Mind Games: American Culture and the Birth of Psychotherapy*, University of California Press. Berkeley, 1998. ならびに Sanford Gifford, *The Emmanuel Movement: The Origins of Group Treatment and the Assault on Lay Psychotherapy*. Countway Library, Boston, 1997.

(34) 江口重幸「New England と力動精神医学： Prince, Putnam と Boston School」『精神医学研究所業績集』第三九輯、二〇〇三年、四一～五〇ページ、ならびに江口重幸「心理療法の歴史をたどり直す」村瀬嘉代子、青木省三編『すべてをこころの糧に』金剛出版、二〇〇四年、一八九～二一五ページ。

(35) Pierre Janet, *Les médications psychologiques*, Félix Alcan, Paris, 1919.

(36) Henri F. Ellenberger, *The Discovery of the Unconscious*, Basic Books, New York, 1970.『無意識の発見』木村敏・中井久夫監訳、弘文堂、一九八〇年。

(37) Jacques Mousseau, Freud in Perspective: A Conversation with Henri Ellenberger. *Psychology Today*, March, 1973, pp. 50–60.

(38) この論文は、『精神医学史研究』第九巻一号、二〇〇五年、三四～四五ページに掲載された同名の論文を再録したものである。部分的な加筆や、人名や注の部分で書式を変更した箇所がある。再掲載を許可していただいた『精神医学史研究』編集委員会に感謝します。

第２節

ラカン派の視点から

「制度を使った精神療法」とラカン派応用精神分析

立木康介

１　純粋精神分析と応用精神分析

精神分析とはなにか。応用精神分析とはなにか。

これらの問いは、少なくともフランスにおいて、ジャック・ラカン以来、より正確には、国際精神分析協会（ＩＰＡ）から除名されたラカンが自らの学派を立ち上げた一九六四年以来、ひとつの明確な、しかもそれ以前の一般的な理解とは完全に隔絶した、射程をもつ問いとなった。

「パリ・フロイト学派（École freudienne de Paris ＥＦＰ）」と名づけられることになるその学派の「設立宣言」[1]のなかではっきりと告げられたラカンの解答は、いたって明快である。「精神分析とはなにか」を決定しうる「純粋」な精神分析とは「教育分析（psychanalyse didactique）」、すなわち新たな分析家を養成する分析のことであり、それにたいして、治療そのものが目的となるような分析、とりわけ医療施設を中心とした私的・公的機関における精神分析的ケアの総体は「応用精神分析（psychanalyse appliquée）」にすぎない、というのである。

ここには、フロイト以来の一般的な認識を根本的に刷新する、ラカンの二重の確信が映し出されている。①いかなる精神分析もそれ固有の論理にしたがって終結する。②ひとつの精神分析が真の精神分析であったかどうかは、この終結から遡及的に決定されるべきであり、真の精神分析の終結は、分析主体が分析家になるという帰結をもたらす。これらの、フロイトのうちにはみいだされない確信のゆえに、ラカン派の分析家たちは――上に述べたことからするとかえって逆説的にみえるかもしれないが――従来の意味での「教育分析」とそれ以外の分析との区別を行わない。分析家のもとを訪れるひとがはじめに携えている「要求（demande）」、たとえば、なんらかの具体的な症状を改善したいとか、人生の悩みを聞いてもらいたいとか、あるいは端的に、分析家になりたいとかといった、そうした諸々の要求は、いったんすべて括弧に入れられねばならない。いかなる主体も、自らの症状を名ざすことからはじめ（分析のなかであらためて名ざされた症状は、主体がもともと携えていた症状と同じであるとはかぎらない）、その背後にどのような幻想のシナリオが紡がれているのか、そしてそれが他者（ラカンが大文字の他者と呼ぶもの）のどのような欲望に起源をもっているのか、といった問題へと進んでゆく。そのかぎりでは、「精神分析」とは本来一種類であるべきであり、はじめから「症状を解消するための分析」と「分析家になるための分析」とを区別することはできない。分析の目的とは、分析の進行とともに「変化してゆく（évolutif）」ものでなくてはならないのである。

この観点からすると、既存の医療機関、相談機関などで施され、あらかじめもろもろの制約（治療的、時間的、制度的）を被っている分析は、「純粋精神分析」とはなりえない。そこからは分析家が誕生しないからである。それは精神分析の「応用（application）」にすぎない。

新しい学派の内部に、「純粋精神分析部門」および「応用精神分析部門」という異なる活動領域として書き込まれたこの概念的区別（ただし、この学派にはもうひとつ「フロイト的領野調査部門」――精神分析にかんする諸文献の検討、およびこの分野の科学的基礎の確立を任務とする――が設置された）は、それ以後ラカン派の内部で定着し、今日でも維持されている。だが、両者の相対的な位置づけは近年明らかな変化をみせつつある。「パリ・フロイト学派」、および、一九八〇年の同学派解散のあと、それを継承する形で設立された「フロイトの大義学派（École de la Cause freudienne ＥＣＦ）」は、これまでつねに、純粋精神分析の充実に心を砕いてきた。なぜなら、純粋精神分析、とりわけ一九六七年にラカンによって提唱され、一九六九年に適用されるに至った「パス」の仕組み（これはたんに、一般に理解されているように、分析家の資格認定を行うための独自の制度であるというより、むしろ、自分がひとつの精神分析を終えたと考えている主体の証言を学派全体が承認することで、「現時点における精神分析とはこれである」と学派が主張しうる「精神分析なるもの」をそのつど創造するプロセスであるといわねばならない）が回転しないかぎり、学派は「精神分析とはなにか」を決定することができない、いいかえれば、自らがそこに依って立つべき「精神分析なるもの」をもつことができないか

Profile

立木康介
（ついき・こうすけ）

1968年生まれ。1992年京都大学文学部哲学科卒業。1994年京都大学大学院教育学研究科修士課程修了。1994～96年フランス政府給費留学生。1998年京都大学大学院人間・環境学研究科博士課程単位取得退学。同研究科助手を経て、2007年より京都大学人文科学研究所准教授。精神分析学博士（パリ第8大学、2001年）。
著書に『精神分析と現実界』（人文書院、2007年）、『知の教科書　フロイト＝ラカン』（共編著、講談社選書メチエ、2005年）ほか。

精神分析はけっして精神医学の一分野ではない。フロイトはそう考えていたし、ラカンもまたそう考えていた。にもかかわらず、両者のあいだにはさまざまな水準でのインタラクションがつねに存在しており、社会的実践としての精神分析は、それぬきには存続しえないだろう。人間の精神を「刺激／反応」の図式で支配しようとする科学的イデオロギーが精神医学を侵しつつある今日、精神分析は精神医学の抵抗のパートナーとなりうると、私は信じている。

らである。これにたいして「応用精神分析」は、あくまで、「純粋精神分析」によってそのように確立された「精神分析なるもの」の応用として、すなわち「純粋精神分析」によって支えられる二次的な分野として、位置づけられてきた。

だが、ラカンの生前には彼を失望させることしかなかった「パス」の運用が、その死後二十年を経てようやく定着し、すっかり軌道に乗ったとみなされるようになったここ数年、ラカン派、とりわけＥＣＦは、こうした既定路線を目にみえる形で転換する新たな方針を打ち出してきた。すなわち、応用精神分析、とくに「制度＝施設へと応用される精神分析」を見直し、この分野におけるラカン派精神分析の取り組みを強化しようというポリティクスである。それは、一九九〇年代から続く「プシー（psy）ブーム」のなかで、新旧の多様な心理療法の洪水に押し流されて自らの地盤を失ってはならないという、市場原理にせき立てられての変化であることは疑いを容れない。しかしながら、こうして「応用精神分析」のほうへと向き直り、諸々の医療施設、精神保健施設のなかに回帰してきたラカン派の臨床家たちは、たちまち制度の壁にぶつからざるをえない。これまで純粋精神分析に決定的な制限を課すものとみなされてきた制度的条件のもとで、精神分析はいかにしてその独自性を確保することができるのだろうか。私たちは、今日のラカン派精神分析がこの問いにたいしていかなる解答を準備しつつあるのかを明らかにしてゆこう。私たちはそこで、ラカン派応用精神分析の現在が、おそらくひとつの「必然」と呼ぶことが許されるロジックによって、奇しくも「制度を使った精神療法」の理念へと急速に接近しつつあることを知るだろう。ラカンと「制度を使った精神療法」との、かつて交わりそこなった互いの道のりは、あたかも今日、再び両者を接近させつつあるかのようにみえるのである。

だが、そこへと至る私たちの歩みをはじめる前に、ここでひとつのことを指摘しておくことは無駄ではない。ラカンによって精神分析の内部にもち込まれた「純粋／応用」の新たな区別は、しかしフロイトのなかにまったくその先駆をみいださないわけではない。ウィーンの弟子のひとりテオドール・ライクが、医師免許をもたずに分析を施術したかどで患者（分析主体）のひとりから一九二五年に提訴されたことに端を発する論争にすばやく反応して、フロイトは翌年『素人分析の問題』と題された冊子を上梓する。そのなかでフロイトは、強い調子でライクの援護に回り、精神分析はあくまで医療の内部でなされるべきだとするとりわけアメリカで根強く支持されていた議論にたいして、徹底的な争いを挑んでいる。それはたんに、草創期の精神分析がウィーンの医学界から被った冷ややかな反応にたいするルサンチマンなどではなく、ジョーンズ[2]がすでに指摘しているように、精神分析を医学の囲いから解き放ち、それをあらゆる人々へ、すなわち、精神分析に関心をもち、精神分析のもとへやってきて、その経験と理論とを豊かにしてくれる可能性のあるあらゆる分野の人々へと、開いてゆかねばならないという、フロイトの揺るぎない意志の表明であると考えねばならない。そして私たちは、まさにそうした意味で次のようなフロイトの主張を聴きとる必要がある——「私は精神分析の固有の価値と、その医学的応用からの独立とを支持している」[3]。あるいはまた——「実際には、学としての精神分析と、その医学的・非医学的応用とのあいだに、分割線が走っているのである」[4]。つまり、フロイトにとってすでに、医学的フィールドにおいて精神分析を用いることは、ひとつの「応用（Anwendung）」にほかならなかったのである。

もちろん、フロイトはラカンのように教育分析を「真の分析」と定義したわけではないし、そもそも、いかなる精神分析も終わりをもつというラカンの確信を共有してもいない。私たちにとって重要なのは、「純粋／応用」のラカン的区別がその背景に、「精神分析は精神医学の一部なのか否か」という、少なくとも一九二〇年代に精神分析の内部で明確に意識された問いをもっている、ということである。ドイツ語圏、英語圏に遅れて精神分析が導入されたフランスにおいても、この問いは幾度も精神分析史の前景に現れてきた。私たちはときに、この問いによって、フランス精神分析の歴史的岐路においてそのつど賭けられていたものを測らねばならないし、今日にまで至るラカンおよびラカン派精神分析の歩みも、この問いの重力圏から一度として完全に抜け出たことはなかったのである。

2　応用精神分析の背景化 —— ジャン・ウリの懸念

一九六九年一月のＥＦＰ総会において「パス」制度採決の投票が行われるに先立って、いくつかのテクストが会員たちに配布された。それらは、組織内の何組かのグループによる「パス」にたいする態度表明であり、そのうちの二つは、それ以前に「受け入れ審査委員会」によって提案されていたパス制度の「原則」にたいする対案として、この提案とともに投票に懸けられた。ところで、「パス」手続きの具体的な取り決めや、それぞれの資格の定義についての意見を陳述したこれらの態度表明に混じって、それよりも一歩踏み込んだ批判を展開しているという点においてはっきりと異彩を放つ見解が、ＥＦＰの内部で「制度を使った精神療法」を代表していたひとりの会員から発せられた。ラ・ボルド病院のジャン・ウリである。

「パリ・フロイト学派の可能な使用についてのささやかな批判的弁論」と題されたそのテクストにおいて、ウリは、「制度を使った精神療法」の立場から、精神分析と、彼が「集団的なもの（le collectif）」と呼んでいる経験の地平との、近さに注意をうながしている（**→キーワード「コレクティフ」参照**）。「集団的なもの」のパラダイムは、ラ・ボルドで日常的に営まれている多数のグループ・ワーク（諸々の「クラブ」や日々重ねられるスタッフ会議のみならず、患者とスタッフとが混ざり合って生活している空間そのもの）であり、それらの活動については他の報告に譲りたい（**→第1章第1・2節参照**）。そこにおいて本質的なことは、（制度的な）他者によって押しつけられるひと揃いのシニフィアン（「医師」やその他の「スタッフ」と「患者」といった区別）が問いに付され、その代わりに、そのつど形づくられ、変化してゆく集団固有の力学や関係性の総体のなかで、自らの「個」を確立し直さなくてはならない、ということである。ウリにとって、「集団的なもの」のこうした経験は、精神分析のそれと本質的に変わるところがない。なぜなら、そのどちらにおいても、主体は自らの「無意識」を、そしてそのなかの「現実的なもの」を、掘り起こし、それに働きかけることを求められるからである。

そこから、ウリの厳しい、そして確固たる主張が生じてくる。「私は、「純粋精神分析」と「応用精神分析」のあいだの区別を認めることができない〔それを認めてしまえば、学派の第一部門〔純粋精神分析部門〕と第二部門〔応用精神分析部門〕とが分断されてしまうことになりかねない〕」[5]。私たちはすでに、「純粋精神分析」と「応用精神分析」の区別がラカンにとっていかに枢要なポリティクスであったかをみた。それは、IPAから放り出されたラカンが新たな「精神分析」の創造に乗り出すにあたってのいわば「賭け金」であり、その根本には、「教育分析とは、それによって精神分析そのものの本性が照らし出されるであろうような完璧な形式である」という果敢な発想の逆転があった。ウリが危惧していたのは、この区別によって、純粋化された精神分析〔分析家を再生産する分析〕が学派の活動の中心を占めるようになり、ウリが行っているような病院や施設のなかでの——つまり、制度のなかでの、ただし制度をつねに問い直しながらの——実践が、それにたいして二次的なものとみなされることだった。実際、このウリの予見は読み違いではなかった。「パス」の制度化は明らかにこうした傾向を後押しし、EFPのなかには、「キャビネでの精神分析(psychanalyse en cabinet)」(=純粋精神分析)こそが精神分析である、とみなす雰囲気ができあがってゆく。

この問題は、今日においてもまだ完全に過去のものとなったわけではない。それどころか、精神分析にとっても、ウリにとっても、いまだにそのアクチュアリティを失ってはいない。私たちはやがてそのことを確認することになるだろうが、ここでは、いましばらくウリのことばに耳を傾けよう。彼は、数年前に出版されたマリー・ドゥピュセ(Marie Depussé)との共著『列車は何時に通るのだろう……』のなかで、あらためてこの問題を取り上げている。そこでのウリの証言によれば、彼はEFPの設立当初から、すなわちラカンの「設立宣言」が発せられた直後から、第一部門と第二部門の分断を阻止すべく、さまざまな手段を用いて、たびたび行動を起こしていた。自分たちが中心となって一九六〇年に結成した「GTPSI(「制度を使った精神療法」および社会療法についての作業グループ Groupe de travail sur la psychothérapie et la sociothérapie institutionnelles)」の代表、トスケイェスやガタリらをラカンのもとに送り、このグループはＥＦＰの第二部門に参加してもよいが、そのためには「応用精神分析」という名称は変更してもらわなければならない、なぜなら、集団性の経験のうちにあるものはけっして「応用」などの次元にはなく、文字通り「精神分析」的な経験だからだ、とラカンに直訴させた。それればかりか、一九六四年六月末に開かれたＥＦＰの最初の集会において、ウリは会員たちにチラシを配布し、そのなかで、ＧＴＰＳＩを構成する諸精神医療施設に会員たちを研修者として受け入れる用意があると提案した。

この提案のうちには、ウリがＥＦＰの第一・第二部門の分断に反対することの、よりラディカルな、しかも――ラカンの意図のほとんど逆を行くという意味で――驚くべき理由が映し出されている。ウリの反対は、たんに、「キャビネのなかで行われる精神分析」以外の精神療法的経験のなかにも本質的に精神分析的なものがある、という理由のみによるのではなかった。それればかりか、より深く、**「教育分析は、一定期間にわたる精神医学の分野での研修を含まなければならない**[6]」という明確な考えにもとづいていたのである。なぜか。それは、端的に、精神病者との出会いは自分自身の無意識との出会い以外のなにものでもないからである。私たちの社会における精神病者の、統合失調症者の、現前、それは、私たち自身の無意識の現前にほかならず、この現前は私たちに、それをどうするのか、どう扱うのか（排除するのか、蓋をするのか、取り込むのか、などなど）、と問うている。この問いに答えるためには、私たちは精神分析的な作業を自分に課さねばならない。しかもそれは、精神分析のたんなる「応用」ではありえない。なぜなら、私たちが私たち自身の無意識に、すなわち、それぞれの主体が自分自身の無意識に向き合い、それに働きかける作業は、まさに精神分析以外のものではありえないからである。そして、そのことを学ばないかぎり、精神分析家に固有の社会的役割を果たすことは不可能だと、ウリはみているのである。

このウリの問いかけは、草創期のＥＦＰのみならず、「設立宣言」のうちに示されたラカンのヴィジョンに牽引されてきた（そしていまもされている）諸学派の活動全体の急所を二重に突く、きわめて鋭利な一撃であるといってよい。「二重に」というのは、それがたんに、「教育分析」と「応用分析」のあいだの恣意的な（とウリの目には映っていただろう）切断に疑いを投げかけるのみならず、さらに一歩進んで、「精神病」にたいするフロイト以来の精神分析の引っ込み思案にたいする反省をうながしてもいるからである。周知の通り、フロイトは精神分析を精神病の治療に応用することに消極的だった（しかもそれは、フロイトの精神分析運動からすぐに脱落したユングのみならず、アブラハムやクラインのような弟子や弟子筋の分析家たちが次々と精神病の領域に精神分析をもちこんでいたにもかかわらずである）。たしかに、精神病の患者を神経症の患者と同じように、すなわち、寝椅子と自由連想という同じ装置を用いて、治療することはできない。だが、それは必ずしも、精神分析が精神病にたいして無力であるという意味ではないし、アブラハムやクラインが示し、それどころかフロイト自身もシュレーバーについての卓越した分析において存分にみせたように、精神分析は精神病の理解に大きな光を投げかけうるのである。そしてラカンもまた、もともとは精神科医として精神病、とりわけパラノイアの臨床から出発し、一九五〇年代には精神病の条件としての「父の名の排除」、および発症の契機としての「一父との出会い」という定式化によって、精神病の構造論的理解を確立した。にもかかわらず、そのラカンの「設立宣言」には「精神病の臨床」への顧慮が不在であるばかりか、第一・第二部門の分離によって、精神病の臨床があたかも精神分析にとって二次的な重要性しかもたないかのような印象すら与えている。上述のような見解をもつウリにとっては、そのことが大きな気がかりだったのである。

上にも述べたとおり、ウリのこうした懸念は間もなく現実のものとなった。彼の見解は結局のところＥＦＰ指導部には受け入れられず、「純粋精神分析」と「応用精神分析」とを切り離すポリティクスは推進され、パス制度の採択によってそれがさらに強化される方向に進んだ。「キャビネでの精神分析」が学派の分析家たちの活動の主軸であるかのような雰囲気が出来上がり、それにたいして、病院や施設内での精神分析的な治療実践は、個々の臨床家のいわば「課外活動」のようにも受け取られる傾向があった。そのなかで、「精神病の臨床」はけっしてないがしろにされていたわけではなかったにせよ、ラカン派の分析家たちは、ラカンの死後も久しいあいだ、ラカンによって五〇年代に示された精神病モデル（「父の名の排除」および「一父との出会い」）とそれにもとづく臨床的把握を越えて、精神病にたいする精神分析的アプローチのいかなる新たな枠組みも、方向性も、打ち出すことができなかった。事実、晩年のラカンが「ボロメオ結び」の実践とジェイムズ・ジョイスのテクストの読解から導き出してきた新たな精神病概念は、ＥＣＦにおいてさえ、一九九〇年代の末までほとんど浸透しなかったのである。

編者注 第一部で紹介したラ・ボルド病院の院長であり、「制度を使った精神療法」の精神的支柱ともいえるジャン・ウリが、どれほどラカンを尊敬し、ラカンの精神分析の重要性を確信していたかが、ここで語られている応用精神分析と純粋精神分析の区別に対するウリの危惧から逆にわかるだろう。第5章第1節のウリの講演にもそのことははっきりとあらわれている。

3　応用精神分析への回帰――ＥＣＦの場合

だが、少なくともそのＥＣＦにおいては、こうした一般的な傾向が、世紀の変わりめごろからはっきりと変化してきた。はじめにも予告したとおり、ここからの私たちの記述は、一九八〇年のＥＦＰ解散以来「ディアスポラ」状態に陥り、今日数十を数えるともいわれる諸「ラカン派」のうち、生前のラカンが認めた唯一の学派であるという意味で「正統派」であり、現在もっとも多くの会員を抱えている、ＥＣＦの活動に焦点を絞って進められる。いまや「ミレール派」とも呼ばれるＥＣＦは、ラカンの娘ジュディットの夫で、ラカン派精神分析の未来をラカン自身から託されたジャック＝アラン・ミレールを、その実質的なリーダーとしている。ミレールは、ラカンのようなカリスマではないが、政治感覚という点ではおそらくラカンより長けたところもあり、一九九二年にＥＣＦを含むヨーロッパと南米の五つのラカン派組織を結集して、「世界精神分析協会（Association mondiale de psychanalyse ＡＭＰ）」を設立した。これは、ＩＰＡ以外の初の国際精神分析組織であり、ミレールはこの点において、ラカンを飛び越えてフロイトと肩を並べたことになる。このような国際戦略を展開するＥＣＦは、その規模の圧倒的な大きさのためか、フランスの他のラカン派とほとんど協調しないある種の孤立主義をとっており、必ずしも今日のラカン派を「代表」しているとはいえないかもしれない。しかしながら、ＥＣＦはそのときどきのポリティクスにおいても、一般社会との接点においても、あるいは精神分析に敵対する勢力との闘争においても、つねに諸ラカン派の先頭を進んでおり、多くの点で、ＥＣＦの経験がやがて他の諸ラカン派にも波及してゆくという傾向をつくり出していることは否定できない。とりわけ、これから述べる「応用精神分析」の取り組みにかんして、ＥＣＦにおける議論は他のいかなるラカン派組織の関心とも隔たったものではありえない。そのかぎりにおいて、私たちの記述がこれ以後もっぱらＥＣＦの活動のみを取り上げるにしても、それは必ずしも偏った記述とはいえないだろう。

さて、ＥＣＦは二〇〇二年に、「応用精神分析」の位置づけを理論的にも実践的にも大きく見直す取り組みをはじめる。このことは、その翌年、二〇〇三年が、フランス精神分析史に長く記憶されるであろう印象的な一年となっただけに、少なからぬ意味をもってくる。二〇〇三年一〇月、国会議員で医師のベルナール・アコイエ（Bernard Accoyer）の提出した「公衆保健法」第一八条の修正案、通称「アコイエ修正案（amendement Accoyer）」が国会で電撃的に可決された。そこには、「フランスにおいて完全な司法の空白地帯となっている」精神療法の分野で、国民が安心して「心の苦しみ」のケアを受けられるように、「精神療法家」を名乗る人々（そこに「精神分析家」も含まれる）の選別と評価を厚生省管轄の国立機関において一元的に行うという趣旨が盛り込まれていた。この「政治的テロリズム」にたいして、ＩＰＡ所属組織の主導部を除く大部分の精神分析家たちは —— 精神分析家以外の精神療法家たちとともにに――一斉に反発した。この年の秋から翌年初めにかけて、彼らは各地で集会を開き、法案に反対する声明を発表し、多数の署名を集め、世論に訴えかけた。その結果、この法案は下院と上院のあいだを「シャトル」のように往復しながら、二度の修正を加えられ、二〇〇四年の四月、最終的に、「精神分析家」についてはそれぞれの学派が提出する名簿に氏名の記載されている者を有資格者とみなす、という規定で落ち着いた。これは、精神分析家の側からすれば、やはり行政による間接的な支配を許す上に、いかなる学派にも属さない分析家をどう扱うのかといった問題も残る、明らかに玉虫色的な決着だったが、精神分析諸学派の自律がある程度まで尊重されたという点では、政府側の譲歩も大きかったとみることもできる。

しかしこの騒動は、たんに、精神保健の領域にも浸透しつつある官僚主義的な「評価」の論理にたいする精神分析家たちの抵抗という一幕では終わらなかった。「アコイエ修正案」と前後して厚生省の外郭機関（ＩＮＳＥＲＭ）が公表した専門家チームによる報告書（通称「クレリー＝ムラン・リポート」）のなかに、心のトラブルに対処する治療手段としては精神分析より認知行動療法のほうが効果的である、と記されていたことから、精神分析家たちの反発はやがて認知行動療法へと向かってゆく。しかも、これらの「抵抗運動」において、ラカン諸学派のポリティクスはけっして一枚岩ではなく、とりわけＥＣＦは他の諸学派とは完全に一線を画した運動を展開している。だがここでは、二〇〇三年に起こったこれらの出来事が、明らかに、精神分析を含む精神療法全般への関心と需要の高まりを背景として起こってきたということを確認するだけにとどめよう。重要なのは、あたかもこれらの出来事を予期したかのようなタイミングで、ＥＣＦが「応用精神分析への回帰」の取り組みを前面に押し出してきたということである。この取り組みを私たちはどう考えたらよいだろうか――まぎれもない「精神療法への接近」とみなす以外に。ラカン派精神分析は従来、自らを「精神療法」からはっきりと差異化してきた。ラカンの徹底した反心理学の教えに加えて、「設立宣言」における第一・第二部門の区別が、この差異化を強力に支えていた。もちろん、「設立宣言」の時代には、第二部門は主に精神医学的知、および精神医学における精神分析の応用によって代表されていたが、一九六〇～七〇年代に「精神分析の大衆化」をもたらしたのと同じ波が精神療法全体を大衆化し、また、いわゆる「精神保健」にかかわる各種の社会施設が整備されてくるにしたがって、「精神医学」のみならず、「精神療法」の領域全般が精神分析的知の「応用」のフィールドとなっていった。そうした流れのなかで、ラカン派はつねに、これらのフィールドにおける精神分析の応用はあくまで「応用」であり、それは純粋な意味での「精神分析」ではない、と強く主張し続けてきたのである。もちろん、二〇〇二年以来のＥＣＦのポリティクスにおいても、このような「純粋」・「応用」の区別が取り払われたわけではない。だが、ＥＣＦはいまや、精神医学や精神療法の領域における精神分析の応用的実践のなかに、最大限に「純粋精神分析的」なものをみいだすことに、したがって、「純粋」・「応用」の断絶を相対化することに、努めている。これは、まさに上述のウリの視点を遅まきに取り入れることにほかならない。ウリが第一・第二部門の分断の見直しをラカンに求めてから三〇年を経て、ＥＣＦのポリティクスは事実上このウリの主張をなぞるような方向に動きはじめたのである。

4　応用精神分析の実践

私たちは以下に、ＥＣＦが二一世紀の訪れとともに開始した「応用精神分析への回帰」を代表する二つの取り組みに焦点を絞り、その概要を通覧することにしたい。まず、二〇〇二年夏にミレールによって提唱されたＰＩＰＯＬ、すなわち「ラカン的オリエンテーションによる応用精神分析にかんする研究の国際プログラム（Programme International de recherches sur la Psychanalyse appliquée d'Orientation Lacanienne）」に目を向けてみよう。これは、正しくはＥＣＦではなく、一九七九年にラカンが精神分析と無意識（＝フロイト的領野、Champ freudien）についての諸研究機関の連携をはかって設立し、のちにＡＭＰ結成の母胎ともなった財団「フロイト的領野協会（Association du Champ freudien ＡＣＦ）」のプログラムであるが、ＥＣＦはこの協会とつねに連携しており、ＰＩＰＯＬをフランス国内で支えているのは、実質的にはＥＣＦに所属する分析家たちであると考えてよい。この取り組みのねらいは明らかである。それは、ジュディット・ミレールの言葉を借りるなら、「「社会的衛生の必要と結びついた精神療法」のうねり(7)」を前にして、ラカンの「設立宣言」の精神を、とりわけ、そこでの第二部門の位置づけを見直しつつ、「ラカン的オリエンテーションの安売りをすることなく、しかし精神分析の飛び地をなくす(8)」こと、にほかならない。このＰＩＰＯＬをめぐっては、二〇〇二年一〇月にＥＣＦの第三二回研究集会が、二〇〇三年七月にＡＣＦの第一三回国際会議が開かれ、そのあいだに、前者の諸インタヴェンションを収録した論集『応用精神分析の妥当性』が後者の会議の準備資料として出版された。私たちは主にこの論集を参照しつつ、ＰＩＰＯＬの輪郭を描き出してみよう。

ＰＩＰＯＬのモチーフとなっている問題、すなわち「応用精神分析への回帰」という問題が、ラカン派分析家たちのうちに引き起こすジレンマの大きさを、私たちはいくら強調してもしすぎることはない。それをとらえないかぎり、私たちはこの取り組みの重要性を理解することができないだろう。一方には、時代の必然性と呼んでもよい圧倒的な圧力が、彼らに重くのしかかっている。今日、「精神保健」の社会的政治的位置づけの変化（その重要性の認知）のなかで、ますます高まってゆく精神療法全般への人々の関心は、いかにしても精神分析の領域を素通りしてはくれない。多くの人々にとって、精神分析と精神療法の違いは必ずしも明確ではないから、精神療法家に向けられるのと同じ要求が当然のことながら精神分析家へも向けられる。そうした要求を前にして、分析家は、患者が精神分析という実践の固有性を理解してくれるのを待っている余裕はない。また、同じ社会的政治的コンテクストのもとで、公的、私的な諸々の精神保健機関、社会機関（ソーシャルワーク施設）のなかに、精神分析家が入ってゆかないこと、あるいは、すでにそれらの機関で心理士などとして働いている分析家たちが、そこで彼らに求められている任務に応えられないことは、精神保健領域における精神分析の発言力の低下や消滅へとつながりかねない。いずれにせよ、今日ひとつの巨大なマーケットと化した精神保健、精神療法の領域において、精神分析は自分たちのパイを確保する努力を強いられざるをえないのである。

だが、それでは各々の分析家が精神療法的な実践にどんどん手を出せばよいのかといえば、そういうわけにもいかない。彼らは、精神分析固有の養成を受けた精神分析の専門家であり、自らが受けた長い精神分析の果てに分析家となった人々である。これはもちろん、たんなる自負や矜持の問題ではない。いや、たしかに、それもあるだろう。ラカン派の場合、ふつう一〇年とも一五年ともいわれる長い年月にわたって寝椅子に横になるのであって、そうした経験を自らの実践の根拠としている分析家たちは、いわゆる「精神療法家」の大半がそのような経験をまったく経ずに臨床家として活動しはじめることを、けっしてよいことだと思ってはいない。しかし、それ以上に、精神分析家と精神療法家とが受けてきた養成の違いは、話す主体（患者）とその症状との関係についても、治療の目標や方向性についても、転移への対応についても、ことごとく異なった見方をさせずにはおかないのである。ここに、深いジレンマが生じる。精神分析の養成を受けていない人々に混じって臨床に携わること、精神分析の概念や理論が必ずしも共有されていない治療機関で精神分析的な実践を試みること、そうしたことは、多くのラカン派分析家たちにとって、精神分析の「応用」ならまだしも、端的に精神分析からの「逸脱」とみえなくもなかった。だからこそ、精神分析の「応用」がどのようなものでありうるのかということについての、幅広い再検討と再評価とが、どうしても欠かせないのである。そのような取り組みは、当然のことながら、二つの相異なる要求を満たさざるをえない。いっぽうでは、精神分析が「応用」へと向かうことの今日的な必然性と可能性とをみきわめること。他方では、そのなかで精神分析の固有性を保持すること。上に引用したジュディット・ミレールの言葉、二〇〇三年七月のＡＣＦ会議の一ターブル・ロンドのテーマともなった「ラカン的オリエンテーションの安売りをすることなく、しかし精神分析の飛び地をなくす」というスローガンは、そのことをよく言い表している。

実際、ECFの分析家たちは、「応用」の必然性について、そしてその「妥当性」について、共通認識をつくりはじめた。「今日、精神分析家たちは、いかなる点において、自分たちの受けてきた養成が、精神分析を諸々のケースを読み解く妥当な道具とすることへと彼らを導くのか、ということを語る。この道具は、医学の科学的発展と精神療法の増殖との、随伴物となると同時にカウンターウエートともなっている。彼らがそうしたことについて発言するのは、そうせざるをえない必然性があったからである。つまり、いわゆる「プシー（psy）」実践が多様化してゆくなかでの精神分析の成功は、聴くことへの崇拝とも呼べるような状況のもとで精神分析が希釈されてしまうという事態をもたらす。しかもこの崇拝ときたら、主体が到来することを可能にするどころか、主体の話が聞こえていないということがますますはっきりとしてくるような仕方で、話を用いるのである。フロイトの発見の切れ味を、自分たちがそれを用いながら、希釈してしまうのか、それとも維持するのか、はっきりと決めなければならない、という要求を前にして、精神分析家が退きさがることは許されない[9]。誰も彼もが自分の悩みや「トラウマ」を「専門家」と称する人々に話したがる今日、精神分析家は、自らの受けてきた養成に照らして、フロイト的発見の「切れ味」を研ぎ澄ませながら、それらの話の真の宛先となるやり方を、またそれらの話が含んでいる「現実的なもの」を読みとる技術を、発揮することができるし、またしなければならない。そうすることが、現代社会における精神分析の「応用」に確固たる足場を与えてくれるだろう。

それゆえ、重要なのは、「精神分析」というものを、それが「純粋」な形式をとるときの「枠組」と同一視しないことである。「我々にとって、精神分析に役立てるために枠組がつくられるのであって、枠組に役立てるために精神分析がなされるのではない[10]」。なぜなら、セルジュ・コテもいうように、「分析行為を規定するのは、手段と目的の純粋さであって、枠組ではない[11]」からである。いったんこのことが確認されるなら、応用精神分析が分析家のキャビネ以外の場所で、すなわち諸々の治療機関や社会施設のなかで、実践されることに、もはやいかなる支障もなくなる。このことは同時に、「応用」精神分析が引き受ける症状のタイプもさまざまに拡張されるということを意味する。PIPOLに参加する実践家たちが関わっている施設は、多岐にわたっている――精神病院、精神病の子どもを扱う施設、薬物中毒患者のための施設、売春婦のための職業生活適応支援センター、などなど。こうした施設に来所する患者や相談者の多くは、従来「純粋精神分析」を構成すると考えられていた「枠組」ではけっして扱うことのできない人々である。ECFの分析家たちは、今日、精神分析とこれらの人々との関係のありかたを、学派を挙げて考えはじめたのだといってよい。

さて、諸々の治療機関や社会施設の「枠組」のなかでの精神分析家の活動、すなわち「制度＝施設へと応用された精神分析」について、もう少し考えてみなければならない。なぜなら、上にみたように、諸施設での精神分析的臨床がけっして精神分析からの逸脱を意味するわけではないにせよ、精神分析のロジックが施設＝制度のそれと衝突を起こすことは稀ではないし、ラカン的な言い方をすれば、そのときどきの支配的な「主の語らい」に規定される（規定されざるをえない）諸施設＝制度と、主体をいやがおうにも集団化せずにはおかないそうした「主の語らい」を転覆させることを本務とする精神分析のあいだには、つねに必然的な齟齬が生じてくることを覚悟しなければならない。実際、施設においては、ある患者の治療の方向づけがその施設（＝制度）の理想に相応しくない結果を招くことがある。たとえば、ある精神病患者にとって、母親から離れたほうがいいという忠告は、彼が治療を受けている施設の家族主義的偏見と相容れないことがおおいにありうる。そのような場合、分析家は同僚たちの前で、当のケースに固有のロジックを支え、自らの行為がどのような条件のもとで効力を発揮するのかを明確に伝えなければならない。彼は、ときには自分の職場の了解事項に逆らってでも、ケースをひとつひとつ浮き彫りにしなければならないし、ケースについて責任を負わなくてはならないだろう。つまり、「制度へと応用された精神分析」を支える臨床家たちにとっての問題は、ひとことでいうなら、制度＝施設という他者の要求を立てるのか、個々の主体の独自性を立てるのか、ということにほかならない。キャビネのなかでなら、大文字の他者を相対化することはたやすいだろう。それにたいして、制度＝施設のなかで、その一部として主体に出会われる分析家は、自分に割り当てられた役割や立場から自由に身を引き離すことができない。制度＝施設という他者は、患者を捕らえるのと同時に、そのなかに身をおいている治療者たちをも捕らえずにはおかないのである。

にもかかわらず、「制度＝施設へと応用された精神分析」のなすべき選択は、あくまで、この「制度的他者」の要求に抗しても、それぞれの主体の個別性・特異性に適った治療的介入を行うこと以外にない。先に引用したセルジュ・コテの発言に立ち戻るなら、その実践の「枠組」が変わっても、精神分析を精神分析たらしめうる「手段と目的の純粋さ」とは、つまるところそれである。ひとりひとりの主体、ひとつひとつのケースを、それぞれに固有のロジックにしたがってケアすること、それによって、主体の「症状」を、その還元不能な個別性の次元において、いわば彼に返してやること（というのも、ラカン派において、「症状」はもはや解消すべきものではなく、**主体が自らのもっとも根源的な特異性においてそこへと同一化する**ところのものなのだから）。だが、上に述べたような理由から、制度＝施設という枠組が存在するとき、そのことは臨床家（治療者）自身をもこの枠組に対峙させずにはおかない。そこにおいて、臨床家はどのようにふるまえばよいのだろうか。二つの水準において考えてみよう。まず、戦略のレベルにおいては、制度的他者を「脱一貫化させる（faire déconsister）」こと、あるいは「脱完全化する（décompléter）」ことが目ざされねばならない。このことの重要性は、子どもの精神病（とりわけ自閉症）において特に強く認識される。精神病の子どもにとっての大文字の他者は、象徴界と現実界が一体化した完全無欠の他者であり、それは彼らを圧倒し、呑み込み、無化してしまう。いうまでもなく、制度＝施設は、彼らにとって、そのような他者として出会われる。それゆえ制度＝施設のなかで実践を行う治療者たちは、自分たちも属するこの制度的他者が彼ら（子どもたち）を呑み込んでしまわないように、この他者に「穴を開け」、その圧倒的な現前を弱めるように介入しなければならないだろう。だが、臨床家自身もこの他者の一部をなしている以上、彼らがひとりでこの戦略を担うことは難しい。それゆえ、具体的な戦術のレベル、すなわち方法論のレベルでは、集団的作業が重視される。ひとりひとりの主体（患者）を複数の治療者からなる複合体がケアし、それを通して、この複合体自身がひとつの「脱一貫化された他者」として機能すると同時に、組織（制度＝施設）全体を「脱一貫化する」、そうした取り組みがなされなければならない。実際、このような取り組みを成功させた制度的実践のケースがラカン派には存在しており、ＥＣＦ（より正確にはＡＭＰ全体）ではこれらの実践を「複数者による実践（pratique à plusieurs）」と呼んでいる。

だが、この**集団的**実践は結局のところなにを意味するのだろうか、もし、一九六四年にウリが「応用精神分析」と呼ぶことにかくも抵抗した、あの「精神分析的経験」、そこに関与するすべての主体が自らの無意識と向き合うことを要求されるあの経験でないとすれば。ＰＩＰＯＬにかんする論文や報告を読んでいると、私たちはほとんどこう自問したくなるほどである、ＥＣＦ‐ＡＣＦの分析家たちは、なぜ自分たちの実践を「制度を使った精神分析（psychanalyse institutionnelle）」と呼ばないのか、と。というのも、彼らは「制度＝施設へと応用される精神分析」について、それどころか「制度＝施設における精神分析（psychanalyse dans l'institution）」についてさえ語っているのだから。もちろん私たちは、今日のＥＣＦの「応用精神分析への回帰」の全体が「制度を使った精神療法」への接近を意味していると考えたいわけではないし、いわんや、ついにウリがミレールに勝ったのだというようなことがいいたいわけでもない。しかし、ウリによって一九六四年に主張されていたことが、いまやＥＣＦの内部で遅まきに理解され、それどころか実現されつつあるようにみえることは事実である。ＥＣＦは今後も、「制度＝施設における精神分析」の取り組みを強めるだろう。それは、現代の精神分析をとりまく上に述べたような状況（精神保健一般への関心の高まりと、その領域への行政の締めつけ）が、精神分析に課すひとつの必然的な選択であるといってよい。重要なのは、ＥＣＦがそこへと至るまでに遠回りをしたかどうかではない。そうではなく、ECFの「ラカンの子」たちが、彼らを現在導いている彼らの実践の論理にしたがって、彼らの起源においていわば積み残されていた問題にひとつの解答を与えつつあるということである。このループの描き方じたいがすぐれて精神分析的であることに、彼らのだれが気づかずにいるだろうか。

最後に、PIPOLと並ぶECFの応用精神分析的取り組みのもう一方の柱について、ごく手短に報告しておこう。二〇〇三年六月、ECFは驚くべき試みを始動させた。パリの東駅にほど近いシャブロル通りに、一定期間（原則として四カ月）の精神分析的治療を無料で提供する「精神分析相談治療センター（Centre psychanalytique de consultations et de traitement, CPCT）」を開設したのである。この企画には、当初、学派の内部からも批判の声が挙がった。その理由を想像することは難しくない。大雑把にいって、①短期間での治療は、精神分析の一般的な習慣を覆すばかりでなく、その本質に反する、②精神分析において料金の支払いは転移関係の決済のために必要不可欠であり、分析的「聴き（écoute）」をプレゼントのように無料で与えるべきではない、という二つの点で、このプロジェクトは一部の分析家たちにとって、精神分析からの重大な逸脱とみえていた。しかしながら、このそれぞれの反対論にたいし、賛成派は、①治療の即効性は今日の精神療法において避けがたい要求のひとつであり、精神分析も短期間で治療的な成果をもたらしうるということを、それを本来的な精神分析の効果と混同しないという前提のもとで、世間に示す必要がある（実際、上述したクレリー＝ムラン・リポートにおいて認知行動療法が精神分析よりも効果的であると判断された理由のひとつは、「効き目の速さ」だった）、②フロイト以来、今日まで、精神分析はもっぱらブルジョワのみが享受しうる高価な治療法であると考えられてきたが、そうではない精神分析的取り組みも存在するということを衆目に知らしめることは、精神分析を支持する人々の層を広げることになるだろう、という議論で応酬し、最終的にはそれがECF執行部の見解となった。

実際に蓋を開けてみると、ＣＰＣＴの試みは当初予想された以上の成果をもたらした。これまでの四年間に扱われた依頼の件数だけをみても、二〇〇三年に二五七件（ただしＣＰＣＴはこの年の六月に開業）、二〇〇四年に五四三件、二〇〇五年に七七八件、二〇〇六年に一〇三七件と、着実に増加している。それにつれて、扱われる患者の年齢層や症状にいっそう効果的な対応ができるように、専門化されたチーム（「ユニテ（Unité）」と呼ばれる）が順次創設されてきた。現在では、それぞれ「子供」、「青年期」、「不安定さ」（下記を参照）、および「抑うつ」の臨床に取り組む四つのチームと、そのどれにも属さないケースを扱う「一般ＣＰＣＴ」が存在している。また、患者のリファー（紹介する、されるの両面における）にかかわる業務上のパートナー（他の精神保健機関、教育機関）や、運営費を助成してくれる財政的パートナー（政府系機関、自治体）との連携も年々充実してきた。しかし、とりわけ重要なのは次の点である。ＣＰＣＴを訪れる患者が精神分析に向ける要求は、今日の社会問題とじかに結びついたものであるだけに、ＥＣＦにとってＣＰＣＴはまさにフランス社会のアクチュアリティと向き合う最前線となっているのである。

そうした印象を強くさせたのが、二〇〇五年一〇月、パリ市九区の区庁舎に三〇〇人を越える聴衆（教育関係者やソーシャルワーカーなどのプロフェッショナルのほかに、国会議員や諸自治体の代議士も含まれていた）を集め、「精神分析と不安定」のテーマのもとに開催された「第二回ＣＰＣＴ集会」だった。テーマの「不安定（précarité）」とは、移民や失業、さらには人種差別に揺れる今日のフランス社会に蔓延しつつある、マイノリティーたちの社会的存在としての不安定さのことである。さまざまな理由で社会への同化を果たせないこれらの人々を、司法や行政は、法の管理下や社会保障制度の枠組のなかへと連れ戻すことで満足するだろう。しかしながら、それはひとりでに果たされるのではない。国や自治体に手当を申請しようにも、そのためにはいくつもの厳密な条件を満たし、幾重もの煩瑣な手続きを通過しなければならない。そうしたプロセスの途中で挫折する人や、その手前で門前払いをされてしまう人も少なくない。したがって、この集会で講演したある社会問題省付き顧問が指摘したように、「不安定な状況にある市民たちを諸々の法的機関や行政機関へと向かわせたり、あるいは彼らが自らの権利を主張するようにし向けたりする行動だけでは、社会的付き添いを構成するには不十分である[12]。つまり、「法のもとでの権利の獲得」に向けてこれらの主体に付き添う存在が必要であり、司法や行政にはその役を引き受けることができないのである。精神分析はまさに、そのような「社会的付き添い」の役割を果たすことができる。そしてそれは、社会への同化という目的によって主体に課される必然的な「スタンダード化」という条件のもとで、逆にそれぞれの主体の「個別性」を顧慮することによって、いいかえれば、そうした「個別性」の次元において主体の話を聴きとることによって、はじめて果たされるだろう。実際、この集会において提示された六つのケースはすべて、CPCTの「短期治療」という枠組においてもそのような「個別性の臨床」が可能であり、また不可欠でもあるということを深く印象づける内容だった。CPCT所長(当時)のユーゴー・フレーダ(Hugo Freda)が述べたように、これらのケースは、現実的な不安定にたいして「象徴的不安定[13]」という包みを与えることの重要性を教えている。ここで「象徴的不安定(précarité symbolique)」というのは、失業や非合法的状況(たとえば滞在許可証の不保持)といった現実的な(すなわち、通俗的な意味で「客観的な」)理由を越えて、それぞれの主体の主体性を構築する論理によってあたかも「症状」のように読みとることのできる不安定のことである。精神分析的な「聴くこと」が、ひとりひとりの主体に固有のこの「論理」を、すなわち「象徴的な不安定」を引き出し、それが現実的な不安定を二重化してはじめて、主体は自らの置かれた状況に真に向かい合うことができる。そしてそれが、CPCTを訪れる少なからぬ主体たちを、彼らの陥っていた心理的ブロックから解き放ち、「社会への再接続[14]」に向けた道すじへと進ませるのである。このように、CPCTは、①精神分析が今日の社会問題に対処する独自の視点と実践とを有していること、そして、それと併せて、②精神分析は、不安定な状況に置かれた主体が数回の面接を通じて社会的同化への出口をみいだすように、短期間でも一定の効果を上げうること、を示した。もちろん、CPCTの取り組みはこれからも長く続き、ここに紹介した二〇〇五年一〇月の集会のような「自己提示の演習」[15]は今後も繰りかえし行われるだろう。ＣＰＣＴの独創的な試みは、二一世紀の応用精神分析の運命を占うひとつの試金石である。ここまで順調に滑り出したこの手作りの「施設」が、今後も市民社会との絆を深めながら、どのように発展してゆくのかが注目される。[16]

5　応用精神分析の運命

さて私たちのこの長い報告を締めくくるにあたって、『応用精神分析の妥当性』のなかに記されたひとつのことばを紹介すること以上にふさわしいやり方はないように思われる。ゲガンとコテは、ラカンによって区別された「純粋精神分析」と「応用精神分析」のあいだの関係を「アナモルフォーズ」[17]になぞらえている。

ホルバインの「大使たち」を通じてラカンにも深いゆかりのあるこの語は、たんに、「純粋」と「応用」の関係を現代的に再定義する印象的なイマージュであるというばかりでなく、ちょうど、二人の人物の足下に描かれた得体の知れないオブジェが、それがなにか分からぬままに画布の前を通り過ぎた観客がふと足を止め、もう一度この絵のほうをふりかえったときにはじめてひとつの髑髏だとわかるように、応用精神分析が、それを通過した主体によって、あとから真に精神分析的な経験であったと理解されることがある、という含みを私たちに感じさせずにはおかない。もちろん、ラカン派の応用精神分析は、今日でもけっして新しい分析家を生み出しはしない。しかしながら私たちは、そこから純粋精神分析のほうへフィードバックされてくる知がありえないと考える必要はないし、そうした知が新しいタイプの純粋精神分析の創造に関与しないと決めてかかる理由もない。実際、「パス」をする分析家の多くが応用精神分析の実践家でもあることを考えれば、そのような通路は両者のあいだにすでに広く開かれているにちがいない。

それればかりではない。ラカン以後の私たちからみると、そもそもフロイト自身が「応用精神分析」から出発したのではないかという認識へと導かれる。フロイトはまず治療術としての精神分析を発明し、そこから徐々に、その枠を越え出て、ラカンの「純粋精神分析」を準備するような方向へと精神分析を発展させていった。少なくとも、今日から**ふりかえって**みるなら、私たちはそう考えることが許されるように思われる。そして、ラカンの育てた弟子たちは目下のところ、「応用精神分析」をいわば創造し直す試みに力を注いでいる。それが今後「純粋精神分析」にどのような寄与をもたらすかは、もっぱら精神分析の未来のみが証言しうることがらである。

いずれにせよ、このようにみてくると、「応用精神分析」は精神分析にとって、その転換期を標づけ、その歴史をつき動かしてゆく、不可欠な動力の役目を果たしているのではないかと問わずにはいられない。その意味でなら、私たちは、一見はっとさせるジュディット・ミレールの次のような発言を、文字通りに受け取ってもいいように思う。「純粋精神分析なくして応用精神分析なし、しかしまた、応用精神分析なくして純粋精神分析なし。[18]」

これが、私たちのとりあえずの結語である。

編者注

病院環境の問題を扱おうとするとき、精神分析は必ず重要な役割を担う。「制度分析」は、制度を問題にするいっぽうで、必ず自分自身の無意識も問題にしなければならないからである。そしてまた、ウリが繰り返し述べているように、すべての人には無意識の欲望があるからである。精神分析というと、幼児期の心的外傷や、抑圧や、攻撃性など、ある意味否定的で後ろめたい印象をもってしまい拒否反応を示す人がいる。しかし編者の一人（多賀）は、フロイトの発明のうちもっとも重要なものは、そうした無意識の理論にもまして、「語られないものを引き出すための装置」を作り出したことであると考えている。第一部で明らかになったさまざまな問題、例えば地域医療や病院などの医療環境の問題も、今まで語られてこなかった（医師や看護師やボランティア、そして患者の）声が語り始められる場が作られない限り、本当の意味で解決には向かわないだろう。ラカン派の人たちが始めた応用精神分析の活動に注目するのも、そうした意味からである。

注

（1）Lacan, J., Acte de fondation (1964), in: *Autres écrits*, Seuil, Paris, 2001, pp. 229－233.

（2）E・ジョーンズ『フロイトの生涯』竹友安彦他訳、紀伊國屋書店、一九六九年、四六一ページ。

（3）Freud, S., Nachwort zur “Frage der Laienanalyse” (1927), in: *Gesammelte Werke* (*G. W.*), Bd. XIV, S. 291.

（4）*Ibid.*, S. 295.

（5）Oury, J., Petit discours critique sur une utilisation possible de l’E. F. P., in: *Scilicet*, 2/3, Seuil, Paris, 1970, p. 47.

（6）Oury, J. & Depussé, A., *À quelle heure passe le train...*, Calmann-Lévy, Paris, 2003, p. 253, nous soulignons.

（7）Miller, J., Le thème de la rencontre, communiqué sur le site du Champ freudien: http://ri2003.champfreudien.org.

（8）Miller, J., Une suite logique, in: *La Lettre Quotidienne de l’ECF*, numéro 75, 26/05/2003.

（9）Matet, J. -D. & Miller, J., Présentation de *Pertinences de la psychanalyse appliquée*, *op. cit.*, p. 8.

（10）Guéguen, P. -G., Quatre remarques sur la psychanalyse appliquée, *ibid.*, p. 26.

（11）Cottet, S., Le psychanalyste appliqué, *ibid.*, p. 39.

（12）Freda, G., «Psychanalyse et précarité»: Compte rendu de la deuxième Journée du CPCT, in: *Lettre Mensuelle* de l’École de la Cause freudienne, numéro 243, décembre 2005, p. 8.

（13）Propos de Freda, H., cité par Mahjoub, L., Ce que font et disent les psychanalystes, in: *Lettre Mensuelle* de l’École de la Cause freudienne, numéro 242, novembre 2005, p. 1.

（14）「第二回ＣＰＣＴ集会」の準備会合となった二〇〇五年九月のＣＰＣＴスタッフ・ミーティングにおけるセルジュ・コテのことば。

（15）Freda, G., «Psychanalyse et précarité»: Compte rendu de la deuxième Journée du CPCT, *art. cit.*, p. 8.

（16）パリにおいて成功を収めたＣＰＣＴの試みは、その後パリ以外の都市や国外にまで同様の施設を出現させた。今日、パリ以外のフランスの九都市、スペインの四都市、およびブリュッセル、ブエノス・アイレスにＣＰＣＴが存在している。

（17）*Pertinences de la psychanalyse appliquée*, *op. cit.*, p. 28 et p. 38.

（18）Miller, J., Le thème de la rencontre, communiqué sur le site du Champ freudien, cité plus haut.

され、それにもとづいて治療を進めることができれば、もはや催眠を用いなくてすむし、それどころか、催眠を用いるよりはるかに優れた結果を得ることができるだろう。そこでフロイトは、ブロイアーの発明した「カタルシス療法（催眠中の患者に自由に話をさせ、症状のもとになっている記憶を呼び起こすことで、症状を解消する方法）」から催眠というファクターを取り去った形で、自らの「自由連想法」を精神分析の唯一の技法として定着させた。転移という推進力を得ることで、「自由に話す」という行為はもはや催眠という人為的な手段を必要としなくなったのである。

ところが、ここから精神分析固有の困難もまた始まる。フロイトが考えたように、「転移」が分析家と患者の関係の中に移動させられた「症状」であるとするなら、もとの症状が治療の中で消えたからといって、それで治療が終わったことにはならない。なぜなら、その症状は今や「転移」として存在しているのであり、それが解消されないかぎり症状が治ったことにはならないからである。では「転移」はどうすれば解消されるのか。これは精神分析の歴史全体をつらぬく大問題である。ひとつの分析（治療）が終わるということは、転移が解消されるということである。しかし、それがどのように解消されるのか、さらにそれが本当に解消されうるものなのかどうかが、はっきりしないのである。

晩年のフロイトは、「分析の終わり」という観念にたいしてある種の疑いを抱いていた。彼は「終わらない精神分析」が存在するのではないか、と自問していたのである。これに対して、第２次世界大戦後のアメリカで一世を風靡した「自我心理学」は、患者の弱い自我を分析家の強い自我へと同一化させてやることが転移の「目標＝終わり」である、という考えを広めた。こうした考えに真っ向から反対したのが、フランスのジャック・ラカンだった。ラカンは、症状の下地を構成している「幻想」を転移の中でつきぬけることこそが分析の終わりをもたらすが、それは自我の同一化とはまったく別の水準で果たされるものだ、と主張したのである。

「転移の終わり（分析の終わり）」という問題は、今日でもかたがついたわけではない。ひとりの人が証言する「分析の終わり」を、ある人は認め、他の人は認めない、ということが起こりうる。実は、精神分析の内部に色々な学派（グループ）ができてしまうのは、そのためである。つまり、この問題は「精神分析とはなにか」という永遠の問いにじかに関係してくるのである。

（立木康介）

key word

転　　移

精神分析は、その「前史」を催眠療法のうちにもっている。つまり、精神分析は催眠療法のなかから、あるいは、催眠療法を経由することによって、生まれたのである。

催眠療法、とりわけフロイトにその技術を教えたH・ベルネームの「催眠後暗示」(催眠中の患者にかけられた暗示の内容が、目覚めた後に実行されること)による治療は、「自分の意識しないところで活動状態にある知」が存在することをフロイトに確信させた。しかしフロイトは、1896年頃に催眠療法を完全に放棄してしまうと、その後一度もそこに立ちかえることはなかった。彼にとって、催眠療法と精神分析の間にはひとつの決定的な断絶があったのである。それはどのような断絶だろうか。

実際に催眠暗示を用いて神経症患者の治療に当たるうち、フロイトはあることに気づいた。それは、患者の中にはまったく暗示にかからない人もいるし、またいったん症状が解消されたかにみえても、その状態が持続せず、ふたたびもとの病気の状態に戻ってしまう患者も多い、ということだった。実際、フロイトはベルネームの口からも同様のことを聞かされていた。暗示による治療を成功させることのできる患者は、すべて彼の病院に入院している患者で、外部の患者にはあまり暗示が効かないというのである。

このことは、フロイトにこう考えさせた。催眠暗示が効くかどうかは、実は、患者の状態や治療者の技術に左右されるのではなく、もっと別のファクターに依存しているのではないか、と。その「別のファクター」というのは、治療者にたいする患者の信頼、すなわち両者の「個人的な関係」のことである。フロイトは、催眠療法の成功は、結局のところこの「個人的な関係」にかかっているのではないか、と思うようになった。いうまでもなく、この「個人的な関係」こそ、フロイトが後に「転移」という名で呼ぶようになるものである。フロイトは、友人J・ブロイアーの患者だったアンナ・Oの症例を通じて、患者が治療者にたいして抱く恋愛感情が、実は患者の症状の一部であり、症状が両者の関係のなかに移動させられたものにほかならないということに気づき、このような現象を「転移」と名づけるにいたる。ベルネームの暗示治療を支えていたのも、同じ「転移」だったのである。

このことが、フロイトに催眠療法を捨てさせる最大の理由となった。もしも転移関係が催眠療法の有効性を支えているのだとすれば、転移関係が構築

第3節

イタリアの例から

脱施設化と脱制度化のあいだ —— バザーリアとイタリアの精神医療改革運動

松嶋　健

1　バザーリア法とは何だったのか

歴史上初めてポーランド人のローマ教皇が誕生した一九七八年、イタリアは六〇年代末からテロリズムの嵐が吹き荒れた「鉛の時代」のまっただなかであった。元首相で当時キリスト教民主党党首であったアルド・モーロが、「赤い旅団」と名乗るテロリスト・グループに誘拐され、およそ五〇日後に死体で発見されたのが五月九日。その四日後、五月一三日に世界的に有名な法律一八〇号、通称バザーリア法は成立している。

イタリア戦後史の暗部を象徴するモーロ事件とバザーリア法制定が、ほぼときを同じくしているということは銘記されて然るべきである。(1) ただこの法律によって全国の精神病院が廃絶されたとしばしばいわれたりするが、それは必ずしも正確ではない。一八〇号法は六〇年代にイタリア各地で同時多発的に始まった精神医療改革運動のひとつの帰結といえるものだが、法レベルではまず一九〇四年の法律三六号に対する改正である。三六号法ではたとえ治療の必要がある患者でも社会的危険性が認められなければ入院させられなかった。つまり優先された基準は社会の側の安全であり、精神病者の方の必要ではなかった。一九世紀に成立した近代精神病院は、安全や衛生といった社会の要請と、病者の隔離と保護を求める治療上の必要が手を結んで生れたものだが、三六号法からみえるのは、社会的管理の側面が治療的側面よりも優位だったことである。イタリアの精神病院はその大部分が公立であるが、この法は公立私立にかかわらず適用され、その監督行政機関は内務省であった。そして入院は当該人物の犯罪歴に記載されていた。

これに対してイタリア精神医学会の方からは再三、治療的観点からの法律への改正が説かれたが、それが部分的にであれ実現するには一九六八年まで待たねばならない。同年制定の法律四三一号ではいくつか重要な改正が行われた。まず自発的入院が認められ、入院が犯罪歴に記載されるという条項が削除される。また病院や病棟の規模が定められ医療スタッフと患者の比率も決められた。さらに、病院内のことにとどまらず、予防やアフターケアのために病院の外、つまり地域社会の側の医療福祉制度を充実させていくという方向性が打ち出される。その一〇年後に成立する法律一八〇号は、病院を純粋に治療を目的とした施設に変える、という当初のイタリア精神医学会の思惑をさらに超えたものとなった。その要点は、新たな精神病院の建設と新規入院を禁止したところにある。まず入ってくる蛇口を止め、その上で病院の外に受け皿を作って患者を徐々に移していったのである。具体的には地域の中に「精神衛生センター(Centro di Igiene Mentale)」を設け(2)、そこを外来窓口として家やグループホームから通う、あるいは医師や看護師の方が訪問する、というやり方に切り替えていった(3)。精神衛生センターを拠点として、総合病院やデイケアなど他の施設と連携し持続的かつ一貫したケアをめざしたわけである。それをスムーズに進めるため同年一二月にさらに法律八三三号が制定され、これによる保健システム全体の改革の結果発足した地域保健事業体(ASL:Azienda Sanitaria Locale)

のもとに、所轄の地域内で精神医療も含めたすべての医療・保健サービスを統合した。このようにして、精神病院を中心としそれに依存していた精神医療制度を換骨奪胎し、一般医療の中の一部門としつつ、地域を中心とする精神医療制度への転換を図ったのである。ただ地域医療への移行は各州によって差があり、そのため全国の公立精神病院がすべて閉鎖されるまでには、バザーリア法成立から数えて二〇年あまりの歳月を要することになる。

銘記すべきは、それが「精神病院の廃止」であって「脱施設化」ではなかったという点である。「脱施設化」の場合、地域に出るのは被収容者だけであり、それゆえ何万人外に出すということが問題となるわけだが、「精神病院の廃止」の場合は、被収容者だけでなくスタッフもみな外に出たのである。重要なのは、精神病院という「施設(istituzione)」を廃止しなければならないと考えられたのは、それ自体が最終目的だったからではなく、あくまでも、精神病院という施設を必要としそれを支えている諸々の「制度(istituzione)」を根本的に組み替えることが問題だったということである。(4)

法律制定のために中心的役割を担った精神科医のフランコ・バザーリアは当時トリエステの県立精神病院長だった

Profile

松嶋　健
(まつしま・たけし)

現在、京都大学大学院人間・環境学研究科博士後期課程在籍中。
論文として、「視覚化とその剰余」(人文学報85号、2001年)、「フランコ・バザーリアと「文化」」(こころと文化7巻1号、2008年)など。

ここしばらくイタリアで暮らしていたが、しばしば驚嘆させられたのは、物がある、という感じがものすごくすることである。人の場合なら、人がいる、ということになるが、その場合でもどちらかというと、人がそこにある、という感じがする。いずれにしろ「在る」ということに強烈なプレゼンスが感じられる。物や人の「物質性」、それは単なる物の知覚からは逃げ去っていく「そのもの性」であり、私たちが「ひとつの生」の一部でありながら個でもあるという特異な存在のあり方のことであろうが、この感覚がいま希薄になりつつあることに大きな危機を感じる。世界内存在としての私たちにとって切り離すことのできない図と地を分断していくような制度の変容はますます進行中だが、とりわけ精神医療の領域にはその問題が尖鋭的に現れるように思う。だが逆にいえばそこが折り返しのターニング・ポイントでもあり、そこで起こっていることには狭義の精神医療の領域にはとどまらない広範な未来的アクチュアリティがあると考えている。

が、病院の閉鎖についてこのように語っている。「私たちがこの病院を閉鎖すると発表することの意味は、病院の論理の遂行をやめるということなのです。壁が残っているかどうかは問題ではありません。私たちは壁の内外の文化を変えることによって、施設の論理を破壊するのです。（……）私たちは壁を問題にしているのではなく、施設の論理を問題にしているのです[5]」。

ここで「病院の論理」「施設の論理」と言われているものは、何よりもまず一八〇号法にみられるような空間化の政治、すなわちある閉鎖的な場所の「内」に一群の人々を収容し「外」から切離す排除と隔離の論理のことである。さらにまた、精神病院内部で通用していた「全制的施設（total institution）」の論理のことでもある。社会学者のゴフマンは一九六一年に出版され大きな反響をもたらした『アサイラム[6]』の中で、全制的施設の中心的特徴を列挙しているが[7]、その諸特徴は、そこで集団生活が行われる一つの閉じられた空間が、ある一つの価値なり意味によって全面的におわれているところから生じると考えられる。そこには絶対的なヒエラルキーが生じ、逃げ場所のなさから来る服従や暴力的な抵抗が出来する。バザーリアたちは、精神病者の暴力や無気力は病気の症状ではなく、全制的施設での生活の結果であり、正常な反応であると考え、それらを「精神病院症候群」あるいは端的に「施設化」と呼んでいた。ただゴフマンがあくまで精神病院の中での出来事に関心を集中させていたのに対し、バザーリアらの場合は「施設の論理」を、精神病院という施設だけの問題ではなく病院自体を生み出す施設内外の制度の問題としてとらえ、それを克服する方法を模索していたのである。

フーコーはこのようなイタリアでの試みを、「制度的権力を、すでに精神病院の外において精神を病む者の差別をもたらしていたほかの権力諸関係と結びつけること」とまとめているが[8]、彼もまた「空間」そのものより「空間化」する制度の方に目を向けていたことを考えるなら、そこに共通の問いがみえてくる。それは、精神病院という施設を生み出すような社会の諸制度と権力諸関係とはいかなるものか、という問いである。というのも**「内」**を**「外」**から、あ

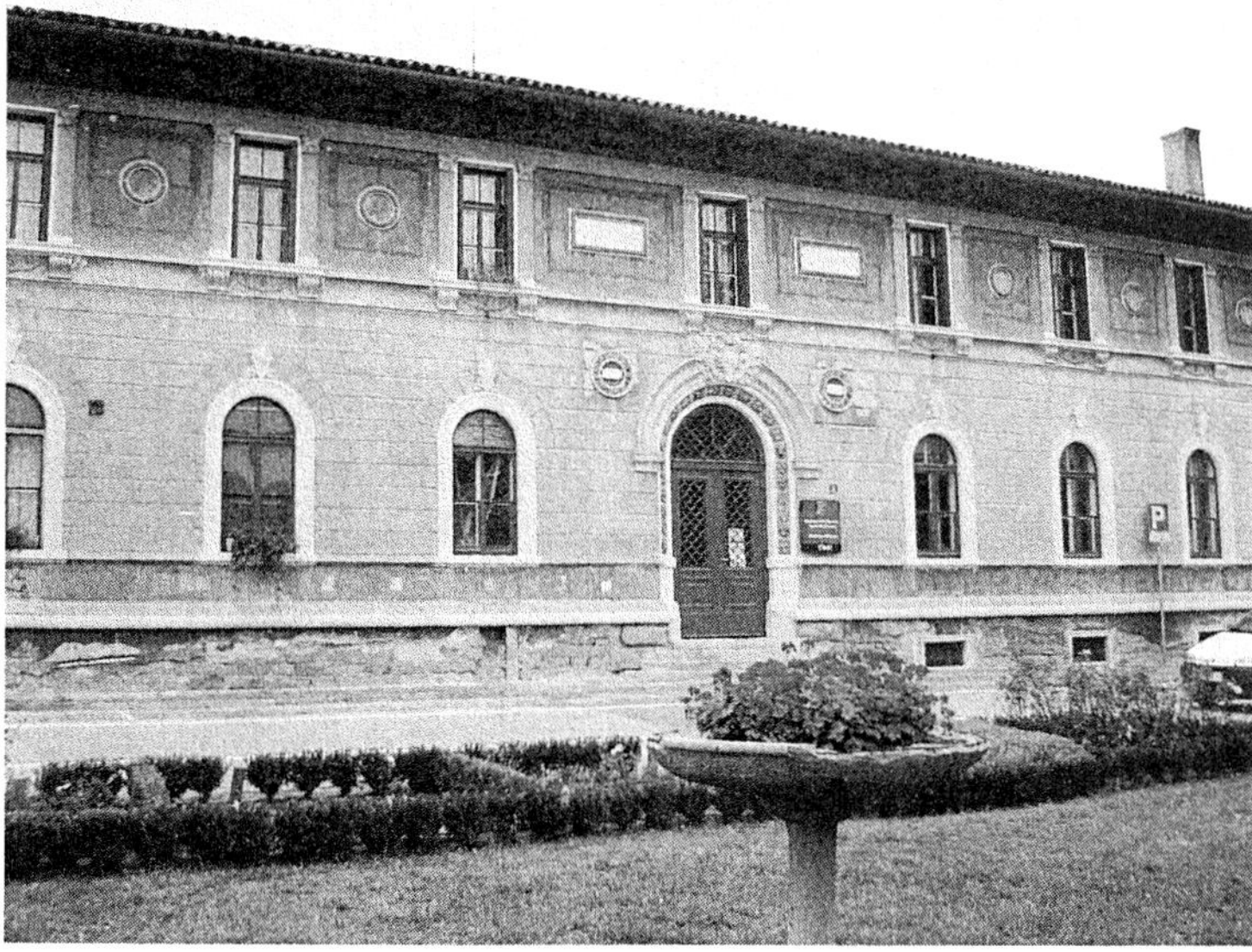

図1　トリエステ元県立精神病院（正面）（筆者撮影）

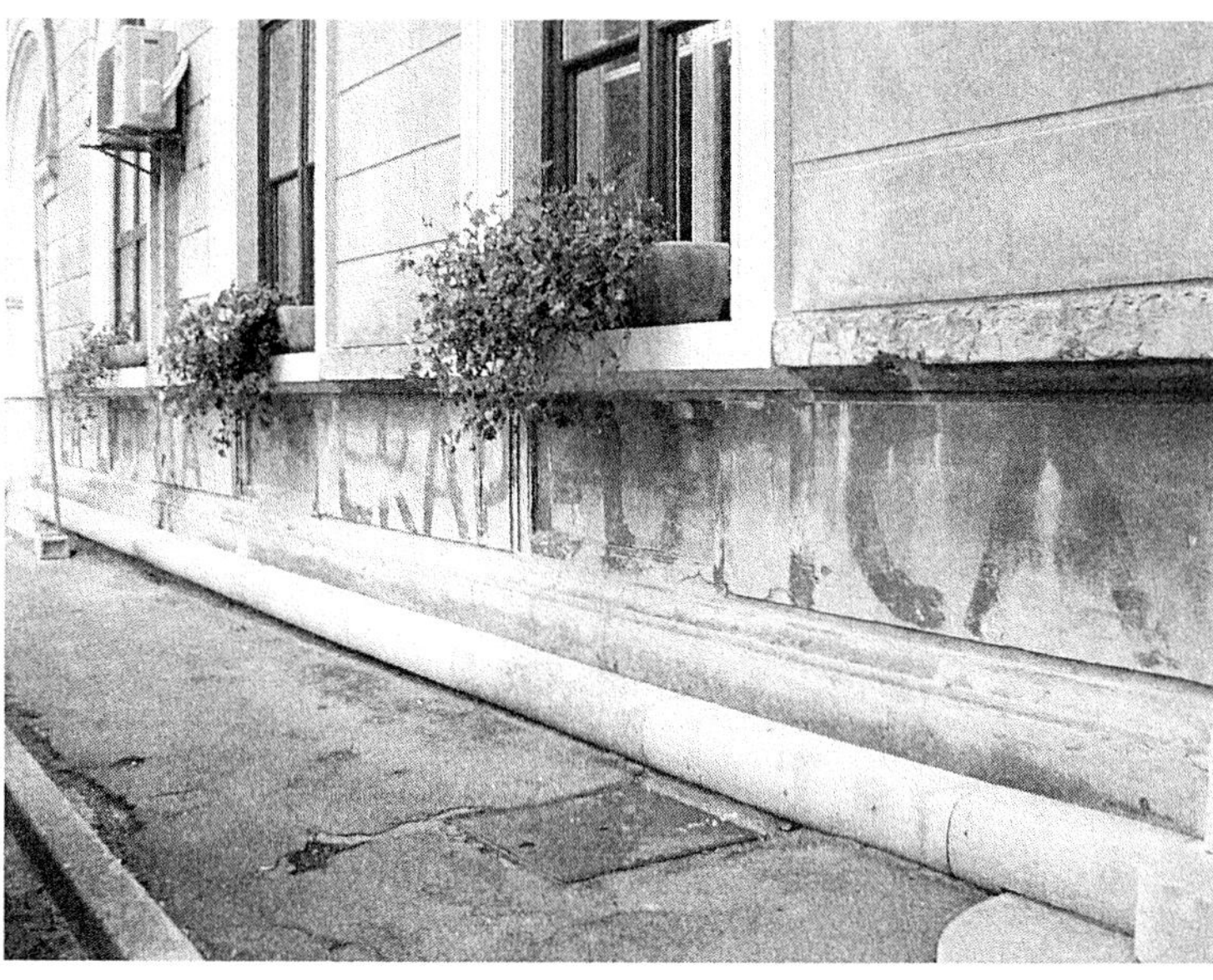

図2　トリエステ元県立精神病院（裏側）壁に書かれていた「自由こそが治療的である（LA LIBERTÀ È TERAPEUTICA）」の文字が今も残っている。（筆者撮影）

るいは「外」を「内」から切り離そうといくらしても、そのようにして「内」と「外」を分割する論理自体は「内」にも「外」にも通底しているからである。したがって、「内」と「外」をあらかじめ設定した上で「内」から「外」へ出す（脱施設化）のではなく、「内」と「外」を作り出している論理と制度と権力関係が問われたのである。

2　境界のトポロジー

アスカニオ・チェレスティーニは、現代イタリアにおける一人語り芸の第一人者である。彼は、かつて精神病院にいた患者やそこで働いていた看護師たちに当時の話を聞き、その語りの行為を通じて演劇空間を創出するというセッションを二〇〇四年から始める。それにもとづいて翌年発表された新作舞台『黒い羊（*La Pecora Nera*）』[9]には、「電気ショックを使う病院への弔辞」という副題がつけられていた。それは精神病院で三五年間過ごした男ニコラが語り部の口を通して自分の人生について語る物語である。胸元まで届かんとする関羽髯をたくわえた現代の語り部チェレスティーニは、人々が物語るのを聞き、その語りを自身が何十回、何百回と繰り返し再話していく中で、色々な物語が寄り集まって次第に一つの神話としておのずから生成するのに立ち会う、そういう作り方をする。だから一人称の話者ニコラの内には数多の「私」がいるし、またこの話者自身もニコラとは別の「私」に分裂する。

この物語の中にとても印象的なシーンがある。「私」がニコラと修道女[10]と一緒に精神病院の外に出る場面だ。病院の出入口は二重構造になっており、扉が二つある。修道女はまず一つ目の扉を鍵で開ける。「私」たちは二つの扉の間に入る。そこで修道女は今くぐったばかりの扉を鍵で閉める。それから二つ目の扉をまた鍵で開けるのだ。その間ニコラと「私」は、二つの扉の間の「穴」のような場所で黙って待っている。彼女は二人に言う。

施設はいつも閉じてなければならないの。そうでないと可哀相な狂人さんたちが逃げ出してしまいますからね。でも私たちだって出たり入ったりしなくちゃいけないでしょ。それでこんな風に二つの扉のうち一つは必ず閉まったままになるような仕掛けを考え出したのよ。これで施設はまるで金庫みたいになるでしょ。

金庫のような施設を出た三人はいったいどこに行くのだろうか。行き先はスーパーマーケットである。スーパーで買物をしながら「私」はつぶやく。

よい買物をするには、ちゃんとしたメーカーの物を選ばなくちゃいけないのさ。ヨーグルトはミューラー、パスタはバリッラ、ミネラルウォーターはフェッラレッレ……。

チェレスティーニはここでこう問うているのだ。病院の「外」に出る。いいだろう。ではその「外」とは一体どんな場所なのか。それは「外」に見えて、本当はもっと大がかりな「内」ではないのか。

舞台をみていた精神科医フランチェスコ・スコッティは、幕が閉じた後、筆者に「スーパーマーケットはより洗練された精神病院だな」と囁いた。ウンブリア州の精神医療改革を担った中心人物の言葉である。考えなくてはならないのは、「外」がどんな「外」であるかを不問に付したまま、「脱施設化」のお題目のもとに患者を病院から出すだけで十分なのか、ということである。一九七三年の時点でフーコーもまた同様の疑問を提出している。

一般に医師はその人物を社会環境から引き出し、病院、療養所に隔離する。しかしどのように患者を社会環境に再度適応させるのだろうか。それこそが精神科医に欠けている点である。治療は患者が住む場所から離れた診察室の長椅子ででではなく、患者が生活する社会環境の中で行われるべきであろう。その場合、私たちはさらに二つ目の仮定に直面することがあり得る。というのも私たちは個人と社会環境の関係を扱っているからである。病んでいるのは社会グループかもしれない。(11)

実際一九七〇年代以降英米や北欧を中心にすすめられた脱施設化と今日の日本の脱施設化では、同じ「脱施設化」といってもそれが置かれている社会環境は異なっている。今日「脱施設化」のスローガンとセットにされる「自立」や「自己決定」の論理は、一見個々人を尊重しているようにみえるが、その背後にあるのは経済の論理である。「自由」であるとされる「外」の世界で、私たちが例えばスーパーで買い物をするとき、確かに商品を選択し決定しているのは私たち自身である。自身の生について配慮し、「ちゃんとしたメーカーの物」を選んでいるのは私たち自身である。だが、その選択肢の全体はすでにどこかで決定済みなのである。こんな風に「外」の一見自由な世界が大がかりな「内」になっているのだとすると、今日の「脱施設化」の置かれている位相が見えてくる。つまりそれは、「内」に排除する代わりに「外」(という「内」)に排除するという反転である。これを「生産」の観点からみるなら、羊たちをコストのかかる羊小屋で飼うよりも外で自由に放牧しておいて、彼らが生産する乳やときには肉を頂いた方がコスト・パフォーマンスがよい、ということになる。その代わり何も生み出さない羊たちに関しては、一カ所に集めて世話なぞする必要はない、野垂れ死んでもらって結構、どうぞご自由に、というわけだ。

バザーリアは早くからこのような経済と医療の相関関係に気づいていた。一九七五年パリで行われた国際会議「産業社会における「健康」の概念の曖昧さ」で彼は、「健康」と「病気」、「正常」と「異常」の「大分割」について検討を加えている。(12) そこでは、健康と病気、善と悪、正常と異常といった一連の二項対立群において、反対概念が分離されるとともにその双方の概念が純化・絶対化・自然化され、しかも各々の項に正の価値と負の価値が割り振られるという認識の暴力性が考察されている。その上でこのような分割を生み出すような制度について分析をすすめている。バザーリアによれば、「正常《ノーマル》(normale)」とは何か、を規定している「規範《ノルマ》(norma)」は、資本主義的生産様式の中では「生産」の概念と深く結びついており、そこでは「健康であること」と「働くこと」が直接的に等価なものとみなされることになる。それゆえ、生産に必要な労働力の管理という観点から「病気」は、個人ではなく社会全体の問題とされる。「病気」であることは「異常」であり、「異常」であることはまた「病気」となる。興味深いのは、「病気」が正常な生活の一時的停止という意味で「異常」とされる以上、それは「事故」のようなものとして私たちの生から疎外され、科学の対象として専門家に譲渡されるという指摘である。こうして私たちは己の病を生きる代わりに、専門家によって「病人」に仕立てられるというわけだ。ここに医学や精神医学といった「科学」の居場所がある。

ここでバザーリアはアントニオ・グラムシを参照しつつ「科学の中立性」のイデオロギーを分析しながら、精神科医としての自身が拠って立つ精神医学の制度について考えているのである。彼は、一九世紀後半以降国家によって医療・保健・衛生システムが整備されていく事態に焦点を当てながら、医療と福祉の機能と領域が、労働力の多種多様な機能不全に対応するように差異化され専門化されていったと論じている。そして生産様式によって規定された労働の構造自体が、健康であるか否かにかかわらず、自分自身からの疎外という状況に私たち全員をおくのであり、専門家による配慮もまた、一見私たちの生活や健康のためにみえながら、実のところ労働力商品としての私たちに対する関心からなされていると指摘する。このような分析は古くさく聞こえるだろうか。だが、これほど多くの人が鬱病と診断され、産業カウンセラーやスクールカウンセラーが会社や学校に配置される社会に生きる者にとっては、とても他人事とはいえないだろう(13)(**→第7章参照**)。

バザーリアは個人の身体と社会的身体の間を媒介するものこそ「規範」にほかならないと考えたわけだが、政治哲学者ロベルト・エスポジトによると、そもそも「生政治」という語を最初に用いたのはスウェーデンの思想家ルドルフ・シェッレンであり、彼は国家を一つの有機的身体として構想していたという(14)。国家を、ホッブズ流に個々人が契約によって自発的に構成した人工的産物と考えるのではなく、一つの身体と一つの精神を有した一個の生命体とみなすことで政治の領域を自然化するのが彼の「生政治」の企図であった。ここに既に、個人の身体が社会の身体と重ね合わされつつ、直接的には生物学や医学の対象となることで脱政治化される、というかたちで逆説的に政治化される契機をみてとることができる。そしてこの二つの国家観は、個人を一つの身体とみるか、国家を一つの身体とみるかの違いはあるにせよ、境界が画定されたあるテリトリーの内側に一つの主体、一つの精神を見出している点では同じ思考に従っている。

生政治において、生への配慮はまさしく資本主義の論理と表裏一体なのだが、そこでは服従すればするほど、自分自身に従っている（したがって自立している）のだと説明されることになる。このような「自立」や「自己決定」の論理は個人主義に支えられているわけだが、閉ざされた個をベースとするような個人主義と、異物を排除して自己同一性を保とうとする共同体主義とはコインの裏表をなしているのである。したがって、たとえ精神病者が病院の「外」に出たとしても、それが個人主義の原理にもとづいた場所であって何か新しい出会いが起こらないようならば、それは「内」にいたときとある意味では変わりはない。バザーリアが「壁の内外の文化を変えることによって、施設の論理を破壊する」というとき、個人主義であれ共同体主義であれ、テリトリー化された同一性と固有性の論理が問題にされているのである。その時問題の在り処は、「内」にでも「外」にでもなければ、「内」と「外」を分ける境界を簡単に越境したり横断したりするところにでもなく、まさに境界線そのものの上にある。

「境界」はイタリア語では confine というが、それは con-fine、すなわち「fine（終わり、限界、目的）」を「con（ともに）」するという様態を指している。だから、「境界」は場の限界を画すものでありながら、その限界自体が内的限界と外的限界に裂開しているのであり、その限界において「外」との接触に開かれている、そういう「場所」なのである。精神病院という制度の「境界」についていえばこういうことになるだろう。精神病院を「施設」として考えるとき、私たちは病院の壁を境界とみなし、その内側に精神病院という場所が、その外側に自由な場所があると考え、脱施設化をアトム（個）としての精神病者が病院の「外」の自由な空間に出て行くことだとみなす。そのとき「壁」として物質化された境界は、ひたすらあるテリトリーを閉じることに向けられており、それゆえ内的限界と外的限界の「間」は、ニコラと「私」が待っていた「穴」のような場所になってしまう。このとき、精神病院とそして「私」の両方ともが、いわば閉じたテリトリーとして考えられている。しかし、そのような閉じたアトムとしての「私」を思考の中に密輸入せずに考えるなら、あるのは「私」ではなく、ただ「私に立ち現れている世界」であるだろう。ヴィトゲンシュタインの言葉を借りれば「主体は世界の限界」なのであって、それゆえ「私」が移動するとき、個ではなく「私という境界」が動いているといえる。すると精神病院の「内」にいた者が「外」に出たとしても、そこで新たな遭遇がなければ、ということはつまり、「私に立ち現れている世界」とそれとは別の「私に立ち現れている世界」とが出会わなければ、それは「内」に閉じ込められたままであることになる。

istituzione を「施設」とだけ捉え、deistituzionalizzazione を「脱施設化」と解釈しているうちは、人はそれを「精神病院」というハードウェアと、「精神病」や「精神障害」というカテゴリーに関係する人々の問題であって自分には関係がないと考えることができるが、istituzione を「制度」と捉え、deistituzionalizzazione を「脱制度化」と理解するとき、まさに私たち自身が問われていることを知るのである。[15] 実際「私」が一つのテリトリーではなく境界そのものであるなら、他なるものとの「出会い」によって「私という境界」は不断に更新され、それに応じて無際限に新たな世界が立ち現れてくる。こんな風に「世界」が変わり「私」も変わっていく。それは「外―に―立つ」という意味での「existence（脱存＝実存）」の本義であるといえるだろう。したがってある意味で、「脱制度化」とは精神療法のテリトリーを超えて、私たちの実存の本性そのものに立ち戻ることでもあるのだ（**↓第２章第１節参照**）。

『黒い羊』のラストで、チェレスティーニの語る声は録音された一人の老人の声とオーバーラップしてゆく。何十年もの間精神病院で生きた男はたどたどしい口調で自分の作った短い詩を朗読する。

狂人たちは精神病院から逃げ出す、ただそこに再び入るために
どうしてこんなことがありえるのだろう、まだこんな施設があるなんて
どうしてこんなことがありえるのだろう、外がどんなであるかも知らずに内にいるなんて
どうしてこんなことがありえるのだろう、内がどんなであるかも知らずに外にいるなんて

どうしてこんなことがありえるのだろう、ときどきわたしは自問する
太陽の暖かさに包まれて緑の野原を散歩しながら、悲しい気持ちでいるなんて
まわりが皆微笑んでいるときに、心に苦悩を抱えているなんて

あなたがたの悲しみをすべて、わたしたちに置いていってくれればいいのに
野原に行くこともできず、太陽をみることも決してないわたしたちに

3　「生の危機」から「脱制度化」の方へ

バザーリアはいつも、「病気ではなく、苦悩が存在するのです」と言っていた。実存の苦悩は人間存在の一部でありそれを取り去ることは決してできないと彼は考えていた。だが精神病院という施設＝制度は、あたかもその苦悩を壁の向う側に封じ込めておけば、私たちは皆幸せに暮らしていけるかのような幻想を与えてきた。バザーリアは言う。

「とんでもない、人間には苦悩がつきまとう。これは社会組織が立ち入ることが全くないためなくなることはない。ある人が調子が悪くなると、何かを求める。しかし、誰も答えてくれない。この要求、つまり要請はいろいろな形態をとりうる。様々な様式、例えばある人が自殺したり、他人を殺したりとか、公の秩序をそこなうとか。ある人が死んだりする時は、それは絶望的なアピールとなる。また家族の中での生活が不可能となるのも、一つのアピールである。しかしこれらのアピールにどのように答えてきたか。いつも答えはきまって抑圧である。そしてこれを正当化するために精神医学はその症状論――これが苦悩の成文化である疾病である――を生み出す[16]」。

バザーリアは一九五〇年代からすでに症状論のもつ政治性について考えていたのである[17]。そして「病気」ではなく「苦悩」に向き合うことで、精神病院とは異なる「場所」を創り出そうとしたのであった。「彼と私とが、彼の「病気」ではなく、彼の苦悩の問題に共同してかかわるとき、彼と私との関係、彼と他者との関係も変化してきます。そこから抑圧への願望もなくなり、現実の問題が明るみに出てきます。この問題は自らの問題であるばかりではなく、家族の問題でもあり、あらゆる他者の問題でもあるのです。(……)自らの問題があらゆる他者の問題であることがわかると、自らを特例とする「病気」の論理から抜け出せるのです。それから、自らの問題が心理学的問題などではなく、社会的、それ故に政治的な問題だということを学びます。問題はみな私的です。しかしながら私的なことは常に政治的なのです[18]」。

興味深いのは、バザーリアが精神病院という施設=制度だけを問題にしていたのではないにもかかわらず、精神病院の閉鎖に踏み切ったのは、絶対的に非対称な力関係がある場所では治療はなしえないし、治癒は起こりえないと考えたからである。このようなバザーリアの思想は、彼が一人で頭の中で考えたことではなく、精神病院から地域へと活動の重点を移してゆく中で実際に起こった出来事から生まれてきたものであった。「私たちは病院の外にとても居心地のいい場所をみつけ、そこで「病気」に向き合うことにしました。すると、精神病者の「危険性」に関わる問題が次第に軽減していくのを目の当たりにしたのです。私たちの前には最早、ひとつの「病気」があるのではなく、代わってひとつの「危機」が立ち現れてきたのです。今日私たちは次のことを強調しなければなりません。彼らを精神病院に連れてくるにいたった状況とは、「生の危機（crisi vitale）」であって、決して「精神分裂病」でもなければ、ひとつの制度化された状況、つまり「診断」でもないということです。私たちは、その「精神分裂病」をひとつの「危機」、実存的であれ社会的なものであれ家族のものであれ、そんなことは重要ではない、とにかくひとつの「危機」の表現であるとみてとっていたのです[19]」。

バザーリアは「苦悩」が個人に還元されるものではなく、それ自体が社会的・政治的であるような危機であることを強調したわけだが、それではいったい「危機」とは何か、「生の危機」とは何を指しているのだろうか。

現在、イタリア中部ウンブリア州の地域精神医療のプロジェクトの一つとして行われている演劇ラボラトリーに、一七歳の少年が来ていた。といっても彼は他の人たちがやっているのを見ているだけで自分は何もしない。誰かとしゃべったりすることもなく、どんなに暑い夏の日でもフード付きのトレーナーを着てそのフードをいつも目深にかぶり、その暗がりの中から他の人たちをじっと観ていた。その彼があるとき、仲のよかったケアワーカーにポツリとこんな風に言った。「僕はあなた方が望むようには決してならないだろう。あなたたちは僕を幸せにしたいというけれど、僕は幸せになりたいとは思わないから」。

少年のこの言葉は、ラ・ボルド病院の精神科医ダニエル・ルロの言葉を想起させる。彼女は「私は死ぬ理由よりもたくさんの生きる理由をもっていない」という人々と毎日接しながら、自分の仕事についてこのように記していた。「私は症状を消すための精神科医でもなければ、患者を復帰させたり回復させたり再社会化するための精神科医でもない。「生きるということは本当はどのように成り立っているのだろうか？」精神病患者、神経症患者、不安に苛まれる人、あるいは単に人間である人、そういった人たちが私に投げかける根本的問題はこのことにほかならない[20]」。

地域で起こりうる出会い、かつてであれば精神病院の壁の向う側にいた人々との出会いがもたらすものは、普段忘れていながらも決して忘却することはできない根本的な問いである。それは正直いってあまり直面したくはない問いである。しかしながら同時に、どうしてもそこに舞い戻ってしまうような問いでもある。だからこそ、数年前に政府が財政支出削減という理由で精神保健センターを縮小しようとしたとき、ウンブリア州の人々は、センターを精神病者のためのリソースとしてではなく、市民全体のリソースとして反対したのではなかっただろうか。

ルロは続けてこう書いている。「彼らは、彼らの行為によって、「生きるということは本当はどのように成り立っているのだろうか?」という発問をわれわれに投げかけているのだ。彼らもまた、「生きる理由」ではなくて、生が生きるに値するという気持ちそのものを失っているのである。こうした「社会問題」の解決をたとえしかるべき国家の後ろ盾を得た社会―心理学的な「決定権保有者」あるいは「研究者」に託してはいても、われわれはみなこのことを知っている。しかし、知ってはいても、それは些細な事柄でしかないことになってしまうのだ。それは目にみえないほど小さく、ほとんど言葉にもならない問題、そしてわれわれの生きる消費社会の耳には奇妙な音としてしか感受されない問題になってしまうのだ……。「《生が生きるに値するものであるという気持ちを個人に与える「もの」》、ジャン・ウリならこれを《欲望》というだろう」[21]。

精神科医の樽味伸もまた「生きる意味が分からない」という問いについて、日本という場所で考えようとしていた[22]。彼は一人の「ひきこもり」の青年を取り上げ、その話が大抵「だから生きることは無意味なのではないか」という問いに収束し続けたと記している。ところが時がたつにつれて徐々に青年が、「考えていたこと」から「感じたこと」を語るように変化していき、それとともに話の「内容」よりも、彼が語るという「行為」に自分も注意を払うようになっていったという。話す「内容」は相変わらず「無意味であること」に収斂していたにもかかわらず、語る行為の方から立ち上がってくる何かに注意を向けながら樽味はいう。「彼は様々な形で、様々な事象が無意味であることを報告してくれるが、〈生きる意味〉を問うことの無力感からは、少し距離を取りつつある。あるいは、「身体」を通すことで、論理的な〈生きる意味〉ではない、別な形の《生きる意味》すなわち〈生きる感触〉に、置き換えつつあるのではないかと思われる」(23)。

ここで「生きる感触」と呼ばれているものを、ウリが《欲望》と呼ぶものと交差させてみたい。考える「私」、意識としての「私」ではなく、そのような「私」を否定し未だ知らぬどこかへと連れ出し、結果として「私」を変えていくような、いわば「感じる私」、《欲望》の場所としての「私」について考えてみたい。「感じる私」について考えるというのは矛盾にきこえるかもしれないが、考えて「みたい」という欲望には、すでに「感じること」が含まれているだろうし、そこから「感じること」と「考えること」の間の関係について何か引き出してこられるように思うからである。

「生きる感触」の問題は単に「知覚」の問題ではなく、より基底的な「感覚」の問題であるだろう。それは身体性と関わるが身体性といっても色々ある。先に、「私」があるのではなく、ただ「私に立ち現れている世界」があるのだと述べたが、「知覚」の場合、通常は「私」の身体の感覚器官が「私」の外にある事象をどのように認知するか、というモデルで考えられており、したがって身体性といってもそれは、皮膚で外界から区切られたヒトの形態をした生物学的な肉体が問題になっている。それに対して「感覚」とか「感触」という言葉で考えたいのは、「私に立ち現れている世界」がある身体性をもっているということである。「感触」という語が示すようにそれは広義の触覚というべきであり、視覚や聴覚もまた一つの触覚であるような基底的な身体感覚である。そのような広義の触覚にとって、皮膚は自他を分ける境界であるとともに、それを通して私たちを世界に触れさせているものである。同様に眼もまた、物と物との間に距離を導入し離散的に知覚するものであると同時に、世界を連続的なものとして眼で「触れる」ことを可能にしている。このような意味において、感覚は経験される世界の境界を形づくっているのであり、したがって感じられている世界の果てこそが「世界＝私」の限界であり境界であることになる(24)。だからこそ、たとえ「生きる意味」が喪失された場合でも、身体に働きかけることによって基底的な感覚の層の何かが変容し、「生きる感触」が再生することがしばしばある。この事実はまた、私たちがいかに普段、意識を中心とした意味の世界に住んでいるかを照らし出す。感覚や感触は身体性と根源的にかかわっているがゆえに、事物の配置や諸々のノイズ、他者との関係などを含むものとしての「場所」が重要になってくる。先ほどの「ひきこもり」青年の診察の場についての樽味の分析をみよう。「私は、この、変に小洒落ていない、クリニックというよりは診療所といった方が正確であるような、ここの風情を好ましく思っている。（……）彼にとっては、この雑然とした診察の場の構造は、おそらく性に合っているのではないかと思われる。（……）彼が、無意味と思っている社会と、どこかで時折関わらねばならないとすれば、（……）その関わりの場は、なるべく雑多で（場を提供する側の）主張も目的意識も薄いほうが望ましいのではないか。たとえば先進の検査機器や高度の専門知識が集積する場からも、また同時に、浅薄な「癒し」の場などからも上手に隔たって、ある種の居心地のよい無関心と節度のある親切を、結果的に析出させているべきであろう[25]」。

ウンブリア州の精神保健センターに行って感じるのもこのような雰囲気である。受付ではいつも誰かが誰かとおしゃべりをしているし、利用者は基本的にどこにでも入っていける。精神科医や臨床心理士の部屋のドアには鍵がなく、ノックさえすれば誰でも入っていくことができる。受付での対応も親切というよりは素っ気ない感じだが、要するに何というか「普通」なのである。そこには「患者様」「利用者様」といったサービス呼称もサービス笑顔もないけれども、「生きる感触」につながるような雰囲気はある。それはどういうことかと問うなら、「医療の場」という一つの意味によって独占された場所ではないということだろう[26]。

精神病院という全制的施設を生み出した制度は、機能分化と専門化の進展およびその具体的な「空間化」によって世界をさらに多くのテリトリーに分断していく。病院で私たちは「病人」という一つのアイデンティティを付与され、学校では「学生」という一つのアイデンティティを付与される。各々の空間はサービス産業の場と化しており、つまるところ私たちは諸々のサービスの「消費者」にされるのだ。まさに「外」は巨大なスーパーマーケットなのである。そこで消費者に可能な抵抗といえば、せいぜいクレーマーになることくらいしかなくなってしまう。

イタリアで精神病院を中心とする制度から地域中心の精神医療制度にシフトしたというとき、それは単に病院の「内」から「外」への移動が起こったということではなく、一つの意味が支配する場（病院では「医者―病者」という一つの関係、しかも圧倒的に非対称な関係しかない）から、調子が悪くなったりもするがいつも悪いわけではない人々が、生活していく中でサポートを期待できる雑多な意味の場に変わったということなのである。したがって「病院から地域へ」というスローガンは、「一つの意味の場から雑多な意味の場へ」ととらえられなければならない。また「病者から生活者へ」というモットーもまた、「病者」というステータスから「生きる」プロセスへ、と理解さるべきである。いくら地域へシフトしたとしても、そこに新たに作られる場所が「医療」なり「福祉」なりといった一つの意味によって一元的におおわれているなら、それは結局また「施設の論理」に逆戻りしているのである。

精神科医のフランチェスコ・スコッティは、患者を治療（ケア）するよりもまず、「**治療（ケア）する制度を治療（ケア）すること**」が肝要であると述べている（↓**第1章第1節参照**）。治療（ケア）の環境作りは治療（ケア）そのものではないがそのベースであって、それは「治療」するのではなく「治癒」が起こりやすいような場をつくるということである。そしてそれは「治療」や「癒し」という意味が唯一の目的としてその場を独占しているのではないような場所を準備することでもある。そのためにはそこが、患者が治療（ケア）されるための環境としてのみならず、スタッフの側にとっての治療（ケア）するための環境としてもとらえられなければならないとスコッティはいう。「この仕事におけるバランスの要素は、利用者側の欲望（必要）に応えるのと同時に、スタッフの側の欲望（必要）を尊重するところにあるのです[27]」。

これはバザーリアがいたトリエステでも同様である。「トリエステでは患者たちはどこにでも入れ、閉ざされた戸の陰で話をすることはない。しかし、患者たちはまたすべての人と同様、一定の規則を守らなくてはならない。例えば、会話は途中でさえぎらないこと。もしそうした場合、彼らは――ときに全く無愛想に、素っ気なく――叱られる。というのは、医師や看護者もその要求をもっており、患者も自分の欲求を人がどのように応じようとしているか、を配慮しなくてはならないからだ(28)」。

鍵は《欲望》にある。あなたと私の間にある欲望を尊重し、それと折り合いをつけていくこと。サービス産業という枠組の中で、サービスの提供側が自らの感情や欲望を抑圧し、こうあるべきという役割やモデルや規範から外れようとしないとき、そこには雑多な意味の場は生まれようがないだろう。それはサービスの受け手にとっても提供する側にとっても「しんどい」ことに違いない。それにもかかわらず「規範」を絶対視する態度が生まれる理由の一つは、何かあった際に責任を問われないようにするためであろう。「私は規範に従ってやったまでで、何か起こったとしてもそれは偶発的な事件であり、私には関係ありませんし、したがって責任もありません」というわけだ。

だがここで一歩引いて考えてみよう。多くの社会には通過儀礼というものがあり、その過程において社会のあらゆる規範の「外」に隔離され通常はタブーとされている行為を行うことで、文化の制度が一つの虚構であることを体感する機会が設けられているといっていいだろう。そのおかげで、規範は所与ではなく自分たちで作っていくものであり、「こうしなければならない」ことなど実はないことが理解されると同時に、「私」もまたそのような制度なしには存在しえないということも了解される。その上で「大人になる」ということは、社会の底も、そして「私」という存在の底も、どちらも抜けているということを知った者たちが、そこに再び共同性を築こうとする営みであるといえる。このことを理解する機会が失われた社会に生きる者にとって、存在と社会の底が抜けていることは「自由」の感覚ではなく「不安」を生じさせ、それゆえにかえって規範やモデルに執着することになってしまう。そこでは、規範や役割が絶対的になってしまう「正常性という病理」(ジャン・ウリ)と、規範やモデルに自分を適応させようとしてできずに調子がおかしくなってしまう「過剰な正常性志向」の二種類の「正常病」の陥穽から抜け出すことができなくなってしまう。だが、社会の底が抜けていることが理解されれば、規範やモデルや役割というものが「とりあえず」のものであることがわかるとともに、だからこそそれらのものをなくしてしまうことができないということも腑に落ちるだろう。

その故にこそバザーリアもスコッティも、規範や役割というものを全面的に否定しなかったのだ。彼らは二人とも、自身の社会的役割や専門性から出ることの重要性を強調したが、しかし同時にまた自分が精神科医であり、精神科医にはあくまでも社会的管理という役割が負わされていることには自覚的であって、そのことを無視したり単純に払拭して極端な患者解放主義を唱えることはしなかった。例えばバザーリアは、医者や患者といったあらゆる役割や規範を取り去った「治療共同体」の自由放任主義についてこう批判している。「レッセ・フェール・グループは制度化された構造をもたず、表面的には完全に民主的に機能しているようにみえます。そこで何が起こるか。結果的にはいつもグループのリーダーが最終的に常に権力をもつためグループ内でもっとも強力な人物となってしまう。だから反権威的にみえる方法は、最大限に権威的となる。例えば英語圏で、つまりプラグマティズムが信奉されている世界では精神医学の進歩に関してもそうである。彼らは精神病患者が本来相互的にのみ治療されうる、と発見した。それは革命のように思われるのですが、新たな種類の操作、つまり「治療共同体」がそこに生じたにすぎないのです[29]」。

ヒエラルキーの垂直性をなくした水平性の場所に、より強固な垂直性が生まれる。そこには制度の分析が欠けている。自分たちが置かれている場所についての分析が欠けている。垂直性と水平性の間の斜めの線が欠けている。私たちは権力関係が全くない白紙の世界に産み落とされるわけではなく、制度は振る舞いなどの身体技法にも、思考の仕方にも、知覚のあり方にも存する。そういう訳で、さまざまな次元における制度の分析を欠くならば、悪い意味での「制度化（istituzionalizzazione）」つまり、一つのやり方だけが当り前となり自動化・ルーティン化・硬直化する事態がどうしても生じてしまう。だから「脱制度化」とは、制度を全面的になくすということではなく、制度を使いながら同時にそれを分析することで制度を発生状態におき、常に生成の感覚を持続させようとする終わりなき過程の謂なのである。

そしてこの生成の感覚を持続させるための羅針盤の役目を果たすものが、《欲望》にほかならない。スコッティは、利用者の欲望とともにスタッフの側の欲望を尊重することを説いていたし、バザーリアもまた、患者の欲望に気づきそれに応えうる状態を創り出すことにより、スタッフもまた現在の役割を乗り越えるべきであると語っていた。自分の役割や規範から出ていくことを、バザーリアは「否定（negazione）」という表現で言いあらわそうとしていたが、この独特の弁証法的な概念は対象の全否定を意味するのではなく、役割や規範を否定し、そこからズレることによって、その否定性を媒介にして何か新たなつながりが生まれること、関係性が変化していくことを指していた。例えば、「医者」の役割からズレた誰かと、「患者」の役割からズレた誰かが、一緒に食事をすることにおいて出会う、といったようなことである。そしてこの「否定性」によって、各人は自身の専門性を超えてもっと先へ行くべきであり、しかもそれは制度の全体に及ぶべきであるとバザーリアは考えていた(30)。

このようなイタリアでの展開についてフーコーは、『否定された制度（*L'istituzione negata*）』の中の言葉を引きながらこう記している。「バザーリアは言った。「これらの制度（学校、工場、病院）の特徴は、権力を保持する者とそれを保持しない者とのあいだの明確な分離である」。精神医学的実践および精神医学的思考をめぐる大きな改革のすべては、この権力関係を中心として位置づけられる。そうした改革は、権力関係をずらし、覆い隠し、除去し、消し去ろうとする試みを構成しているのである。近代精神医学の総体は、結局のところ、反精神医学によって貫かれていると言えるだろう。もし反精神医学を、かつて病院空間における病の真理の産出を任務としていた精神科医の役割を再び問題化するもののすべてのことであると理解するならば」。そして**「反精神医学の核心には、制度による、制度のなかでの、**

制度に対する戦いがある」と書きつけたのだった。[31]

ここで私たちはようやく、「考えること」と「感じること」の、あるいは「分析」と《欲望》との間にある関係について一つの見通しをもつことができる。現代における「生きること」「生きることの危機」は、スーパーマーケット化した世界の中で、小綺麗に並んだ商品やサービスにさらされて、「生が生きるに値するものであるという気持ち」を私たちに与えてくれる「もの」がみつからないというところにあるといえる。そういう「もの」としての《欲望》が、数多の商品として現れてくる諸々の、いわばニセの「欲望」と混同される。だが偽物の「欲望」は必ず媒介されたものであり、それゆえ壮麗なみかけをもっており、それに対して《欲望》は必ず直接的なものであり、それゆえ一見大したことのないものである。考えること、制度の分析が必要なのはしたがって、「商品」として立ち現れているのではない（なぜならそれは「お客様」と称しながら私たちを「消費者」の位置＝役割に釘付けにしてしまうから）《欲望》そのものを、華麗な見栄えのする「欲望」から見分けるためだということになる。[32]ジル・ドゥルーズはそれをこんな風に表現している。「「分裂分析」（スキゾアナリーズ）の主要な目的の一つは、わたしたち各自において、各自を横切っている線のどれが欲望そのものの線かを探すこと、具象的でない抽象線、逃亡の、脱領土化の線を探すことです」[33]。

ここで「分裂分析」といわれているものは、制度の分析、それを行うことによって自らの役割や規範や同一性を「否定」してそこからズレ続けるための分析だと考えてよいだろう。だからこそそれは逃亡の線であり、脱テリトリー化の線なのである。線を越えるのではない、あくまで線の上に留まりながら、その線の束の中から、私を連れ出してくれるような線を見分けること。この故に、《欲望》は「分析」とセットであり、「考えること」は「感じること」と両輪となるのである。思考を、前向きにではなく、自分が現に投げ込まれている制度の分析のために用いること。「生きる感触」を感じるために根気よく瓦礫を取り除いていく、いわば「引き算」のような仕方で知性を用いること。「脱制度化」とはこのような実践に他ならない。[34]

ただそのような知性について注意しなければならないのは、分析してから行為するのではなく、行為しながら分析を行うという意味で、現在進行形の実践知であるという点である。それを導くものが「感覚」であり《欲望》である。《欲望》に忠実であることによって、制度化した思考と知覚から降り、経験のモードそのものが変わっていく、そういう仕方で「私」から脱出するのである。なぜなら「私」もまた一つの制度であり、「私が人間である」ということも一つの制度であるから。私たちは頭のてっぺんから足の爪先まで「人間でないもの」でできているにもかかわらず、自分が「人間である」ことをほとんど疑わない。いわば深く「人間病」を病んでいるのである。フーコーも「人間」なるものが比較的最近の発明だといっていたが[35]、**「人間である」ことが制度だということは、それが実は名詞ではなく動詞であるということを意味している。それが理解されたとき私たちは、「人間である」ことから解放されて、「人間する」ことが可能になるのである。**

バザーリアは『否定された制度』によせた自身の論考の結末に、ある東洋の寓話を引用している。それはこういう話である。ある男が眠っている間に、一匹の蛇が口から男の体内に入った。蛇は男の胃の中に居座って男から自由を奪い、代わりに蛇自身の欲望を男に押し付ける。男は蛇の意のままであった。男はもはや自分自身ではなくなったのだ。しかしある朝男は気づく、蛇はどこかに去り自分が再び自由となったことを。だが同時に男は、もはや何をすればいいのかわからなくなっていた。

この寓話をバザーリアは、長年精神病院に収容されていた患者の隠喩として引いており、さらにそれは精神病院の中にいた者たちだけでなく、「われわれすべてが蛇の奴隷なのである」がゆえに、その蛇を吐き出し、破壊しなければならないと書いて論考を閉じている[36]。だがことはそう単純ではないだろう。蛇を邪悪なものの象徴としてではなく、「変身」や「再生」や「不死」の象徴とみなす文化からすると、この寓話は別の意味をもっていることが見えてくる。すなわち、蛇という一方では欲望を、一方では再生を象徴するものによって媒介されなければ、私たちはいかに

「自由」であったとしても生きていくことはできないのではないか、という読みに開かれている。近代的「主体」は蛇を吐き出し破壊しようとしてきたが、現在必要とされていることは逆に、蛇を迎え入れることではないだろうか。蛇は私たちに《欲望》を贈与することで誘惑するとともに、私たちを変身させ脱皮させ再生させるというわけだ。

精神医療の現場で起こっていることというのは、共通のものが何もない者たちの間に、《欲望》を通じて一つの共同性が立ち上がってくる、いわば共同体の始原の光景である。それはまた、「人間」ではない者たちが《欲望》によって新しく「人間する」仕方を創造する、「はじまりの人間」の姿でもある。アダムとイヴと蛇の物語もまた、そのように読まれるべきであろう。私たちはここからはじめてきたのだし、いつでもここからやり直すことができるのである。

編者注 イタリアと同じく日本も、今や病院から地域へ、医療から福祉へと病気の人をケアする場の重心が移行しつつある。しかし本節で述べられているとおり、施設をなくせば、それで脱施設化が完成するわけではない。制度を取り上げ、(広い意味での)制度を変えていかなければならない。例えばウンブリア州の精神保健センターの雰囲気について語られていることは、第一部で紹介したラ・ボルド病院で作られている雰囲気と非常によく似ている。医師や看護師やソーシャルワーカーといったステータスすなわち制度が、何らかの形で乗り越えられ、「「医療の場」という一つの意味によって独占された場所ではない」という状況が作られている。第3章では、医師が医師の立場を、看護師が看護師の立場を、あるいは医療関係者が医療環境の施設面を「制度分析」するためのヒントを提示したが(また第2章で扱った大がかりな制度の問題もそうしたところに入る必要があることはもう何度も述べてきたとおりである)、本節で述べられたイタリアの状況もまた、現場での議論のために大いに役立つことであろう。イタリアやフランスという国の特性を超え、日本でも必ずや実現できる可能性がそこにはみえているはずである。

注

(1) バザーリア法に象徴されるイタリアの精神医療改革運動を、モーロ事件に象徴されるテロリズムに結びついていくような思想と実践に対するひとつの抵抗の動きとしてとらえることで、その現在の世界に対するアクチュアリティは一層明瞭なものとなるだろう。

（2） 平均的には人口五〜六万人につき一つの精神衛生センターという割合で建設された。後に、「精神保健センター（Centro di Salute Mentale）」と改称される。例外はあるが、基本的にセンターにはベッドはない。

（3） ただし、強制治療はなくしたわけではなく、緊急な介入が必要な場合に限り、七日間を最長期間として総合病院内の一五床以下の病棟で入院治療を行うことは認められている。ただ法律三六号と根本的に異なるのは、バザーリア法では社会的危険性に関する判断基準が削除され、治療的必要性の観点からのみ強制治療が認められている点である。

（4） 日本語には「施設」もしくは「制度」と訳される語はイタリア語では「istituzione（英語では institution）」である。この語を「施設」とするか、「制度」とするかという問題は、単にひとつの単語の翻訳という次元にとどまらず、実践の次元において何を行うかに直接結びつく重大な問題であり、本書の主題はまさにここに関わっている。実践を大きく分岐させる要石の位置を担うこの語の意味については、キーワード「脱施設化／脱制度化」参照。

（5） ジル・シュミット『自由こそ治療だ：イタリア精神病院解体のレポート』半田文穂訳、社会評論社、二〇〇五年、七七〜七八ページ（Sil Schmid, *Freiheit heilt: Bericht über die demokratische Psychiatrie in Italien*, Berlin, 1979）。

（6） 『アサイラム』のイタリア語版は一九六八年にエイナウディ社から出版されているが、翻訳者はバザーリアの妻フランカ・オンガロ・バザーリアであり、序文は二人の共著で書かれている。

（7） アーヴィング・ゴフマン「全制的施設の特徴について」、『アサイラム：施設被収容者の日常世界』石黒毅訳、誠信書房、一九八四年（Erving Goffman, *Asylums: Essays on the Social Situation of Mental Patients and Other Inmates*, Doubleday & Company, Inc. 1961）。

（8） ミシェル・フーコー『精神医学の権力：コレージュ・ド・フランス講義 1973–1974年度』慎改康之訳、筑摩書房、二〇〇六年、四三二ページ（Michel Foucault, *Le Pouvoir Psychiatrique: Cours au Collège de France 1973–1974*, Seuil/Gallimard, 2003）。

（9） イタリア語の pecora nera には、本来白であるべき羊の中にいる黒い羊ということから、「はぐれもの、（制度から）はずれたもの」という意味があるが、同時にカトリック的な含意もあるだろう。

（10） 二十世紀の後半に「看護師」という職業が制度化されるまで、イタリアの精神病院では看護婦の多くは修道女であった。

（11） ミシェル・フーコー「世界は巨大な精神病院である」石田久仁子訳『ミシェル・フーコー思考集成Ⅳ』所収、筑摩書房、一九九九年、四四一ページ。O mundo è um grande hospício (propos recueillis par R. G. Leite; trad. P. W. Prado Jr.), *Revista Manchete*, 16 juin 1973, pp. 146–147.

（12） Franco Basaglia, "Il concetto di salute e malattia", *Scritti II 1968–1980*, Torino, Einaudi, 1982, pp. 362–381.

（13）例えばパオロ・ヴィルノは、フーコーが提出した「生政治」の概念を「労働力」の概念と関連させながら次のように述べている。「第一に、私の考えでは、生の統治は、現代資本主義と密接に結びついたひとつの現象であり、また第二に、こちらのほうがより重要なのですが、こうした統治は、もうひとつの事実 ―― 非常に基礎的な事実 ―― の〈結果＝効果《エフェクト》〉に過ぎないからです。すなわち、労働力商品が存在するという事実の〈結果＝効果《エフェクト》〉に過ぎないのです。労働力というものは、周知の通り、実際に実行された労働のことではなく、労働することの純然たる力能（potenza）のことです。（……）力能は、それ自体ではまだ非実在的であるからこそ、労働者の生きた身体と不可分なのです。そして、このために、このためにのみ、資本主義は「生政治的なもの」となるのです」『マルチチュードの文法』（廣瀬純訳）、月曜社、二〇〇四年、一〇～一一ページ（Paolo Virno, *Grammatica della moltitudine*, Rubbettino Editore, 2001）。

（14）Roberto Esposito, *Bios: Biopolitica e filosofia*, Einaudi, Torino, 2004, pp. 6–7.

（15）フランスの精神科医ジャン・ウリはとても印象的な言葉でこのことを語っている。「人は注意を払っていれば、いつも自分が問いに付されているということが分かるのです。もちろん、自分自身に、自分自身の地位に、自分自身の役割に閉じこもることは簡単です。けれども、ちょっと変わった人がいるような場所を少し散歩してみればいいのですよ。そんな人があなたに「こんにちは」と言うかどうか分かりませんが、彼らのものの言い方が少し居心地を悪くさせるというのではなくて、あなたの壁を崩すのですよ。そのときこそ何かを発明しなければならないのです。つまり応答しなければならないのですよ」（ジャン・ウリ「ラ・ボルドで考えてきたこと」『精神の管理社会をどう超えるか？』杉村昌昭・三脇康生・村澤真保呂編、松籟社、二〇〇〇年、七三ページ）。

（16）シュミット、前掲書、六五～六六ページ。

（17）ＤＳＭ（精神障害診断統計マニュアル）の疾病分類がいかに「政治的」なものであるかについては、例えば、医療人類学者による「ＰＴＳＤ（外傷後ストレス障害）」についての以下の労作を参照のこと。Allan Young, *The Harmony of Illusions: Inventing Post-Traumatic Stress Disorder*, Princeton University Press, New Jersey, 1995（邦訳：アラン・ヤング『PTSDの医療人類学』中井久夫他訳、みすず書房、二〇〇一年）。

（18）シュミット、前掲書、六九～七〇ページ。

（19）Franco Basaglia, *Conferenze brasiliane*, Raffaello Cortina, Milano, 2000, p. 13.

（20）ダニエル・ルロ「精神医学の特殊性と非・特殊性」『精神の管理社会をどう超えるか？』杉村昌昭・三脇康生・村澤真保呂編、松籟社、二〇〇〇年、二八二ページ。

（21）ルロ、前掲論文、二八三ページ。

（22）樽味伸「〈生きる意味〉と身体性、行為、文脈：ある「ひきこもり」症例から」『臨床の記述と「義」　樽味伸論文集』星和書店、二〇〇六年、四三〜六二ページ。

（23） 樽味、前掲論文、五八ページ。

（24） このことは例えば河本英夫が、「物の剰余として感知されているもの」として捉えている「情態性」と交差させて考えられるべきである（河本英夫「感覚の精神病理」『感覚：世界の境界線』河本英夫・佐藤康邦編、白菁社、一九九九年、二〇一〜二一九ページを参照）。

（25） 樽味、前掲論文、五一〜五二ページ。

（26） 樽味もまたこんな風にいっている。「医学の場というものが、その意味を洗練させればさせるほど、確かに「疾患」は細かく探知され、特異的に「治療」されるだろうし、さらに遺伝学的な「個」へのオーダーメイドの対応という新しい価値観さえも付与されることになるかもしれない。もしも精神医学が医学の一分野として、同様にその方向性を取るのであれば、しかし同時に、もともと雑多な複合物である〈生き方〉そのものを（生き方としての「個」を）、分類・還元せず雑多なままにとらえる足場と能力は、並行して失われていくことになる」。樽味、前掲論文、五四ページ。

（27） Francesco Scotti, Un'esperienza di psichiatria a Perugia (1967−1995), pp. 245−249, *Psiche*, voll. 2−3, 1995, pp. 241−251.

（28） シュミット、前掲書、一一二〜一一三ページ。

（29） シュミット、前掲書、七三ページ。

（30） Franco Basaglia, a cura di, *L'Istituzione Negata: Rapporto da un Ospedale Psichiatrico*, Baldini & Castoldi, Milano, 1998.

（31） フーコー前掲書、二〇〇六年、四二九〜四三二ページ。

（32） ただしここで注意しなければならないのは、「商品」として現れるもののなかにも《欲望》そのものが見出されることもあるということである。だがその場合でも、その「商品」の意味や使用法は、ずらしたり転倒されたりしなければならない。なぜならそのモノとの間に直接的な関係を打ち立てるべき必然性があるからである。

（33） ジル・ドゥルーズ「狂人の二つの体制」『狂人の二つの体制 1975−1982』宇野邦一監訳、河出書房新社、二〇〇四年、一五ページ（Gilles Deleuze, *Deux Régimes de Fous: Textes et Entretiens 1975−1995*, Les Editions de Minuit, 2003）。

（34） この意味で「脱制度化」をフーコーが「生存の技法」と名づけたものと結びつけて論じてみたいが、それについては別稿に譲る。

（35） ミシェル・フーコー『言葉と物：人文科学の考古学』渡辺一民・佐々木明訳、新潮社、一九七四年、四〇九ページ（Michel Foucault, *Les Mots et les Choses*, Editions Gallimard, 1966）。

（36） Franco Basaglia, Le istituzioni della violenza, pp.150−151, *L'Istituzione Negata: Rapporto da un Ospedale Psichiatrico*, Baldini & Castoldi, Milano, 1998.

害者の収容施設、刑務所、強制収容所などとともに兵営や船舶、寄宿学校および僧院、修道院などが並置されているのは興味深い。ただこのような列挙からもわかるように、これらの「施設」はいわばひとつの独立した「全体」とみなされており、その結果として、各施設を並べて比較しそこから共通する特徴を抽出するという手法がとられることになる。

だがこの方法では精神病院が「施設」として内／外の線引きの中でしかとらえられず、そこから引き出される実践的帰結としては、内に閉じ込めるのか外に出すのかという「あれかこれか」の論理におちいってしまう傾向は否めない。だがそもそも施設から出て「地域」で暮らすとは実際にはどういうことなのか。あるいは施設の「外」とは一体どのような場所なのか。これらを問うためにも institution を「施設」ではなく「制度」としてとらえることが重要になってくる。そうすると精神病院の「内」だけではなく、「内」と「外」の分断自体を生み出すものが見えてくるだろう。精神病院という「制度」はまさに社会的アレンジメントの一部として作動しているのだからである。

フランスでミシェル・フーコーらが、イタリアでフランコ・バザーリアたちが見ようとしていたのは、このような「制度」としての精神病院であった。日本でも例えば精神科医の計見一雄は「精神病院というトータル・インスティテューションに収容された人々がおちいっていく心性を表現するものとして、またトータル・インスティテューションを支えている社会的関係の枠組みを示すもの」の両方を含意する語として、「インスティテューショナリズム」という呼称を用いている（計見一雄『インスティテューショナリズムを超えて：精神科医からのメッセージ』星和書店、1979年）。計見はそこで、「精神病院の中で、ことばは鉄格子より、作業療法より、クスリよりもっとずっと強力にインスティテューショナリズムを支える構造材となっている」というがこれは重要な指摘である。「制度」が、私たちの外にあると通常イメージされるような社会的組織としての制度だけを指すのではなく、言葉のような私たち自身の内なるものでもあることを示唆しているからである。

たとえばメルロ＝ポンティはこのような「制度」について考えようとしていた（モーリス・メルロ＝ポンティ「個人の歴史と公共の歴史における「制度」」『メルロ＝ポンティ　コレクション』中山元編訳、筑摩書房、1999年）。彼はまさに言語を一つの制度としてとらえていたが、それというのも私たちは言語をゼロから作るのではなく、すでにある言葉たちの中に産み落とされるのであって、それを習得し用いながら新しい使用法を発明していくことができるからである。このような意味での「制度」について思考することは「意

key word

脱施設化／脱制度化

「脱施設化」とは通常、精神病院のような収容施設から被収容者が外に出て地域で生活しながら社会復帰をめざすことをさす。原語は英語でdeinstitutionalizationであり、この複合語の核となっているのはinstitutionという言葉である。これをどう理解するかによってdeinstitutionalizationの意味は大きく変わってくる。institutionという語には施設の他、制度、機構、組織、慣習、制定、設立等の意味がある。この幅からわかるようにそこには、何かを制定する行為とその行為の結果として作り出されるものの両方が含意されている。本書ではここに注目し、institutionを結果としてできあがった「施設」としてのみ理解するのではなく、「行為」と「もの」の双方を含み込むような一連の運動としてとらえようとしている。その運動の総体を「制度」と呼ぶことで、制度の分析や制度を用いた精神療法について多角的に考察しようというわけである。したがってdeinstitutionalizationもまた、「脱施設化」としてのみならず、「脱制度化」としてもとらえられなければならないだろう。

従来、とりわけ精神医療の文脈では、institutionはまず「施設」として理解されてきた。たとえば1960年代から70年代にかけて欧米や日本で起こった脱施設化運動に大きな影響を与えたものとして、1961年に出版されたアーヴィング・ゴフマンの『アサイラム』がある（アーヴィング・ゴフマン『アサイラム：施設被収容者の日常世界』石黒毅訳、誠信書房、1984年）。この本はワシントンD. C.の大規模精神病院でのフィールドワークにもとづいて書かれたものだが、冒頭でinstitutionについて「特定の種類の活動が続行されているいくつかの部屋、一続きの部屋、建物、あるいはプラントのような場所」と規定されている。ゴフマンはinstitutionをある構造物に囲われた場所（＝施設）に限定することで、その内部の特徴を描き出そうとする。それらの特徴は施設の外と対比されるわけだが、外にあるものは「社会的アレンジメント」と呼ばれている。その上で精神病院に代表されるような収容施設をtotal institutionと規定するのである。この語は邦訳では「全制的施設」と訳されているが、institutionに含まれる「構造化する動き」とその結果生み出される「構造」という両方の含意への苦慮がみえる。ゴフマンはtotal institutionを、「多数の類似の境遇にある個々人が、一緒に、相当期間にわたって包括社会から遮断されて、閉鎖的で形式的に管理された日常生活を送る居住と仕事の場所」と定義し、同様の施設を列挙している。そこに高齢者や障

識哲学の難点の治療法」でもありうる。意識が対象を構成するのではなく、制度の中に誕生し制度化された私たちが、同時に制度化する主体として歴史に参与していく、そのような限定と可能性を共々にとらえることを可能にするからである。

日本語では「言葉を身につける」というが、言語という制度は私たちにとって外なるものでありながら、それを身体化することで私たちの内なるものとなる、いやそれどころか私たちの存在自体を作り上げる。だから言葉は私たちの「身体」そのものでもある。そして「身体」もまた私たちを限定するものであると同時に、身体であることによって私たちは世界に参与し何かをなすことができる、その意味でひとつの「制度」なのである。たとえばマルセル・モースが「身体技法」というかたちで考察しようとしたのはそのような制度としての身体であったし（マルセル・モース「身体技法」『社会学と人類学Ⅱ』有地亨・山口俊夫訳、弘文堂、1976年）、ピエール・ブルデューが、「ハビトゥス」という概念をもって「構造化する構造」について考えようとしたのも同様の試みであった（ピエール・ブルデュー『実践感覚1』今村仁司・港道隆訳、みすず書房、1988年）。

ジル・ドゥルーズはこのような「制度」の両義的な性格を徹底化する。法や国家といった通常典型的な制度とみなされるものを、いわば二次的な制度であるとして、これらが行為を制限するものであるとみなすのに対し、本来の「制度」は行為の肯定的な規範であるとする（ジル・ドゥルーズ「本能と制度」『ドゥルーズ初期』加賀野井秀一訳、夏目書房、1998年）。

これら先達たちの「制度」をめぐる思索をふまえて「脱制度化」についてこう考えることにしよう。「制度」は本来、私たちを作り上げるとともに私たちが何かをなすことを可能にする肯定的な規範であるが、ときにそれはルーティン化し硬直化してしまい行為に対して制限的にしか働かなくなってしまう。そういった場合よそよそしくなってしまった「制度」は「悪」ととらえられ全面的に否定されがちである。だが「制度」とは、それなくしては私たちが私たちであることすらできないものであり私たちの一部なのであるから、外化して破壊するかわりに、脱臼させたり柔らかくほぐしたり、あるいは組み直すとかして使うべきものだということになる。「脱制度化」とはこのような、私たち自身を作り上げている「制度」を本来の肯定的な規範として作動させるための多種多様なメンテナンスの実践なのだといえよう。

（松嶋　健）

第7章

根を枯らさないために

思想編のまとめとして

多賀　茂

本書で私たちが取り上げたのは、医療全体からすればある意味で周辺的な立場にある精神医療という領域であり、さらにその精神医療の領域の中でも、精神にかかわる病の治療法そのものではなく、病院をはじめとする治療環境をいかにして改善するかという局所的な問題であった。しかしこの局所的な問題は、実は精神医療を越えて非常に一般的な意味をもっている。なぜなら、精神医療の現場で生じている不都合と同じ種類の不都合が、医療全体の現場でも起きており、そして医療の現場で起きている不都合と同じ種類の不都合が、日本の社会全体において起きているからである。しかも、それだけではない。日本でいま進んでいる諸々の改革は、私たちの「精神」に深い影響を及ぼす種類の改革である。たとえば、精神医療において、病院施設から社会に出るための中間段階として非常に重要な役割になっているはずの、作業場をはじめとする種々の受け入れ施設のうち、とりわけ小規模な作業場の多くが、政府が新しく決めた基準に合わないという理由から援助をもらえず閉鎖に追い込まれている。日本社会の全体からすればあまり注目も集めないかもしれないこうした事件が、どれほど私たちの「精神」に影響をおよぼしている大きな「力」とかかわりがあり、日本社会の全体にとって重要な問題であるのかということを、本書の最後に当たるこの場所で述べておきたいと思う。かつて全体的な力に対して全体的な力で戦おうとした時代があったが、その方法が何の解放ももたらさなかったことはいまさらいうまでもない。小規模作業場を守ること、そのためにイデオロギーではない別種の抵抗をすること、そうしたことこそが本書でここまで、医療現場の声や、インタビューや、思想研究からの論考などを集結させながら私たちが主張してきたことである（**↓第5章第4節参照**）。いま一度、私たちの目の前にある現実について確認しておこう。

1　根を枯らさないために

いじめ、汚職、弱者切り捨て、凶悪殺人、等々、たしかにいま現在私たちの周囲で起こっていることは、必ずしも良い方向を向いているようには思えない。日本という国を成り立たせているさまざまな決まりや仕組みが、うまく機能せず、それを改善しようとして行われる改革がすべて、そこに住んでいる者たちに対してさらなる負担を強いるような改革になっている。改革をすればするほど、悪い方悪い方へと私たちは追いつめられていってしまう。なぜなら日本社会の問題が、単に不況や格差といった政治経済的レベルに留まるものではなく、世界全体に広がっているある種の「力」にかかわるものであること、そしてその「力」の影響が「精神」にかかわるものであることを、政治家もそして一般人もまったく意識していないからである。根本的な改革がなされない限り、私たちの国は良くはならないだろう。しかし「根本的な」ということは、必ずしも憲法などのような国家の政治制度の根幹だけを指しているのではない。(1) おそらくそうしたことも必要であろうが、本書で私たちが提案したいのは、もっと私たちが直接かかわっているところ、私たちの日々の生活において私たちの「根本」や「根幹」にかかわっているものに関して、何らかの抵抗をしていこうということである。

二一世紀に入ったいま、私たちが生きるために営むさまざまな行為は、すべてが商品の流れとそれを通じた金銭の流れの網の目とつながっている。なるほど生活のあらゆる場面が経済化されるという状態は、もともと西欧において産業革命が起き資本主義的な経済システムが発展した結果生じた状態である。しかし当初はそのシステムには外部があった。西欧諸国と直接かかわらない部分が地球上にはあった。ところが産業革命の結果生じた過剰な生産を持続させるために必要な資源や労働力や市場を求めて、そのシステムは拡大し、やがて地球全土に広がっていったのである。しかしそれでもまだそのシステムには外部があった。それが私たちの内面であり、時間であった。もちろん昔から人間は金のために自らの内面を売ってきた。しかし月並みないい方になることを恐れずにいえば、愛や友情のように売り買いしようのない部分があったことも事実である。現代ではそうしたものまでが金で買えるようになったのだといおうとしているのではない。いまやそのシステムは、もっと複雑で精妙なシステムに変容しており、もはや売るとか買うというような要因によって私たちにかかわっているのではないということがいいたいのである。私たちに安寧で幸福な生を与えるという名目のもとで国家が私たちの生活のためにしてくれようとするすべてのこと、たとえば医療制度、福祉制度、教育制度等々の制度を通じて、たとえ経済活動や消費行為と直接かかわっていない場面でも、私たちはシステムの一環に組み込まれている。日本という国で私たちが生活しているということによって、仕事や余暇の時間はもちろんのこと、ただ漫然と道を歩いている時間においても、私たちはそのシステムとかかわっている。道を歩くとき、私は道路行政の結果の上を歩いているのであり、自動車などによる不意の事故にさらされており、空気中にあるウイルスを吸い込む可能性の中を歩いている。ひとたび私に異変が起こるやさまざまな金銭の流れが動き始めるようになっている。では私が事故に遭わなければ、私が病気にならなければシステムは稼働しないのか。そんなことはない。このシステムを構築した権力は、個人個人にかかわると同時に、市民や国民という非常に多数の人間の集まりにおいてすべてを計算し、集合体に対して確率的にかかわっている。私の事故遭遇率がどれほど低かろうが、それはすでに想定済みとして全体は構築されているのである。

フーコーの用語を借りて「生権力」と呼ぼうが、あるいは別の言葉で呼ぼうが、いずれにしろ現在民主主義的・資本主義的な諸国に広がり、それらの国の経済力や政治力を通じて、世界のその他の地域をもおおいつくしている、この新たなシステムは、時代を経ながら少しずつ発展と拡張をとげ、一八世紀には統計学と確率論、一九世紀には衛生学、二〇世紀には保険理論といったようにさまざまな知を自らの内に取り込んできた。一七世紀後半から始まるさまざまな市場理論もそうであり、現在ではネオ・リベラルな資本主義理論が世界市場を動かしている。そこで生権力とそれが構築したシステムには、リベラリズム特有の人間観と社会観が備わることになった。「ホモ・エコノミクス」(2)、すなわち人間はおのずから自分の幸福や生活の安定を求めて行動するという人間観であり、社会がそうした人間が自由に競争できる枠組みを用意すれば、あとは人間たちが自らの欲望の実現に励んで自然と社会は進展するという社会観である。いい方を変えれば、このリベラルな性格をもった権力のもとで私たちは、つねに自らの欲望に従う存在であるとみなされている。国家が人に命ずる際も、力ずくで人を動かすなどという野蛮な手法はもはや使われない。私たちが自由に競争できる環境を整えるだけにするというのが、国家が私たちにかかわる関係の原則となっている。

「生き延びるため、あなた方は一生懸命働くだろう。それは私たち官僚が命じていることではない。あなた方が自ら望んで一生懸命働くのだ。いやなら働かなければよい」というわけである。権力はいまや極めて間接的であり、一見したところ私たちには自由が残されているかのようである。確かに、生き残りをかけて私たちは自由選択をし競争をする。ところが実際には**そこに本当の自由はない**。理由は二つある。まず第一に、当面生き残るためには競争に参加せざるをえないのであって、そこに競争に参加しないという選択の余地などはないということ。第二の理由は少々複雑である。たとえ日本におけるそれのようなまがいものに過ぎないものであっても、リベラリズムの根底には「人間は自らの幸福や安寧を追求する」という前提があるのだが、これはあまりにも狭い人間観であるといわねばならない。人間は太古から自分たちの最も大切なものを汚し、破壊したいという欲求にも貫かれてきたのだし(3)、自らの意識の奥底に自らを死へと導く欲求さえも隠しもってきた(4)。私たちは私たちの中にあるそうしたさまざまな人間性を抑圧し、ひたすら「ホモ・エコノミクス」を演じなければならないように強制されるのである。

一方政府の失策によってたまった国家財政の赤字を埋めるべく、次々と行われる行政改革の結果、私たちがもっている能力は最後の一滴までしぼりとられる。生きていくためには、改革に対応しなければならない。改革に対応するためには、自らの力を最大限に発揮しなければならない。私たちに少しでも余力が残っているとすれば、それは怠惰であるとされる。リベラルな改革、自由競争の原理とは、そこにいる人々に何の余力も残させないための改革なのである。たとえばこのことは、「拠点」と「評価」という行政改革の中でよく使われる言葉が、何を意味しているかを考えてみればよくわかる。「拠点」とは、自由な競争をさせ、優秀な者に重点的に予算や優遇措置を与えるということを意味する。優秀であると判断してもらうために、当然私たちはもてる力の一〇〇パーセントを発揮せざるをえない。「評価」とは、機関や企業の中で働く私たちのそれぞれが無駄な時間を過ごしていないか、与えられた仕事以外の別なことのために力を使っていないかを評価するということである。いずれの言葉も、少ない予算あるいは限定された予算でもって、人々に多くの労働をさせるための命令語である。私たちに何の選択の余地もない。自由競争という原理のもとで、私たちは極限まで自由を失っていく。

先ほど、小規模作業所の経営困難について紹介したが、他にもさまざまな不都合が医療の現場で噴出している。障害者自立支援法（二〇〇六年四月導入）がどれほどの人たちに苦汁とともに利用を思いとどまらせ、またそのことによって施設そのものの運営が危機におちいっていることだろうか。障害程度の認定区分の改訂によって、知的・精神障害はさらにじゅうぶんな介護をえられなくなっている。病院外来でのリハビリテーションが最大一八〇日に制限された。介護保険によって病院に依存せず、自宅を中心としたより主体的なリハビリが目指せるらしいが、とんでもない。「リハビリ難民」はもはや社会現象でさえある。また高齢者医療は、病院における療養病床から介護施設（老人保健施設）へと移行しつつある、というよりは、移行させられつつある。なるほど家庭や近親者に近い場所で人生最後の時間を過ごすことは、病院にずっと留まっているよりも望ましいことかもしれない。病気に傷ついた後のリハビリの時期でさえ、人生最後の時期でさえ、そして身体や心に障害をもった場合でさえ、私たちは私たちの最後の力までふりしぼらなければならないのだろうか。

しかし問題は、実は力を吸い取られることそのことだけにあるのではない。がんばること、もてる力を発揮することそのこと自体は悪いことではない。最も悪いことは、私たちの「精神」が知らぬ間に病んでしまうことである。「あなた方は自らの幸福や安寧を追求する」という前提に従わざるをえない私たちの内面には、同じ言葉が「お前たちはどうせ自分の命のためなら何でもするんだろう」という罵りのように聞こえているのではなかろうか。ストレスという言葉では、こうして私たちの内部にたまる否応のない絶望感や脱力感を表すことはとてもできない。むしろ「ルサンチマン（恨み、憎しみ）」という言葉の方がふさわしいと思われるぐらいである。(5)

フィロキセラ(6)という北アメリカ大陸原産のシラミの仲間がいる。一九世紀後半、この虫は海上貿易のルートに乗って、ヨーロッパ大陸へ上陸し、瞬く間にフランスやイタリアのブドウ園を荒廃させ始めた。もちろん一九世紀以前からこの虫は存在していたのだが、それ以前は船の速度が遅くヨーロッパへ着く前に船上で死んでしまっていたらしい。ブドウの木を好むこの虫は、寄生を始めると地中に潜り根から養分を吸うのだが、それを嫌ってブドウの木の根には「根こぶ」が形成される。するとそこから先へは養分が行かなくなり、やがて根が腐りブドウの木が枯れてしまうのである。この虫の繁殖力や抵抗力は恐るべきもので、殺虫剤等ではとうてい被害を止められなかった。結局、この虫に対する免疫をもともともっているアメリカ原産のブドウの木の根株に、フランス産やイタリア産のブドウの木を接ぎ木することで、やっとブドウ生産は救われたのであった。この害虫と枯れゆくブドウの木との関係が、現在私たちの中で生じていることとあまりにもよく似ているように私には思えてならない。ブドウの木がフィロキセラに対抗して作る「根こぶ」によって死んでいくのと同じように、私たちの「精神」も、生権力やそれが構築したシステムに対抗して自らが自らのうちにため込んでいく「ルサンチマン」によって命を縮めていくのではなかろうか。養分を吸われることだけで、私たちが死んでいくことはない。システムは私たちを死なそうとしているのではなく、生かそうとしているのである。問題は、従わざるをえない命令に従っているうちに、私たちの中に暴力性や残虐性あるいは卑怯さえもが少しずつ形成され、私たちの「精神」が腐っていくことなのである。先ほど私たちは、「根本的」な改革が必要であるといった。まさにこれらの言葉が比喩的に「根」という植物の生命の根幹を指しているように、私たちは私たちの「根」を守らなければならない。私たちの「精神」が「根腐れ」することを防がなければならないのである。しかしいったいどうやればよいのだろうか。目指すことは単純である。私たちの中に、「余り」の部分を取り戻すこと、余白、余裕、余暇といった言葉が共通して指し示している「とりあえずは何の実用にも充当されていない部分」を取り戻すことが必要なのである。古代ローマの賢人セネカは、『人生の短さについて』という短編で、若くあろうとする人、満ち足りた人生を送ろうとする人は自分から人生を短くしているのだといっている。私たちに重要なのは、一瞬一瞬の中に無限のふくらみをもったような時間をいかにして取り戻すのかということなのであり、私たちが本書で提案しようとしている「制度分析」というものは、まさにそうした「無限のふくらみをもった時間」を取り戻すための方法なのである。

2　機能評価から「制度分析」へ

私たちの余力をどこまでもはき出させようとしている力が、私たちの社会のいたるところで働いているといまいった。病院環境に関していえば、その最も明確な現れであり、最も強力な手段の一つが「病院機能評価」というものではないだろうか。実に八〇〇項目にわたって、それぞれの病院の病院としての機能が日本病院機能評価機構（JCQHC）という団体によって評価される（精神科にはさらに七〇項目が追加される）。詳しくはこの団体のホームページをみていただければわかることであるが、二〇〇七年一〇月一日の時点で全国八八九二病院のうちの二三九九の病院が機能評価を受け、認定されている。

もちろん、機能評価は「病院本位の経営ではなく、患者が中心となった」病院、「ミスや事故のない」病院を目指して行われている。機能評価を受けることによって、その能力が目覚ましく改善された病院も数多くあることだろう。機能評価機構のホームページには、共通の基準に足らないところ、そこからずれているところを矯正するという意味なのだろう。認定を受けた病院を訪れてみると、たしかにある種の安心感や信頼感を感じることができる。一定の基準を満たしていることによって、レールの上をきちんと走っている列車のような安心感というか、いい加減な経営がここではされていないという信頼感のようなものが生まれるのであろう。この点で、機能評価は、病院の機能そのものだけではなく、病院という私たちが人生のうちで必ずお世話になる空間のあり方、一言でいえば病院環境の雰囲気に少なからず影響をおよぼしており、一見するとその影響は良い面ばかりであるように思える。ところがしばらくその空間の中にいると、私たちは否応もなく気づかされる。ここには自由はないのだと。私たちは「お客様」であって、ある程度丁寧な対応を受ける。行くべき部門への道筋が私たちの前にきちんと表示されており、内科へ行くのにも外科へ行くのにも迷うことはない。わざわざ誰かに尋ねる必要など毛頭ない。空間は明るいし、ゴミも落ちていない。スタッフたちの表情も明るく、愛想も良い。何の不満も出ないようにすべてができあがっている。ただそこには、自分で考えるということ、自分の考え通りに歩くということがない。

しかしそれだけではない。私たちがさらに注目したいのは、病院の中で働くスタッフたちへ機能評価がどのような影響をおよぼすかということである。病院機能評価は、それ単独で行われているのではない。もっと大きな全体的な流れ、先に述べたような、先進国を中心としていま世界中で進行しつつあるネオ・リベラルな民主主義的資本主義の流れの中で行われている。そのため機能評価はスタッフの余力を限りなく使いつくすように作用する。必ずしも労働時間が増えるわけではない。いわんや労働条件が悪くなるわけでは毛頭ない。そうではなく、規定通りの仕事を規定通りの仕方でこなしていくために、スタッフは自分の余計な力を排除するようになっていく。たとえばミーティングを規定通りに行うために、ミーティングのもつ意味について疑いをもち、反省する時間は排除されることになる。ミスや無駄をなくすために、仕事場から偶然という要素は極力排除されることになる。一人のスタッフが、自分のうけもち分野ではない場所を、何の目的もなくただのんびりと歩くなどということはあってはならないことになるのである。しかし疑いや偶然という要素は、本当に役に立たないものなのだろうか。「制度分析」は、まさにこうした問いをスタッフが自分自身に問いかけることでもある。

本書で何度も登場するジャン・ウリは、制度論や「制度を使った精神療法」を熱く語る若者に対し、そんなものは「制度分析」がない限り存在しないことを知っておけとよく叱咤している（**→第5章第1節参照**）。「制度分析」は、環境の中で個人の役割や地位が固定化し、他者や自身を疎外していないかどうかについて常に注意深くあるための方法であり、もしそこに問題がみいだされる場合には、複数の人間が構成する「コレクティフ（集合体）」（**→キーワード「コレクティフ」参照**）を使って何かを動かしていくための方法なのである。疑いや偶然は、役に立たないどころか、「制度分析」の最も貴重な素材であり、医療環境の生死にかかわる要素であると、ここでぜひいっておこう。「制度分析」という言葉を、私たちは一種の標語のように使ってきたが、じつはこの言葉さえも、それぞれの領域やそれぞれの現場で、他とは異なった意味をもち、異なった実践を指すことになるだろう。もしそうならなければ、それは「制度分析」ではなくなってしまう。さあ皆で同じことをやりましょうと私たちは提案しているのではない。そんなことをすれば、本書は「全体主義的な」書物になってしまう。さまざまな場所でさまざまな試みがなされていることが本書によって伝わり、さまざまな場所でまたさまざまな試みが生まれ出てくることを期待したい。たった一人の人が「それはひょっとしたら間違っているのではありませんか」といい始めることから、すべてが変化し始めることがある。フランスのセクター制度が、フィリップ・ポメルという一人のインターンが始めたミーティングから成長し、広がっていった制度であることを最後に思い出しておこう（↓**第1章第3節参照**）。一人一人がふと発言できる空間（これが espace du dire というフランス語が意味することだろう）、緩やかな転移の中で一人一人の欲望がふと引き出される空間（フロイトの最大の発明は無意識より、こうした空間をみいだしたことではないだろうか）、単純そうにみえるこうした空間を私たちの仕事場に作ることが、意外にいま日本において最も必要なことなのかもしれない。ウリがいっていたように、「単純なものに至るためには、複雑なものを経なければならない」のであるけれども（↓**第5章第1節参照**）。

注

（1）こうした面の改革に関しては、拙著『イデアと制度：ヨーロッパの知について』（名古屋大学出版会、二〇〇八年）を参考にしていただければ幸いである。

（2）アダム・スミスによって考案された人間の類型。

（3）人類学における「タブー」あるいは「供犠」の概念、さらにはフランスの作家・思想家ジョルジュ・バタイユ（一八九七～一九六二年）の「消尽」という概念が指していることがこれである。

（4）もちろんフロイトの「死の欲動」がこれにあたる。

（5）ニーチェが『道徳の系譜』などで使った用語。弱者が強者への憎悪をみたそうとする復讐心のことで、彼はキリスト教の根源をそこに置いた。

（6）学名は *phylloxera vastatrix*。

おわりに

精神医療を実践する環境を、いかにしてそれ自体がもつ〈病い〉から治していくのか。そのためにはまず〈病い〉に気づき、実体を認識し、原因を追求し、発生のメカニズムを止めることが必要である。本書のさまざまな章は、こうした一連のプロセスのなかで行われるべき議論が、自由で多様で敏感なものであるための材料となるようにと願いながら編集された。ここまで読んでいただいた読者の方には、ぜひみずからが生きている環境をもう一度みつめなおしていただきたい。はじめにも述べたように、本書で私たちが提案していることは、決して精神医療の領域だけにとどまるものではなく、現代社会そのものにもあてはまるはずだからである。

本書には、精神医学、看護、精神分析学、心理学、人類学、現代思想、アート等、誇張なく、本当に多様な分野の人たちが文章や資料を提供してくださった。これも、本書で扱っている問題が、現代社会のさまざまな場所で噴出している問題と通じ合っている証なのかもしれない。

しかし、ことの始まりはもっと限定されたテーマに関する研究であった。編者（多賀）は、文部科学省の科学研究費補助金による研究プロジェクト「病院環境をめぐる思想：フランス精神医学の歴史と現状から見えるもの」を二〇〇三年に発足させた。研究グループには、グループ・ダイナミックス（杉万）、精神分析（立木）、などの専門家に加え、日本の精神医療の現状について深い疑問を感じていた本書のもう一人の編者（三脇）も当初から加わった。三年にわたるこのプロジェクトの根幹には、日本における病院環境をめぐる議論、とりわけ医師以外のスタッフや患者と医師とのあいだの関係をめぐる議論には、〈思想〉が欠けているために、制度の根本的な変革にいたらないという認識があった。もちろん〈思想〉とは、かつていわれたようなイデオロギーという意味ではまったくない。現場の状況を、精確に分析し、そこから問題点を抽出し、さまざまな方向から議論をつくすための道具であり方法であり規則こそが〈思想〉である。そして「制度を使った精神療法」が、その研究プロジェクトにおいて重要な役割をになうようになったのも、そうした意味においてであった。

プロジェクトは研究会や現場の訪問を重ね、その過程で、横浜の恵友会（菅原）や沖縄のいずみ病院（高江洲）の活動とであった。また大阪の楽学舎や滋賀の湖南病院の看護師のグループと共同研究もおこなった。写真家（田村）や建築家（高崎）の活動ともかかわった。フランスのセクター制度についてのシンポジウムでは、セクター制度成立の時期にちょうどパリに勤務していたドイツ人の精神科医（ヘルト）に講演を依頼した。日本の精神科医（江口、和田、波床）や思想家（合田）からも貴重な意見や知見を得た。そして二〇〇五年には、当時すでに八〇歳を超えていた「制度を使った精神療法」の中心人物ジャン・ウリ氏を日本に招聘し、各地で講演会やワークショップを開催することができた。

科研プロジェクトは二〇〇六年に終了したが、その際にまとめられた報告書をもとに、一冊の書物を作ってはどうかという話がもちあがったのも、ごく自然な流れの中であった。三年にわたって積み重ねた議論を、さらに発展させ、より多くの人との議論の場へとつなげていきたいという思いを、研究プロジェクトにかかわったメンバー全員がもったのだろう。

そうして本書へといたる作業が始まったのが二〇〇六年の夏であった。研究プロジェクトに欠けていた部分を補充するべくさまざまなつながりがさらに探求され、イタリアの精神医療の現場で研究を重ねていた医療人類学者（松嶋）が、大きな寄与をもたらしてくれた。外から病院へと働きかけるための精神医療審査会（平田、オラシウス）、看護の立場から病院環境を変えようという視点（吉浜、野沢）、ひきこもりをはじめとする現代社会の問題点（上山）、環境デザイン（蓮見）といった新たな観点もたらされた。

しかし多様な分野に属する人々から文章を集め、一冊の本に仕上げる作業は予想以上に難航した。何度も文章の練り直しや、執筆者間の意見交換を行い、書物のタイトルも二転三転した。刊行の期日は遠ざかるばかりであった。いっぽうその間に、日本の精神医療さらには医療一般をめぐる環境は、政府の度重なる改革によって、さらに悪化していった。一刻も早く本書を世に出したいという願いは逆に高まるばかりであった。

作業開始からおよそ二年を経て、やっと出版にたどりつけたのは、執筆者方々の、ご協力とご理解があってのことである。日本の状況が今のままでよいわけはない。そのことに敏感に反応しすでに動いている方々もいらっしゃる。その先頭を歩いている荒川修作氏とマドリン・ギンズ氏のお二人から帯にお言葉をいただくことができた。われわれもこのようなお二人の根本的な取り組みへと合流していきたいと思う。また最後ではあるが、創意あふれる助言と叱咤激励とで本書の完成のために大いにご協力いただいた京都大学学術出版会の佐伯かおる氏と、本書のために貴重な出版助成をくださった学校法人福井仁愛大学後援会に、心からの謝意を表したい。

二〇〇八年六月

多賀　茂
三脇康生

◆欧文

◆マ行

◆ヤ行

◆ラ行

◆ナ行

◆ハ行

◆タ行

◆サ行

索　引

◆ア行

◆カ行

医療環境を変える——
「制度を使った精神療法」の実践と思想

2008 年 8 月 30 日　初版第一刷発行
2011 年 7 月 11 日　初版第二刷発行
2016 年 3 月 31 日　オンデマンド版発行

編　者　多　賀　　茂
　　　　三　脇　康　生

発行人　末　原　達　郎

発行所　京都大学学術出版会
京都市左京区吉田近衛町69番地
京都大学吉田南構内（〒606-8315）
電　話（075）761-6182
FAX（075）761-6190
URL http://www.kyoto-up.or.jp
振　替　01000-8-64677

ISBN 978-4-8140-0029-6　印刷・製本　㈱デジタルパブリッシングサービス
Printed in Japan　定価はカバーに表示してあります